Der Anaesthesist
Weiterbildung für Anästhesisten 1998

H.J. Bardenheuer   H. Forst   R. Larsen   R. Rossaint   D.R. Spahn   (Hrsg.)

Springer

Berlin
Heidelberg
New York
Barcelona
Hongkong
London
Mailand
Paris
Singapur
Tokio

Der *Anaesthesist*

Weiterbildung für Anästhesisten 1998

Ihre Basis für die Facharztprüfung

H.J. Bardenheuer H. Forst R. Larsen R. Rossaint
D.R. Spahn (Hrsg.)

Mit 29 Abbildungen und 58 Tabellen

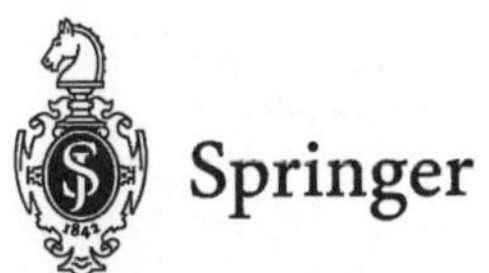

Springer

Professor Dr. med. Hubert J. Bardenheuer
Klinik für Anästhesiologie
Universität Heidelberg
Im Neuenheimer Feld 110
D-69120 Heidelberg

Professor Dr. med. Helmuth Forst
Klinik für Anästhesiologie und operative Intensivmedizin
Zentralklinikum
Stenglinstraße 2
D-86156 Augsburg

Professor Dr. med. Reinhard Larsen
Klinik für Anaesthesiologie und Intensivmedizin
Universitätskliniken des Saarlandes
D-66421 Homburg

Professor Dr. med. Rolf Rossaint
Klinik für Anästhesiologie
Medizinische Einrichtungen der RWTH Aachen
Pauwelsstraße 30
D-52074 Aachen

Professor Dr. med. Donat R. Spahn
UniversitätsSpital Zürich
Institut für Anästhesiologie
Rämistrasse 100
CH-8091 Zürich

Aus der Zeitschrift Der Anaesthesist, Hefte 7/97 – 6/98

ISBN-13: 978-3-540-64711-9   e-ISBN-13: 978-3-642-72265-3
DOI: 10.1007/978-3-642-72265-3

Die Deutsche Bibliothek - CIP-Einheitsaufnahme
Weiterbildung für Anästhesisten ... : ihre Basis für die Facharztprüfung. - Berlin ; Heidelberg ;
New York ; Barcelona ; Hongkong ; London ; Mailand ; Paris ; Singapur ; Tokio : Springer
    Erscheint unregelmäßig. - Aufnahme nach 1998

Die Wiedergabe von Gebrauchsnamen, Warenbezeichnungen usw. in diesem Werk berechtigt auch
ohne besondere Kennzeichnung nicht zu der Annahme, daß solche Namen im Sinne der Waren-
zeichen- und Markenschutzgesetzgebung als frei zu betrachten wären und daher von jedermann
benutzt werden dürften.

Produkthaftung: Für Angaben über Dosierungsanweisungen und Applikationsformen kann vom
Verlag keine Gewähr übernommen werden. Derartige Angaben müssen vom jeweiligen Anwender im
Einzelfall anhand anderer Literaturstellen auf ihre Richtigkeit überprüft werden.

Umschlaggestaltung: F. Steinen-Broo, estudio calamar, Pau, Spanien
SPIN: 10684872   19/3133 - 5 4 3 2 1 0 - Gedruckt auf säurefreiem Papier

Vorwort

Der Anaesthesist besetzt auf Grund der hohen Interdisziplinarität seines Faches
Schlüsselpositionen im Krankenhaus, wobei seine fachliche und persönliche Kompetenz entscheidend dazu beiträgt, diese Aufgaben adäquat auszufüllen. Aus dieser
Situation heraus ist es für jeden Anästhesisten eine inhärente Verpflichtung, durch
lebenslange Aus- und Weiterbildung auf die fachliche Qualität bedacht zu sein.

Der vorliegende Jahresband enthält 12 aktuelle Beiträge der Rubrik „Weiterbildung" aus der Zeitschrift *Der Anaesthesist*. Diese Rubrik ist durch ihre didaktische
Konzeption und ihre Orientierung an klinisch relevanten Themen charakterisiert.
Die Herausgeber der Rubrik „Weiterbildung" fühlen sich den Zielen verpflichtet

- zusammen mit ausgewählten Autoren qualitativ hochwertige Beiträge („state of
  the art") zu erstellen,
- dem in der Aus- und Weiterbildung befindlichen Arzt das fachbezogene Wissen
  darzustellen und damit die Grundlagen für seine Fachkompetenz zu legen, und
- der hohen Interdisziplinarität des Faches Anästhesie entsprechend auch
  anästhesiologisch relevante Themen aus dem Gebiet der operativen und konservativen Medizin zu behandeln, um die ärztliche Qualität zu verbessern.

Dieses kompakte Buch soll das Lernen durch übersichtliche Anordnung von Text
und Abbildungen erleichtern und eine substantielle Hilfe zur Vorbereitung auf die
Facharztprüfung sein.

Hubert J. Bardenheuer
Helmuth Forst
Reinhard Larsen
Rolf Rossaint
Donat R. Spahn

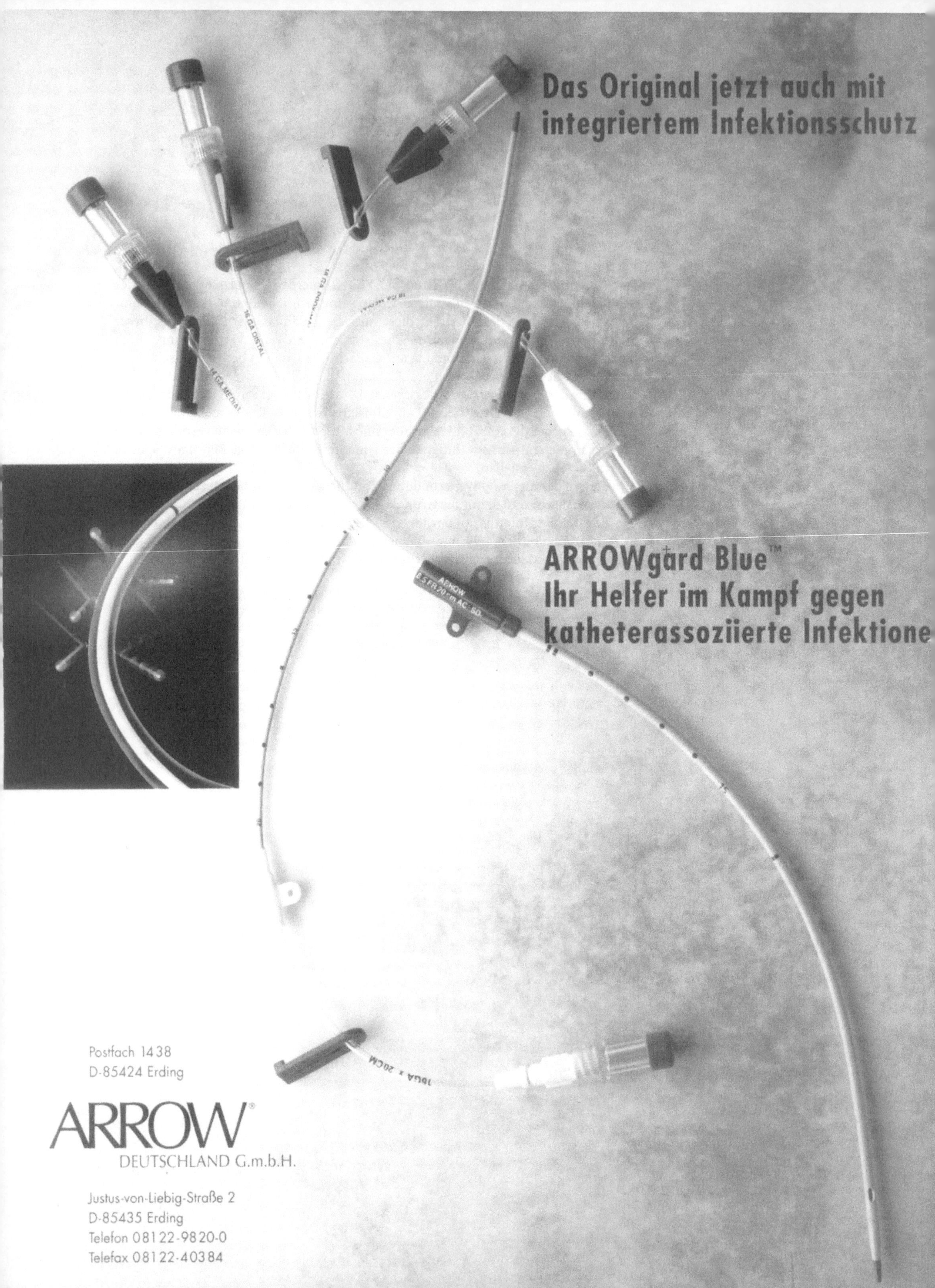
Das Original jetzt auch mit
integriertem Infektionsschutz

ARROWgärd Blue™
Ihr Helfer im Kampf gegen
katheterassoziierte Infektione

Postfach 1438
D-85424 Erding

ARROW®
DEUTSCHLAND G.m.b.H.

Justus-von-Liebig-Straße 2
D-85435 Erding
Telefon 08122-9820-0
Telefax 08122-40384

Inhalt

Das TCS-Infusionswärmekonzept

ohne Einmalartikel
schnell, sicher und hygienisch

Bitte fragen Sie uns !
Wir beraten Sie gern !

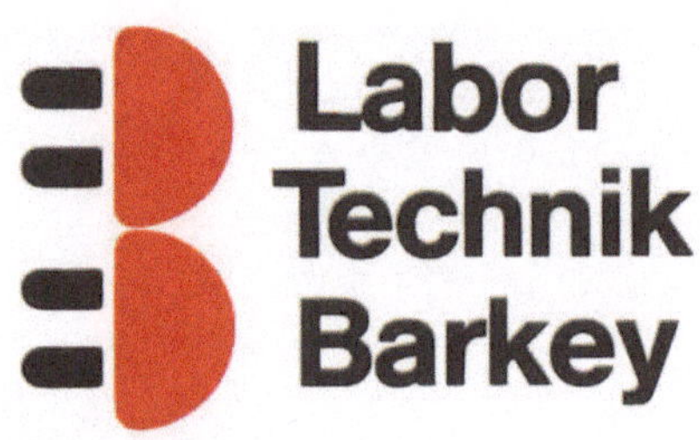

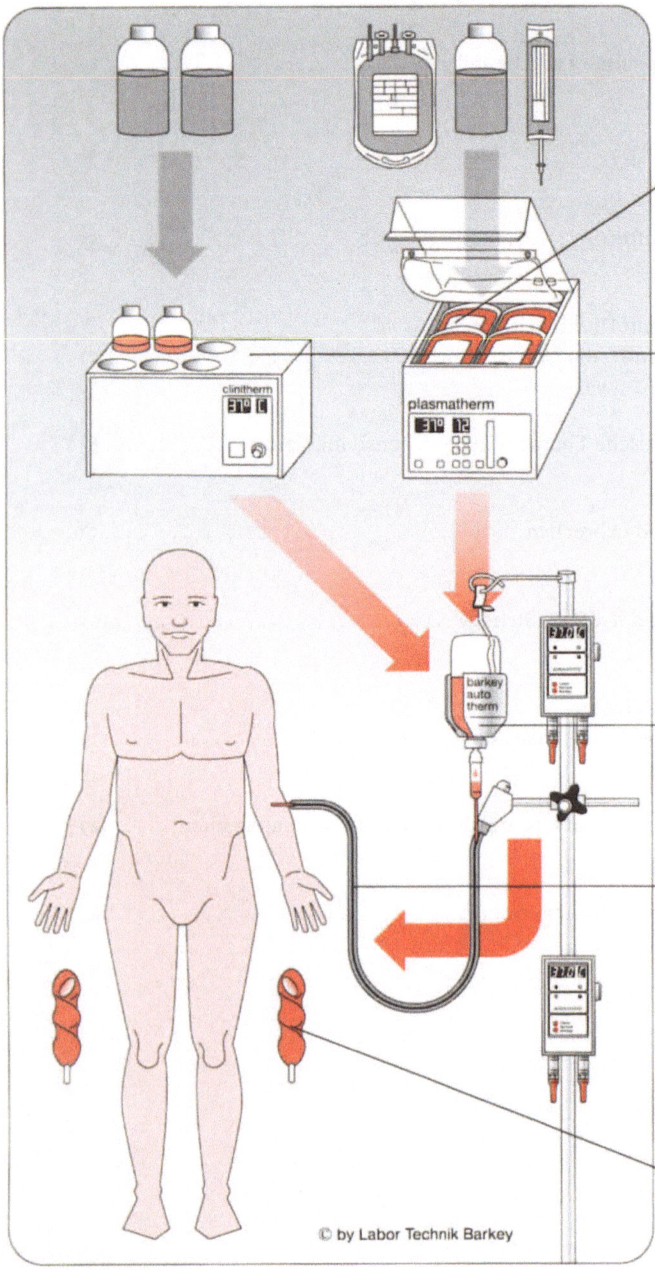

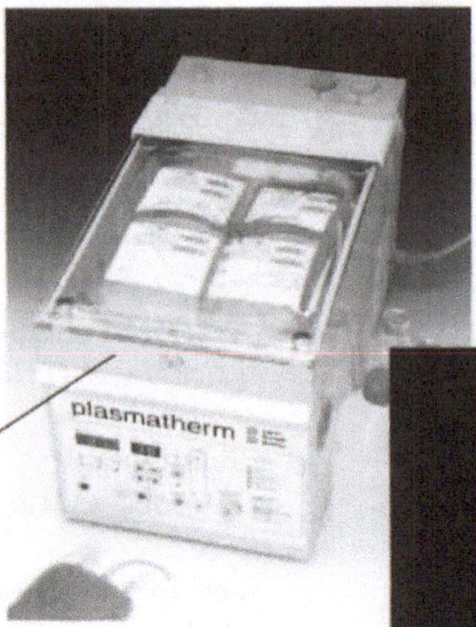

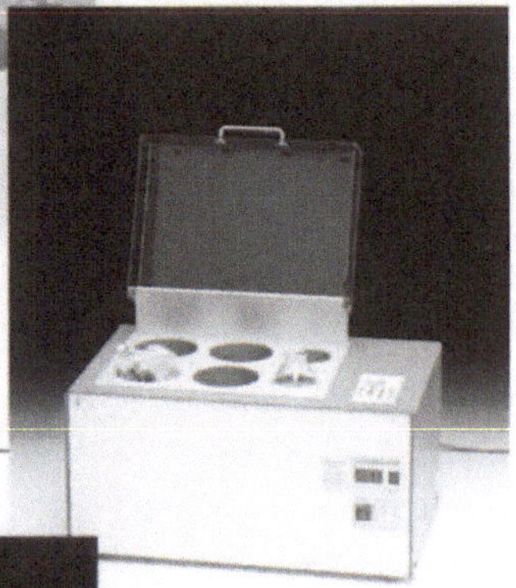

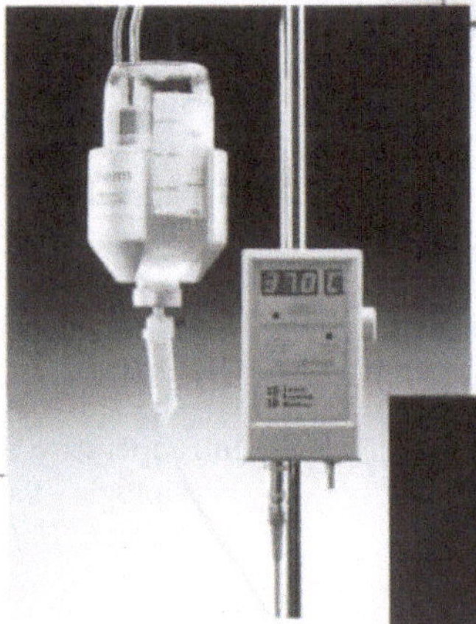

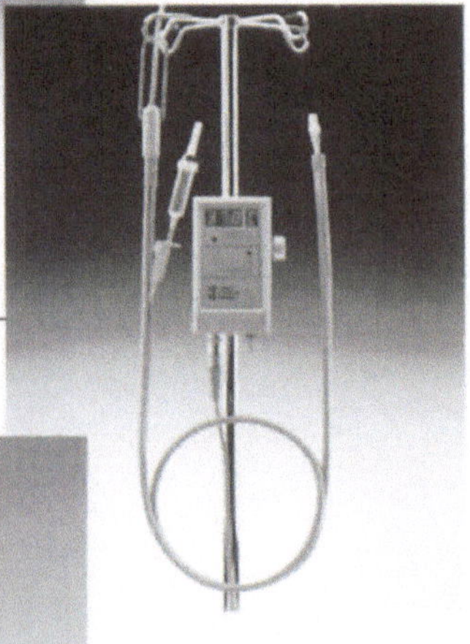

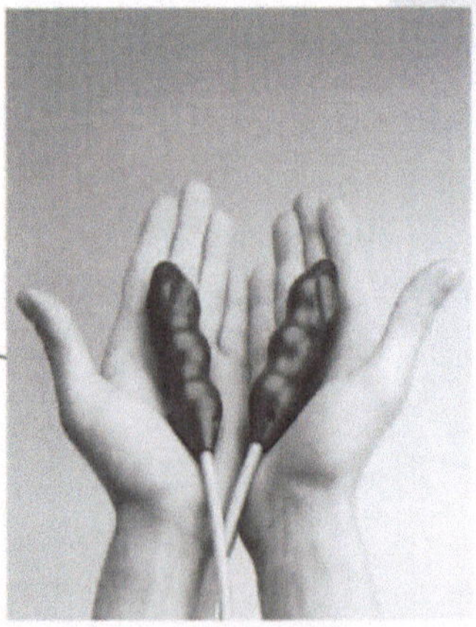

Labor Technik Barkey
ist zertifiziert nach
DIN EN ISO 9001
DIN EN 46001
EG-Richtlinie 93/42 EWG Anhang II.3

Labor Technik Barkey
GmbH & Co.

Gewerbestraße 8
D-33818 Leopoldshöhe
Telefon (0 52 02) 98 01-0
Telefax (0 52 02) 98 01-99
eMail-Adresse: info@barkey.de
Home-Page: www.barkey.de

Autoren

Bardenheuer, H. J., Prof. Dr. med.
Klinik für Anästhesiologie, Universität Heidelberg
Im Neuenheimer Feld 110, D-69120 Heidelberg

Bein, T., Priv.-Doz. Dr.
Klinik für Anästhesiologie, Universitätsklinikum
D-93042 Regensburg

Biedler, A., Dr. med.
Klinik für Anaesthesiologie und Intensivmedizin
Universitätskliniken des Saarlandes
D-66421 Homburg/Saar

Detsch, O., Dr.
Institut für Anästhesiologie der Technischen Universität München
Klinikum rechts der Isar
Ismaninger Straße 22, D-81675 München

Engelbrecht, K., Dr.
Klinik für Anästhesiologie und operative Intensivmedizin
Martin-Luther-Universität Halle-Wittenberg
Ernst-Grube-Straße 40, D-06097 Halle/Saale

Frey, L., Dr.
Institut für Anaesthesiologie
Ludwig-Maximilians-Universität München, Klinikum Großhadern
D-81377 München

Hänel, F., Dr.
Institut für Anaesthesiologie der Technischen Universität München
Klinikum rechts der Isar
Ismaninger Straße 22, D-81675 München

Kochs, E., Univ.-Prof. Dr. med.
Institut für Anaesthesiologie der Technischen Universität München
Klinikum rechts der Isar
Ismaninger Straße 22, D-81675 München

Larsen, R., Prof. Dr. med.
Klinik für Anaesthesiologie und Intensivmedizin
Universitätskliniken des Saarlandes
D-66421 Homburg/Saar

Schirmer, U., Priv.-Doz. Dr.
Bereich Kardioanästhesiologie, Universitäts-Klinikum für Anästhesiologie
Prittwitzstraße 43, D-89075 Ulm

Schmidt, H., Priv.-Doz. Dr.
DEAA, Klinik für Anaesthesiologie, Ruprecht-Karls-Universität Heidelberg
Im Neuenheimer Feld 110, D-69120 Heidelberg

Scholz, J., Prof. Dr.
Abteilung Anästhesiologie des Universitäts-Krankenhauses Eppendorf
Martinistraße 52, D-20246 Hamburg

Schott, C., Dr.
Klinik für Anaesthesiologie, Ruprecht-Karls-Universität Heidelberg
Im Neuenheimer Feld 110, D-69120 Heidelberg

Tonner, P. H., Dr.
Abteilung Anästhesiologie des Universitäts-Krankenhauses Eppendorf
Martinistraße 52, D-20246 Hamburg

Walther, A., Dr.
Klinik für Anaesthesiologie der Universität Heidelberg
Im Neuenheimer Feld 110, D-69120 Heidelberg

Werner, C., Professor Dr. med.
Institut für Anästhesiologie der Technischen Universität München
Klinikum rechts der Isar
Ismaninger Straße 22, D-81675 München

Wilhelm, W., Dr. med.
Klinik für Anästhesiologie und Intensivmedizin
Universitätskliniken des Saarlandes
D-66421 Homburg/Saar

Ziegenfuß, T., Dr. med.
Klinik für Anaesthesiologie und Intensivmedizin
Universitätskliniken des Saarlandes
D-66421 Homburg/Saar

W. Wilhelm · R. Larsen · Klinik für Anaesthesiologie und Intensivmedizin, Universitätskliniken des Saarlandes, Homburg/Saar

Präoperative Einschätzung für Narkosen

Anästhesiologie und Intensivmedizin ermöglichen heutzutage operative Eingriffe bei nahezu allen Patienten - unabhängig von Lebensalter und Vorerkrankungen. Eine wesentliche Voraussetzung für den Erfolg ist aber bei vielen Patienten die Minderung des perioperativen Risikos durch sorgfältige präoperative Einschätzung, Untersuchung und Vorbehandlung. Bei der Planung für einen operativen Eingriff sollte der Anästhesist möglichst frühzeitig hinzugezogen werden, damit weitere diagnostische und therapeutische Maßnahmen, soweit sie für die Narkose von Bedeutung sind, veranlaßt werden können. Für die Einschätzung des Narkoserisikos trägt allein der Anästhesist die volle ärztliche und rechtliche Verantwortung; er ist verpflichtet, die hierfür erforderlichen Untersuchungen selbst durchzuführen oder zu veranlassen. Auf der Grundlage seiner Einschätzung entscheidet der Anästhesist schließlich, ob der Patient narkosefähig ist und wählt das am besten geeignete Narkoseverfahren aus.

Voruntersuchungen – wozu?

Durch die präoperativen Voruntersuchungen sollen Krankheiten aufgedeckt oder, wenn bereits bekannt, eingeschätzt werden, die für das anästhesiologische Vorgehen und das Narkoserisiko von besonderer Bedeutung sind. Anschließend muß geklärt werden, ob durch entsprechende Vorbehandlung dieser Erkrankungen oder präoperative Korrektur vorbestehender Störungen das Narkose- und Operationsrisiko wesentlich vermindert werden kann. Alle Maßnahmen, die nicht diesem grundlegenden Ziel dienen und von denen nachweislich kein günstiger Einfluß auf die Prognose und das Wohlbefinden des Patienten zu erwarten ist, sollten unterbleiben. Entsprechend gehört es nicht zu den Aufgaben des Anästhesisten, grundlegende medizinische Screening-Untersuchungen, die nicht in Beziehung zur Narkose und Operation stehen, durchzuführen und so als „Primärarzt" zu fungieren.

Keine unnötigen präoperativen Untersuchungen!

▶ **Art und Umfang der Voruntersuchungen** ergeben sich vor allem aus dem Allgemeinzustand und dem Lebensalter des Patienten, der Art und Schwere des Eingriffs sowie dem jeweiligen Anästhesieverfahren und dessen Dauer.

Grundlage jeder präoperativen Untersuchung sind die Anamnese und der körperliche Untersuchungsbefund einschließlich der Beurteilung des Ernährungszustands. Laborparameter, Funktionstests und apparative Diagnostik werden eingesetzt, um vermutete oder bereits bekannte Erkrankungen oder Störungen von Organfunktionen zu objektivieren und quantitativ zu erfassen, wenn erforderlich unter Hinzuziehung eines Konsiliars. ▶ **Aufgabe des Konsiliars** ist es, den präoperativen Zustand des Patienten mit den Mitteln seines Fachgebiets zu untersuchen (z. B. Ergometrie, Echokardiographie) und dann, sofern möglich und für den

Prof. Dr. med. R. Larsen · Klinik für Anaesthesiologie und Intensivmedizin, Universitätskliniken des Saarlandes, D-66421 Homburg/Saar

aus: Der Anaesthesist 7/97, S. 629

1

Eingriff erforderlich, durch entsprechende Therapieempfehlungen zu verbessern. Der Anästhesist berücksichtigt die vom Konsiliar empfohlenen Maßnahmen bei der Einschätzung der Narkosefähigkeit und der Festlegung des Narkoseverfahrens einschließlich der erforderlichen perioperativen Überwachungsmethoden und einer möglicherweise postoperativ erforderlichen Intensivtherapie.

Zeitpunkt der präoperativen Einschätzung

Traditionell erfolgen Einschätzung und Voruntersuchungen für Narkosen am Vortag der Operation, jedoch gibt es keine eindeutigen wissenschaftlichen Erkenntnisse, ob dieses Vorgehen für die Versorgung des Patienten von Nutzen ist, seine Ängste in stärkerem Maße mindert und die Sicherheit erhöht. Andererseits zeigen Untersuchungen an ambulanten chirurgischen Patienten, daß auch bei einer Einschätzung des Patienten am Operationstag die Sicherheit und Effizienz gewährleistet sein kann. Insofern ist eine Empfehlung, alle Patienten zwingend spätestens am Vortag der Operation einzuschätzen, aus medizinischen Gründen derzeit nicht gerechtfertigt. Grundsätzlich sollte aber die präoperative Einschätzung zu einem Zeitpunkt erfolgen, der die Planung weiterer Maßnahmen für die präoperative Vorbereitung und perioperative Behandlung des Patienten ermöglicht. Hierfür bietet sich als Kompromiß der Vortag der Operation an, jedoch sollte im Einzelfall Flexibilität praktiziert werden, um unnötige Wartezeit und überflüssige Untersuchungen bei sonst gesunden Patienten zu vermeiden.

Wer soll die präoperative Einschätzung durchführen?

Die Beurteilung der Narkosefähigkeit, die Freigabe für die Narkose und die Wahl des für den Eingriff angemessenen Anästhesieverfahrens gehören grundsätzlich in den Verantwortungsbereich des Anästhesisten. Daher besteht derzeit weitgehende Einigkeit, daß, zumindest bei Patienten mit wesentlichen Störungen oder Erkrankungen (siehe Beispiele in Tabelle 1), die präoperative Einschätzung durch den Anästhesisten erfolgen sollte, und zwar spätestens am Vortag der Operation. Inwieweit sich künftige Modelle durchsetzen werden, in denen die relevanten präoperativen Anästhesiedaten bei sonst gesunden Patienten durch Nichtanästhesisten oder paramedizinisches Personal am Vortag erhoben werden, ist derzeit nicht absehbar. Jedoch besteht bereits jetzt Einigkeit darüber, daß präoperativ durch den niedergelassenen Arzt erhobene Laborparameter und Untersuchungsbefunde (z.B. EKG, Röntgenbild) vom Anästhesisten für die präoperative Einschätzung herangezogen werden sollen, um unnötige und kostspielige Doppeluntersuchungen zu vermeiden. Möglich wäre weiterhin, daß die präoperative Screening-Erhebung von anästhesierelevanten Parametern und deren Erfassung in Standardformularen speziell bei ambulanten Patienten ebenfalls durch den niedergelassenen Arzt vorgenommen wird. Der Anästhesist könnte dann bei der Mehrzahl der ambulanten Patienten die Einschätzung unmittelbar präoperativ und damit am Operationstag durchführen. Hierdurch könnte die Effizienz des ambulanten Operierens erhöht und dem Patienten ein zusätzlicher Untersuchungstag beim Anästhesisten erspart werden.

Präoperative Laboruntersuchungen

Durch präoperative Laboruntersuchungen sollen Erkrankungen festgestellt oder eingeschätzt werden, die für das Anästhesierisiko von Bedeutung sind. Hierbei muß zwischen routinemäßig durchgeführtem ▶ **Basislaborprogramm** und gezielt angeforderten Laborparametern unterschieden werden: Gezielt angeforderte Laborparameter beruhen auf einer eindeutigen medizinischen Fragestellung (Tabelle 2), das routinemäßig durchgeführte Laborbasisprogramm ist hingegen ungerichtet, erfolgt also unabhängig von Anamnese, Gesundheitszustand, Untersuchungsbefund, Risikofaktoren und Alter sowie Art und Schwere des Eingriffs.

Während aus medizinischer Indikation angeforderte Laboruntersuchungen ohne Zweifel notwendig sind, ist der Nutzen des ungerichteten Laborscreenings für die Einschätzung des perioperativen Risikos nicht erwiesen. Rein routinemäßig

aus: Der Anaesthesist 7/97, S. 630

Tabelle 1

Störungen und Erkrankungen, die eine rechtzeitige Einschätzung durch den Anästhesisten erfordern (Pasternak 1997)

- **Allgemein:**
  - Erkrankungen, die zu einer Beeinträchtigung der normalen täglichen Aktivität führen
  - Erkrankungen oder Zustände, die in den letzten 6 Monaten eine kontinuierliche Unterstützung oder Überwachung zu Hause erforderten
  - Aufnahme ins Krankenhaus wegen akuter Exazerbation einer chronischen Störung innerhalb der letzten 2 Monate

- **Herz-Kreislauf:**
  - Angina pectoris, Koronarkrankheit oder Myokardinfarkt in der Vorgeschichte
  - Herzrhythmusstörungen, die mit Symptomen einhergehen
  - schlecht eingestellter Hypertonus (diastolisch > 100 mm Hg, systolisch > 160 mm Hg)
  - Herzinsuffizienz in der Vorgeschichte

- **Lunge und Atemwege**
  - Asthma/COPD, die einer chronischen Medikation bedürfen oder innerhalb der letzten 6 Monate exazerbiert sind oder sich verschlechtert haben
  - größere Eingriffe an den Atemwegen oder abweichende Anatomie
  - Tumoren oder Obstruktion der oberen und/oder unteren Atemwege
  - chronische respiratorische Insuffizienz, die Heimbeatmung oder -überwachung erfordert

- **Endokrine Störungen**
  - nicht diätetisch eingestellter Diabetes mellitus (Insulin oder orale Antidiabetika)
  - Störungen der Nebenniere
  - hormonell aktive Schilddrüsenerkrankungen

- **Neuromuskuläre Erkankungen**
  - zerebrale Anfälle oder wesentliche ZNS-Erkrankungen in der Vorgeschichte (z.B. multiple Sklerose)
  - Myopathien oder andere Muskelerkrankungen

- **Lebererkrankungen**
  - jede aktive hepatobiliäre Erkrankung oder Funktionsstörung

- **Erkrankungen des Muskel- und Skelettsystems**
  - Kyphose und/oder Skoliose mit funktioneller Beeinträchtigung
  - Erkrankungen des Kiefergelenks
  - Verletzungen der Hals- oder Brustwirbelsäule

- **Onkologische Erkrankungen**
  - Chemotherapie
  - onkologische Erkrankungen mit wesentlicher funktioneller Beeinträchtigung

- **Gastrointestinale Erkrankungen**
  - Hiatushernie
  - symptomatische Refluxkrankheit

- **Adipositas per magna (> 140% ideales Körpergewicht)**

durchgeführte Laboruntersuchungen ergeben nur sehr selten pathologische Werte, die für das perioperative Vorgehen von Bedeutung sind oder in Beziehung zu perioperativen Komplikationen stehen. Entsprechend gibt es auch keine verbindlichen Empfehlungen, welche Laborparameter zwingend vor einer Operation zu bestimmen sind. In den ▶ „Entschließungen zur anästhesiologischen Voruntersuchung" der Deutschen Gesellschaft für Anaesthesiologie und Intensivmedizin heißt es hierzu lediglich: *„Bei organgesunden Patienten in jungen und mittleren Lebensjahren ohne spezifische Risikohinweise besteht in der Regel keine zwingende medizinische Notwendigkeit, diese ergänzenden Untersuchungen routinemäßig durchzuführen."* Danach sollten Laborparameter präoperativ nur dann bestimmt werden, wenn aufgrund von Anamnese, klinischem Untersuchungsbefund oder Art des geplanten Eingriffs eine entsprechende Indikation gegeben ist. Dieser Grundsatz wird allerdings im klinischen Alltag häufig nicht beachtet; hier spielen auch andere Überlegungen eine Rolle: Arbeitserleichterung durch feste

▶ **Entschließungen zur anästhesiologischen Voruntersuchung**

Tabelle 2
**Differenzierte Anforderung präoperativer Laborwerte
(aus Larsen, Anästhesie, 1995)**

Hämoglobin/Hämatokrit	• Frauen > 40; Männer > 60 Jahre • Operation mit potentiellen größeren Blutverlusten • Bekannte Anämie • Blutungsstörungen • Hämatologische maligne Erkrankungen • Strahlen- oder Chemotherapie • Chronische Nierenerkrankungen • Schwere chronische Erkrankungen
Weißes Blutbild	• Infektionskrankheiten • Leukozytäre Erkrankungen • Strahlen- oder Chemotherapie • Therapie mit Immunsuppressiva oder Steroiden • Hypersplenismus • Aplastische Anämie
Gerinnungsstatus	• Bei Verdacht oder bekannter Blutungsstörung • Antikoagulanzientherapie • Blutungen, Anämie • Thrombose • Lebererkrankungen • Malabsorption, schlechter Ernährungszustand
Thrombozyten	• Bekannte Thrombozytopathie • Blutungen oder Purpura • Leukämie • Strahlen- oder Chemotherapie • Hypersplenismus • Anämien (aplastische, autoimmune, myelophthisische, perniziöse) • Transplantatabstoßung
Elektrolyte	• Nierenerkrankungen • Diabetes mellitus • Diuretikatherapie • Laxanzienabusus • Digitalismedikation • Einnahme von Steroiden
Serumkreatinin, -harnstoff	• Nierenerkrankungen • Kardiovaskuläre Erkrankungen • Diabetes mellitus • Diuretikatherapie • Digitalismedikation
Blutglukose	• Diabetes mellitus • Einnahme von Steroiden
Leberenzyme	• Lebererkrankungen • Hepatitisexposition • Alkoholabusus

Ablaufschemata für die präoperative Routinevorbereitung, Kosten-Nutzen-Analysen und medikolegale Aspekte. In Tabelle 3 sind Laborparameter zusammengestellt, die häufig als ungerichtete Basisprogramm für die präoperative Einschätzung des Narkoserisikos bestimmt werden.

Hämoglobingehalt, Hämatokrit

Blutbild

Für die Routinenarkose ist die Bestimmung von ▶ **Hämoglobingehalt** (Hb) oder ▶ **Hämatokritwert** (Hkt) ausreichend; ein komplettes Blutbild mit Differentialdiagnose ist nicht erforderlich. Entscheidend ist die präoperative Erkennung einer Anämie oder Polyglobulie; darüber hinaus kann der aktuelle Hämoglobinwert als Grundlage für die Bereitstellung von Konservenblut herangezogen werden.

Anämie

Eine Anämie liegt vor, wenn der Hb-Wert bei Männern 14 g/dl, bei Frauen 12 g/dl unterschreitet. Inwieweit eine ▶ **normovolämische Anämie** das Operations- bzw. Anästhesierisiko beeinflußt, ist derzeit nicht bekannt, zumal niedrige Hämoglobinwerte, die sich über einen längeren Zeitraum entwickelt haben (z. B. bei Urämie), meist gut toleriert werden. Dies gilt allerdings nur, solange die Kompensationsmechanismen, vor allem der Anstieg des Herzzeitvolumens, intakt sind und keine größeren Blutverluste auftreten.

Empfohlenes Vorgehen

Als ▶ **tolerierbare Grenze** gelten ein Hämoglobingehalt von 9-10 g/dl bzw. ein Hämatokritwert von 29% bei Männern und von 27% bei Frauen. Bei Wahleingriffen sollte zunächst die Ursache der Anämie abgeklärt und dann pragmatisch das weitere Vorgehen festgelegt werden. Ist ein großer Eingriff geplant, bei dem stärkere Blutverluste zu erwarten sind, so sollte der erniedrigte Hämoglobingehalt präoperativ in den Grenzbereich angehoben werden; hierbei sollten Erythrozytenkonzentrate gegenüber Vollblutkonserven bevorzugt werden. Außerdem muß ausreichend Konservenblut für die Operation bereitgestellt werden. Eine präoperative Transfusionsbehandlung anämischer Patienten ist in aller Regel dann erforderlich, wenn diese Patienten mit relevanten kardialen, pulmonalen oder zerebrovaskulären Organerkrankungen folgende Symptome bieten: Dyspnoe, Herzklopfen, Schwindel, länger anhaltende Tachykardie oder Angina pectoris.

▶ **Leichte Anämien** mit einem Hämoglobingehalt von 11-12 g/dl bedürfen hingegen präoperativ keiner Korrektur, zumal positive Auswirkungen einer Transfusion auf die chirurgische Prognose nicht nachgewiesen werden konnten.

Bei ▶ **Sichelzellanämien** sollte der Anteil des abnormen Hbs vor großen Eingriffen durch Austauschtransfusion auf unter 40% vermindert werden. Durch Alkalisierung des Patientenblutes kann die Hämolyse günstig beeinflußt werden.

Bei ▶ **paroxysmaler nächtlicher Hämoglobinurie** darf der Blutersatz nur mit gewaschenen Erythrozytenkonzentraten erfolgen; die Hämolyse kann durch Kortikoide vermindert werden.

Bei Anämien, die durch eine Splenektomie behandelt werden, bessert sich die Anämie postoperativ spontan. Meist entwickelt sich dann eine Thrombozytose, die eine prophylaktische Gabe von Azetylsalizylsäure erfordern kann.

Tabelle 3

Präoperative Laboruntersuchungen beim asymptomatischen Patienten mit leerer Anamnese und unauffälligem körperlichen Untersuchungsbefund

Säuglinge in den ersten 3 Lebensmonaten	• Hb oder Hkt
Kinder vom 4. Lebensmonat bis zum 18. Lebensjahr	• Keine Laborwerte • Ausnahme: wird Kreuzblut benötigt, dann Hb oder Hkt
Erwachsene ab dem 18. Lebensjahr	• Hb oder Hkt • Elektrolyte: Kalium • Kreatinin • Blutzucker • Leberenzyme: GPT (= ALAT); γ-GT

---

aus: Der Anaesthesist 7/97, S. 633

Marginalien:

▶ Normovolämische Anämie

▶ Tolerierbare Grenzwerte

Bei Wahleingriffen zunächst Ursache der Anämie abklären.

▶ Leichte Anämie
Präoperative Korrektur nicht erforderlich.

▶ Sichelzellanämie

▶ Paroxysmale nächtliche Hämoglobinurie

▶ Polyglobulie

Eine Polyglobulie liegt vor, wenn die Hämoglobinkonzentration 18 g/dl übersteigt. Wichtige Ursachen sind: hämatologische Systemerkrankungen (z. B. Polyzythämia vera), kardiale oder pulmonale Vorerkrankungen mit kompensatorischer Steigerung der Hämoglobinsynthese, Hämoglobinopathien, Nierenerkrankungen oder Malignome mit autonomem Erythropoetinanstieg (z. B. Zystennieren, Hypernephrom, Ovarialkarzinom) und schließlich relative Polyglobulien durch Exsikkose oder Plasmaverlust.

Eine präoperative Abklärung und Vorbehandlung ist in aller Regel erforderlich, da bei diesen Patienten das Blutungs-, Thrombose- und Embolierisiko wesentlich erhöht ist und der Hämoglobinanstieg auch Zeichen einer weiteren relevanten Vorerkrankung (s. oben) sein kann.

Empfohlenes Vorgehen

Zuerst sollte ein Flüssigkeitsmangel („Pseudopolyglobulie") ausgeschlossen oder therapiert werden. Bei echter Polyglobulie sollte die Hämoglobinkonzentration in den oberen Normbereich vermindert werden, am einfachsten durch einen Aderlaß mit anschließender Infusion einer Vollelektrolytlösung (Normovolämie!). Bei Patienten mit respiratorischer Insuffizienz ist jedoch Vorsicht geboten, da durch den Erythrozytenentzug ein akuter Sauerstoffmangel ausgelöst werden kann.

Ist bei dem geplanten Eingriff ein größerer Blutverlust zu erwarten, so kann die Blutentnahme alternativ als Eigenblutspende, bei dringlichen Operationen auch im Operationssaal als akute normovolämische Hämodilution durchgeführt werden. Zusätzlich ist eine ausreichende Thromboseprophylaxe mit Heparin, bereits präoperativ beginnend, zwingend erforderlich, ergänzt durch Antithrombosestrümpfe, postoperative Frühmobilisation und Krankengymnastik.

Leukozyten

Eine **asymptomatische Leukozytose oder Leukopenie** ist selten und bleibt sehr wahrscheinlich ohne Einfluß auf das Narkoserisiko. Daher ist eine präoperative Bestimmung der Leukozytenzahl aus anästhesiologischer Sicht nicht erforderlich. Dies gilt entsprechend auch für die Analyse des Differentialblutbilds.

Bei Patienten mit hämatologischen Systemerkrankungen oder Zytostatikatherapie gelten folgende Empfehlungen: Bei Granulozytenzahlen <1000/µl ist die Infektabwehr deutlich vermindert, unter 500/µl drohen Infektionen und Sepsis. Da Anzahl und Funktion der Leukozyten durch eine Reihe von Medikamenten über verschiedene Wirkmechanismen beeinträchtigt werden können, sollten alle präoperativ nicht zwingend erforderlichen Medikamente abgesetzt werden. Thiopental, Methohexital, Etomidat, Ketamin, Midazolam, Diazepam und Halothan können wahrscheinlich die Granulozytenfunktion beeinträchtigen und sollten daher vermieden werden. Perioperativ muß auf absolute Sterilität und aseptisches Vorgehen geachtet werden; für die postoperative Phase sollte eine isolierte Unterbringung eingeplant werden. Bei Neutrophilenzahlen <500/µl sollte eine Antibiotikaprophylaxe erfolgen; manche Autoren empfehlen zudem eine selektive Darmdekontamination.

Bei Granulozytenzahlen von >100 000/µl liegt gewöhnlich eine akute Leukämie oder eine chronisch-myeloische Leukämie vor, und es besteht die Gefahr eines Leukostasesyndroms mit Verschluß kleiner Gefäße und Kapillaren. Hierbei können die erhöhten Leukozytenzahlen rasch, aber nur vorübergehend, durch eine Leukapherese vermindert werden. Für Operationen sollte die Leukozytenzahl auf Werte von <75 000-100 000/µl gesenkt werden.

▶ Gerinnungsstatus

Eine asymptomatische Thrombopenie ist bei chirurgischen Patienten extrem selten, ebenso pathologische Veränderungen der Thrombinzeit und der partiellen Thromboplastinzeit sowie der Blutungszeit und des Fibrinogengehalts. Entscheidend für die präoperative Erfassung von Gerinnungsstörungen sind eine genaue Anamnese und klinische Befunderhebung! Eine präoperative Routinebestimmung des Gerinnungsstatus asymptomatischer Patienten mit leerer Vorgeschichte ist für die Narkose und Operation nicht notwendig. Dies gilt nach derzeitigem Konsensus auch dann, wenn rückenmarknahe Anästhesietechniken (Spinalanästhesie, Periduralanästhesie) geplant sind.

Empfohlenes Vorgehen

Untersuchungen des Blutgerinnungssystems sollten dann durchgeführt werden, wenn sich aus der Vorgeschichte und dem körperlichen Untersuchungsbefund Hinweise auf entsprechende Erkrankungen ergeben und der funktionelle Status des Gerinnungssystems für das anästhesiologische und operative Vorgehen von besonderer Bedeutung ist (z. B. Antikoagulanzientherapie, gefäßchirurgische Eingriffe, große Operationen mit hohen Blutverlusten). Bestimmt werden sollten folgende Parameter: Thrombozytenzahl, Quick-Wert (exogenes System), Thrombinzeit (TZ) und partielle Thromboplastinzeit (PTT; endogenes System), im Einzelfall auch Blutungszeit. Bei entsprechenden Hinweisen kann eine weitergehende hämostaseologische Abklärung erforderlich werden.

Wurde bereits präoperativ eine Thromboembolieprophylaxe mit niedrig dosiertem Heparin begonnen, sollten für Spinal- und Periduralanästhesien sicherheitshalber folgende Zeitabstände eingehalten werden: 4 h bei unfraktioniertem Heparin und 12 h bei niedermolekularem Heparin. Wurde die Low-dose-Heparinisierung schon mehrere Tage durchgeführt, sollte zum Ausschluß einer Heparininduzierten Thrombozytopenie zusätzlich die Thrombozytenzahl bestimmt werden. Bei therapeutischer ▶ **Antikoagulation** mit Heparin oder Kumarinderivaten sind ▶ **rückenmarknahe Regionalanästhesien** kontraindiziert; in dieser Situation darf auch ein bereits liegender Periduralkatheter nicht entfernt werden!

Elektrolyte, Kreatinin, Leberenzyme, Glukose

In den meisten Kliniken wird präoperativ eine im Umfang variierende Anzahl von weiteren Laborparametern erhoben. Dabei kann es, allein durch die Definition sog. „Normalbereiche" (Mittelwert ± 2 Standardabweichungen), zu pathologischen Laborbefunden bei an sich gesunden Patienten kommen. Aus anästhesiologischer Sicht ist daher ein präoperatives Screening durch Testblocks mit multiplen Laborparametern beim asymptomatischen Patienten von geringem Nutzen, zumal bei den meisten Parametern nicht geklärt ist, wie weit sie vom Normalbereich abweichen müssen, um das anästhesiologische Vorgehen zu beeinflussen. Dies gilt in gleicher Weise für Suchtests für Leber- und Nierenerkrankungen bei asymptomatischen Patienten unter 60 Jahren. Unter rein pragmatischen Gesichtspunkten kann beim asymptomatischen Patienten mit leerer Anamnese das in Tabelle 3 dargestellte Vorgehen empfohlen werden.

Urinstatus

Der Vollständigkeit halber sei erwähnt, daß eine Routineuntersuchung des Urins für die Narkose nicht erforderlich ist. Abhängig von der Art des Eingriffs sollte hingegen gemeinsam mit dem Operateur überlegt werden, ob bei der Narkoseeinleitung ein transurethraler Dauerkatheter oder intraoperativ durch den Chirurgen ein suprapubischer Blasenkatheter (z. B. unter direkter Sicht) angelegt werden sollte.

Elektrokardiogramm

Das ▶ **Ruhe-EKG** gehört zu den häufigsten präoperativen Routineuntersuchungen. Ziel der EKG-Untersuchung ist die Aufdeckung pathologischer Befunde, die für das Narkoserisiko, die Auswahl des Narkoseverfahrens und die postoperative Überwachung und Behandlung von Bedeutung sind (Tabelle 4). Hierzu gehören vor allem Myokardinfarkt, Myokardischämien, Herzrhythmusstörungen und Myokardhypertrophie. Daneben dient das präoperative EKG als Ausgangsbefund für die Beurteilung perioperativ auftretender EKG-Veränderungen.

▶ Antikoagulanzien
▶ Rückenmarknahe Regionalanästhesie

Ungerichtetes präoperatives Screening multipler Laborparameter ist kaum von Nutzen.

Urinstatus für Routine-Narkosen nicht erforderlich.

▶ Ruhe-EKG

Häufigkeit und Wertigkeit abnormer EKG-Befunde

Zwar ist die Anzahl auffälliger EKG-Befunde bei internistischen Patienten hoch, jedoch sind die meisten abnormen Befunde unspezifisch und von geringem Informationswert für den Anästhesisten. So ergab eine Untersuchung an 1410 internistischen Patienten nur in 26% ein normales EKG, aber lediglich 4% der abnormen Befunde wurden als nützliche Zusatzinformation angesehen. Bei Patienten ohne Hinweis auf eine kardiovaskuläre Erkrankung betrug dieser Anteil sogar weniger als 1%. Lediglich das Lebensalter (> 45 Jahre) und der klinische Nachweis einer Herzerkrankung erwiesen sich als bedeutsame Faktoren, die den Aussagewert des EKG steigerten. Insgesamt wurde aber die Kosten-Nutzen-Relation des EKG als gering eingeschätzt.

Ähnliche Ergebnisse liegen auch für chirurgische Patienten vor: Abnorme EKG-Befunde sind relativ häufig und nehmen mit dem Alter exponentiell zu, haben jedoch bei Patienten ohne Zeichen kardialer oder pulmonaler Erkrankungen einen geringen Voraussagewert für das Auftreten perioperativer kardiovaskulärer Komplikationen. Insgesamt ergeben sich also bei Screening-EKG-Untersuchungen nur selten abnorme Befunde, die für das perioperative Vorgehen von Bedeutung sind oder das perioperative Vorgehen beeinflussen.

Wiederholungs-EKG

Auch der Nutzen einer erneuten präoperativen EKG-Untersuchung bei Patienten, die innerhalb eines Zeitraums von 2 Jahren vor der Operation elektrokardiographisch untersucht worden sind, wird kritisch beurteilt. Zwar fanden sich im präoperativen ▶ **Routine-EKG** von 812 Patienten bei ca. 25% neue Auffälligkeiten, jedoch wurde wegen dieses Befundes bei keinem Patienten die Operation verschoben oder nicht durchgeführt.

Die Häufigkeit neuer abnormer Befunde im Wiederholungs-EKG nimmt mit dem Alter zu, ebenso, wenn die EKG-Untersuchung länger als 2 Jahre zurückliegt oder im Erst-EKG bereits abnorme Befunde vorlagen. Wiederum ergeben sich hieraus aber keine wesentlichen Konsequenzen für das weitere anästhesiologische und operative Vorgehen.

Empfohlenes Vorgehen

Bei Männern unter 45 Jahren und bei Frauen unter 55 Jahren ist ein ▶ **präoperatives Routine-EKG** für die Beurteilung des Narkoserisikos und für das anästhesiologische Vorgehen nicht erforderlich, wenn die Anamnese und der körperliche Untersuchungsbefund unauffällig sind und keine Risikofaktoren für eine koronare Herzkrankheit vorliegen.

Bestehen jedoch Hinweise auf eine Herzerkrankung oder wesentliche Elektrolytstörungen oder wird der Patient wegen einer Herzerkrankung medikamentös

---

▶ Routine-EKG

Selten abnorme Befunde, die für das perioperative Vorgehen von Bedeutung sind. Insgesamt geringe Kosten-Nutzen-Relation.

▶ Präoperatives Routine-EKG

Bei
- **Männern ab dem 45. Lebensjahr**
- **Frauen ab dem 55. Lebensjahr**

behandelt, sollte präoperativ, unabhängig vom Lebensalter, immer ein EKG angefertigt werden.

Wurde innerhalb von 2 Jahren vor der Operation bereits ein EKG aufgezeichnet, sollte sich die Entscheidung für ein Wiederholungs-EKG vor allem nach der Anamnese und dem körperlichen Untersuchungsbefund richten. Bei wesentlichen Änderungen einer ▶ antiarrhythmischen Therapie kann ein Wiederholungs-EKG auch innerhalb weniger Tage erforderlich sein. In Tabelle 5 sind die Empfehlungen für die klinische Praxis zusammengefaßt.

▶ Thoraxröntgenbild

Das Thoraxröntgenbild ist nach wie vor die häufigste radiologische Routineuntersuchung bei Krankenhauspatienten und damit ein erheblicher Kostenfaktor.

Zu den häufigsten Befunden, die bei der Routineuntersuchung beschrieben werden, gehören die Kardiomegalie, interstitielle Lungenveränderungen und chronisch-obstruktive Lungenerkrankungen. Abnorme radiologische Befunde, die möglicherweise zu einem veränderten anästhesiologischen Vorgehen geführt hätten, finden sich in großen Patientenkollektiven mit einem Lebensalter unter 40 Jahren lediglich in 2% der Fälle, in der Gruppe der über 60jährigen dagegen bei 19%.

In einer umfangreichen Multicenterstudie des „Royal College of Radiologists" kamen die Autoren zu dem Ergebnis, daß durch die Routineröntgenaufnahme der Thoraxorgane weder die Entscheidung zur Operation noch die Wahl des Anästhesieverfahrens wesentlich beeinflußt werden. Auch sei das ▶ präoperative Röntgenbild von geringem Nutzen für die Beurteilung postoperativer pulmonaler Komplikationen.

Aus umfangreichen Untersuchungen ergibt sich folgendes: Für das anästhesiologische Vorgehen relevante Röntgenbefunde des Thorax sind bei asymptomatischen Patienten selten. Der Nutzen eines präoperativen Routineröntgenbilds des Thorax für den Anästhesisten ist gering; vor allem läßt sich hiermit sehr wahrscheinlich der Schweregrad einer chronisch-obstruktiven Lungenerkrankung, die für das anästhesiologische Vorgehen von Bedeutung ist, nicht besser als durch Vorgeschichte und körperlichen Untersuchungsbefund beurteilen. Und schließlich: Bei asymptomatischen Patienten unter 60 Jahren sind die Risiken des Routineröntgenbilds wahrscheinlich größer als der Nutzen.

Empfohlenes Vorgehen

Bei asymptomatischen Patienten unter 60 Jahren ist eine präoperative Routineröntgenaufnahme des Thorax aus anästhesiologischen Gründen nicht erforderlich. Ergeben sich aus der Anamnese und dem körperlichen Untersuchungsbefund Hinweise auf Erkrankungen der Thoraxorgane, die präoperativ behandelt werden sollten oder das anästhesiologische Vorgehen beeinflussen könnten, ist ein Röntgenbild auch bei jüngeren Patienten gerechtfertigt. In Tabelle 6 sind Indikationen für ein präoperatives Thoraxröntgenbild zusammengestellt.

Tabelle 5
Indikationen für ein präoperatives EKG

- Alter: routinemäßig bei Männern ab dem 45., bei Frauen ab dem 55. Lebensjahr
- Bekannte koronare Herzkrankheit; Verdacht oder Risikofaktoren
- Infarktanamnese
- Bekannte Herzerkrankung
- Bekannte Herzrhythmusstörungen
- Einnahme von Kardiaka oder potentiell kardiotoxischen Medikamenten
- Belastungsdyspnoe
- Thoraxschmerz (auch nichtanginöser)
- Wesentliche Störungen der Serumelektrolyte

Tabelle 6

Indikationen für eine präoperative Röntgenaufnahme der Thoraxorgane

- Große Operationen mit starken Blutverlusten
- Intrathorakale oder intrakranielle Eingriffe
- Lungenerkrankungen
- Sonstige intrathorakale Erkrankungen, z. B. Tracheadeviation, Trachealstenose
- Starkes Rauchen
- Berufliche Exposition der Lunge
- Herzklappenerkrankungen
- Angina pectoris, Myokardinfarkt
- Schlaganfall
- Tumorerkrankungen
- Dyspnoe, Orthopnoe
- Fieber, Schüttelfrost
- Tachypnoe, Tachykardie, Hypertonie
- Abnormer physikalischer Befund an Herz, Lunge oder Abdomen

► **Lungenfunktionsprüfung**

Als präoperative Routinemaßnahme ohne wesentlichen Nutzen.

Sinnvoll bei Patienten mit chronisch obstruktiver Ventilationsstörung (Austestung auch mit antiobstruktiver Medikation), bei ausgeprägter Thorax- oder Wirbelsäulendeformität und verschiedenen Lungenerkrankungen (schwere Silikose, Mukoviszidose usw.).

► Lungenfunktionsprüfung

Der Nutzen einer präoperativen Lungenfunktionsprüfung für das perioperative Vorgehen wird derzeit nicht einheitlich beurteilt. Bekannt ist, daß pathologische Lungenfunktionsparameter mit der Häufigkeit pulmonaler Komplikationen korrelieren, jedoch wird das Ausmaß dieser Komplikationen in erheblichem Maße von weiteren Faktoren (z. B. Operationsgebiet) beeinflußt. Ein globales Screening ist daher nicht indiziert. In folgenden Fällen kann eine Lungenfunktionsprüfung (kleine Spirometrie, evtl. mit Blutgasanalyse) sinnvoll sein: bei Patienten mit chronisch-obstruktiver Ventilationsstörung (Austestung auch mit antiobstruktiver Medikation), bei ausgeprägter Thorax- oder Wirbelsäulendeformität, verschiedenen Lungenerkrankungen (schwere Silikose, Mukoviszidose usw.). Dabei kann das Ergebnis der Lungenfunktionsprüfung die Auswahl des Anästhesieverfahrens beeinflussen (z. B. Spinal-/Periduralanästhesie statt Allgemeinnarkose). Im seltenen Einzelfall (z. B. bei respiratorischer Globalinsuffizienz mit Cor pulmonale) kann der pulmonale Ausgangszustand des Patienten so schlecht sein, daß gemeinsam mit dem Operateur und dem Pulmonologen über Ausmaß und Radikalität des Eingriffs entschieden werden muß.

Notfalleingriffe

Voruntersuchungen sind bei Notfällen gewöhnlich nur in begrenztem Umfang möglich; auch muß gelegentlich bereits mit der Operation begonnen werden, bevor die angeforderten Laborwerte eingetroffen sind. In Tabelle 7 ist das anästhesiologische Vorgehen bei Notoperationen zusammengefaßt.

Tabelle 7

Anästhesiologische Voruntersuchungen bei Notoperationen

- Anamnese
- Körperliche Untersuchung
- Hämoglobin oder Hämatokrit
- Blutzucker
- Serumelektrolyte (insbesondere Kalium)
- Kreatinin
- SGPT, γ-GT
- Gerinnungsstatus, Thrombozyten
- EKG (falls indiziert)
- Thoraxröntgenbild (falls indiziert)
- Blutgase und Säure-Basen-Parameter (falls indiziert)

10

Zusammenfassung

Präoperative Voruntersuchungen können das Anästhesie- und Operationsrisiko wesentlich beeinflussen. Sie werden durchgeführt, um bei dem Patienten vorbestehende Störungen und Erkrankungen zu erkennen, mit dem Ziel, durch deren Vorbehandlung bzw. präoperative Korrektur das perioperative Risiko insgesamt zu mindern.

Planung und Durchführung der Voruntersuchungen erfolgen in Zusammenarbeit zwischen Hausarzt, Operateur und Anästhesisten. Die Aufgabe des Anästhesisten ist die Beurteilung der Narkosefähigkeit des Patienten und die Auswahl des geeigneten Anästhesieverfahrens. Hierzu gehört auch die Entscheidung über das intraoperativ erforderliche Monitoring. Grundlage dafür sind im wesentlichen die Anamnese, der körperliche Untersuchungsbefund sowie die Ergebnisse gezielter weitergehender Untersuchungen.

Ein breitgefächertes Screening von Laborparametern bei asymptomatischen Patienten ist von geringem Wert. Routinemäßig sollten beim Erwachsenen lediglich folgende Parameter bestimmt werden: Hb, K$^+$, Kreatinin, Blutzucker, GPT, γ-GT.
Für apparative Untersuchungen gelten derzeit beim asymptomatischen Patienten folgende Empfehlungen: EKG bei Männern ab dem 45. Lebensjahr, bei Frauen ab dem 55. Lebensjahr, Röntgen-Thorax ab dem 60. Lebensjahr, Lungenfunktionsprüfung nur bei Indikation (v.a. bei chronisch-obstruktiver Ventilationsstörung, ausgeprägter Thorax- oder Wirbelsäulendeformität, verschiedenen Lungenerkrankungen).

Fragen zur Selbstkontrolle

1. Ab welchem Alter sollte bei asymptomatischen Patienten routinemäßig ein präoperatives EKG angefertigt werden ?

Beim asymptomatischen Patienten gilt derzeit: EKG ab dem 45. Lebensjahr bei Männern, ab dem 55. Lebensjahr bei Frauen.

2. Ab welchem Alter sollte bei asymptomatischen Patienten routinemäßig ein präoperatives Thoraxröntgenbild angefertigt werden ?

Das Thoraxröntgenbild ist die häufigste radiologische Routineunter-schung bei Krankenhauspatienten und damit ein erheblicher Kostenfaktor. Ein *Routine*-Thoraxröntgenbild (also ohne gezielte Fragestellung) ist aber für die präoperative anästhesiologische Einschätzung nur sehr selten von Nutzen. Daher gilt: Ein präoperatives *Routine*-Thoraxröntgenbild ist bei Männern und Frauen vor dem 60. Lebensjahr nicht erforderlich; bei leerer Anamnese und ansonsten gesunden Patienten auch nach dem 60. Lebensjahr nicht zwingend vorgeschrieben.

3. Welche Laborparameter können beim Erwachsenen als ungerichtetes Basisprogramm zusammengefaßt werden, um präoperativ das Narkoserisikos einzuschätzen ?

Hb oder Hkt, Kalium, Kreatinin, Blutzucker und GPT / GT.

4. Wann spricht man von einer Polyglobulie und warum sollte eine präoperative Abklärung erfolgen ?

Eine Polyglobulie liegt vor, wenn die Hämoglobinkonzentration 18 g/dl übersteigt. Eine präoperative Abklärung und Vorbehandlung ist in aller Regel erforderlich, da bei diesen Patienten das Blutungs-, Thrombose- und Embolierisiko wesentlich erhöht ist und der Hämoglobinanstieg auch Zeichen einer relevanten Grunderkrankung sein kann: z.B. kardiale oder pulmonale Vorerkrankungen mit kompensatorischer Steigerung der Hämoglobinkonzentration, Hämoglobinopathien, Nierenerkrankungen, Malignome etc.

5. Wann soll eine präoperative Lungenfunktionsprüfung durchgeführt werden ?

Auch für die Lungenfunktionsprüfung gilt: Als präoperative *Routinemaßnahme* ohne gezielte Fragestellung ist sie von geringem Nutzen. Hingegen ist eine Lungenfunktionsprüfung sinnvoll bei Patienten mit chronisch-obstruktiver Ventilationsstörung, bei ausgeprägter Thorax- oder Wirbelsäulendeformität und verschiedenen Lungenerkrankungen (z.B. schwere Silikose, Mukoviszidose etc.). Hier kann das Untersuchungsergebnis mitunter auch die Auswahl des Anästhesieverfahrens beeinflussen (z.B. Spinal- statt Allgemeinanästhesie).

Literatur

1. Ahnefeld FW, Seelig W (1986) **Der Risikopatient in der Anästhesie.** Anästhesiol Intensivmed 181
2. Christian KW, Gervais H, Dick W (1988) **Aussagewert von präoperativen Screeninguntersuchungen.** Anaesthesist 37:694-703
3. Dick W, Encke A, Schuster HP (1995) (Hrsg) **Prä- und postoperative Behandlung.** Wissenschaftliche Verlagsgesellschaft, Stuttgart
4. Gogarten W, van Aken H, Wulf H, Klose R, Vandermeulen E, Harenbug J (1997) **Rückenmarksnahe Regionalanästhesien und Thromboembolieprophylaxe/Antikoagulation.** Empfehlungen der Deutschen Gesellschaft für Anästhesiologie und Intensivmedizin, Oktober 1997. Anästh Intensivmed 38:623-628
5. Larsen R (1999) **Anästhesie,** 6. Aufl. Urban & Schwarzenberg, München Wien Baltimore
6. Opderbecke HW, Weißauer W (1983) (Hrsg) **Deutsche Gesellschaft für Anästhesiologie und Intensivmedizin,** Berufsverband Deutscher Anästhesisten. Entschließungen – Empfehlungen – Vereinbarungen. Perimed, Erlangen
7. Röse W (1995) **Unverzichtbares und Unnötiges in der Anästhesievorbereitung.** In: Radke J (Hrsg) Refresher course – Aktuelles Wissen für Anästhesisten, Springer, Berlin Heidelberg New York, S 127-136
8. Rügheimer E, Pasch T (1988) (Hrsg) **Vorbereitung des Patienten zu Anästhesie und Operation.** Springer, Berlin Heidelberg New York
9. Stoelting RK, Dierdorf SF, McCammon RL (1988) (eds) **Anesthesia and co-existing disease.** Churchill Livingstone, New York
10. Twersky RS, Frank D, Lebovits A (1990): **Timing of preoperative evaluation for surgical outpatients - does it matter?** Part II. Anesthesiology 73:A1

aus: Der Anaesthesist 7/97, S. 639

Lorenz Frey • Institut für Anaesthesiologie, Ludwig-Maximilians-Universität München

Gestose und HELLP-Syndrom

Die Erörterung der Gestose im Rahmen der Weiterbildungsreihe einer anästhesiologischen Fachzeitschrift scheint nur auf den ersten Blick verwunderlich. Die vielgestaltige Symptomatik der Erkrankung, die teilweise dramatische Progredienz der Krankheitssymptome und das Fehlen einer kausalen Therapie erfordern eine hohe Fachkompetenz aller an der Behandlung von Gestosepatientinnen beteiligten Ärzte. In diesem Beitrag werden die wichtigsten Erkenntnisse zum Erkrankungskomplex „Gestose" zusammengefaßt, die für die anästhesiologische und intensivmedizinische Behandlung von Patientinnen mit Gestose bedeutsam sind.

Nomenklatur

▶ **Definitionen**

Die zahlreichen (ca. 60) Synonyma (z.B. Schwangerschaftstoxikose, EPH-Gestose, Pfropfgestose, Präeklampsie, Schwangerschaftshochdruck, Eklampsie usw.), die im klinischen Alltag und in der internationalen Literatur Verwendung finden, sind Ausdruck der weitgehend ungeklärten Ätiologie. Die Krankheitsbezeichnung wurde in den letzten 30 Jahren mehrfach geändert. Nach der von der International Society for Study of Hypertension in Pregnancy (ISSHP) 1986 vorgeschlagenen Klassifikation werden die während einer Schwangerschaft nach der 20. SSW neu diagnostizierten Symptome wie folgt klassifiziert:

- Schwangerschaftsbedingte Hypertonie
- Schwangerschaftsbedingte Proteinurie
  In diesen beiden Fällen handelt es sich um monosymptomatische Formen des Krankheitsbildes.
- Schwangerschaftsbedingte proteinurische Hypertonie = Präeklampsie
  Bei dieser kombinierten Form sind Hypertonie und Proteinurie gleichzeitig nachweisbar.
- Eklampsie = Präeklampsie + generalisierter Krampfanfall.
  Der Begriff „Eklampsie" wird dann verwendet, wenn ein generalisierter Krampfanfall aufgetreten ist.

Die nationalen Fachgesellschaften für Gynäkologie und Geburtshilfe orientieren sich mit mehr oder weniger weitreichenden Abänderungen an der von der ISSHP vorgeschlagenen Nomenklatur [4]. Allerdings sind die Grenzwerte der einzelnen Kriterien und die Methoden zur Bestimmung der hämodynamischen Parameter nicht allgemeingültig definiert. Darüber hinaus muß es als Nachteil angesehen werden, daß beim Auftreten eines neuen Symptoms, das der gleichen Krankheit zugerechnet wird, eine neue Krankheitsbezeichnung verwendet werden soll. Als besonders verwirrend wird dies dann empfunden, wenn ein Symptom (z.B. Proteinurie) nur passager auftritt.

Dr. Lorenz Frey, Institut für Anaesthesiologie, Ludwig-Maximilians-Universität München, Klinikum Großhadern, D-81377 München

Die unterschiedlichen Benennungen erschweren auch den Vergleich internatio-
naler Studien, da eine Patientengruppe, die unter einem bestimmten Krankheits-
begriff subsummiert wird, nicht hinreichend definiert ist. Die Einteilung der Gestose
in Schweregrade ist ebenfalls vorgenommen worden, was für wissenschaftliche
Untersuchungen auch sinnvoll ist. Die klinische Anwendung einer Schweregradeinteilung wird aber der Tatsache nicht gerecht, daß der Krankheitsverlauf bei Gestose
unvorhersehbar ist und die Prognose meist durch das plötzliche Auftreten neuer
Symptome determiniert wird.

Aus Gründen der textlichen Vereinfachung und des didaktisch besseren
Verständnisses wird in diesem Beitrag die Bezeichnung „Gestose" als Oberbegriff
verwendet, wohlwissend, daß dieser Begriff unscharf ist und in der neuen Klassifikation
offiziell nicht mehr aufgeführt wird.

Epidemiologie und Prognose

In Mitteleuropa wird bei ▶ 5 bis 10% aller Schwangerschaften eine Gestose diagnostiziert, wobei erhebliche regionale Unterschiede bestehen. Ein erhöhtes Gestoserisiko
besteht bei Mehrlingsschwangerschaften, bei vorbestehender Hypertonie, Diabetes
mellitus und Kollagenosen. Ein erhöhtes Erkrankungsrisiko ist für Patientinnen
beschrieben, bei denen in einer vorhergehenden Schwangerschaft eine Gestose aufgetreten war. Dabei scheint das Wiederholungsrisiko dann besonders hoch zu sein,

- wenn sich die Gestose vor der 30. Schwangerschaftswoche (SSW) manifestiert
  hatte (bis zu 25%),
- wenn die Zeichen eines HELLP-Syndroms nachweisbar waren (bis zu 24%),
- oder wenn es zum Krampfanfall gekommen war (bis zu 45%).

Trotz intensiver Schwangerenbetreuung gilt die Gestose mit den entsprechenden
Komplikationen heute als die häufigste Ursache der maternalen und der perinatalen
Mortalität und Morbidität. Die Gestose ist eine schwere Komplikation der Schwangerschaft, durch die Mutter und ungeborenes Kind erheblich gefährdet sind [17].
Die Prognose und der Verlauf der Erkrankung sind zudem für den Einzelfall nicht
vorhersehbar. Es gibt keine „Kreszendosymptomatik" vom peripheren Ödem bis
zum generalisierten Krampfanfall. Die Progredienz der Erkrankung wird oft erst
durch das plötzliche Auftreten neuer Symptome manifest.

Ätiologie

Die Ätiologie der Gestose ist nicht geklärt. Es gibt verschiedene Hypothesen, von
denen aber keine hinreichend schlüssig ist. Die Plazenta spielt die zentrale Rolle bei
der Entstehung der Erkrankung. Dabei ist unklar, ob die ▶ plazentare Ischämie
bereits Folge des Krankheitsgeschehens ist oder Ursache. So konnte im Tierexperiment beispielsweise durch alleinige Drosselung des uteroplazentaren Blutflusses ein
Krankheitsbild induziert werden, das weitgehend dem der Gestose entspricht. In der
Plazenta von Patientinnen mit Gestose werden regelhaft strukturelle und funktionelle Veränderungen gefunden. Die strukturellen Veränderungen zeigen sich als
insuffiziente Plazentation (Invasion der Spiralarterien des Trophoblasten in die
Uterusmuskulatur), akute Atherombildung und multiple Infarzierungen. Es wird
vermutet, daß die gestörte Invasion der Spiralarterien durch ▶ immunologische
Prozesse verursacht wird. Diese Hypothese wird durch epidemiologische Untersuchungen gestützt: Ein Wechsel des an der Schwangerschaft beteiligten männlichen
Partners beeinflußte das Risiko für die Patientinnen, in einer Folgeschwangerschaft
an Gestose zu erkranken. Die immunologische Akzeptanz maternaler und paternaler
Antigene könnte ein Schlüsselereignis in der Ätiologie der Gestose sein.

Daneben gibt es Hinweise für eine ▶ genetische Disposition an Gestose zu
erkranken. Die Tatsache der erhöhten Inzidenz der Gestose bei Schwestern oder
Töchtern einer Gestosepatientin spricht für eine genetische Disposition, wenngleich
von einer Vererbbarkeit der Erkrankung nach dem heutigen Kenntnisstand nicht
gesprochen werden kann.

aus: Der Anaesthesist 8/97, S. 733

Marginalia:
- ▶ Inzidenz 5-10%
- ▶ Plazentare Ischämie
- ▶ Immunologische Prozesse
- ▶ Genetische Disposition

Pathophysiologie

Die Kenntnisse der pathophysiologischen Veränderungen während Gestose sind von zentraler Bedeutung für die Einschätzung des Gefährdungsgrades der Patientinnen und der therapeutischen Möglichkeiten dieses schweren Krankheitsbildes. Die Gestose ist eine systemische Erkrankung der Schwangerschaft, die zu einer Beeinträchtigung der Funktionen praktisch aller Organsysteme der Mutter führen kann. Meist sind die Nieren, das ZNS, die Leber, der Kreislauf und das Gerinnungssystem betroffen. Gleichzeitig besteht eine ▶ **Plazentainsuffizienz**, so daß mit einer fetalen Retardierung gerechnet werden muß. Bisher ist ungeklärt, warum sich die Organmanifestation bei einer Patientin z.B. primär in den Nieren zeigt, während bei einer anderen Patientin mit vergleichbarer Hypertonie die Leberbeteiligung dominiert. Das Verteilungsmuster der Organmanifestation kann sich bei einer Zweiterkrankung völlig anders darstellen als bei der Ersterkrankung.

Die Rolle des Gefäßendothels

Die Organmanifestationen bei Gestose sind Ausdruck einer protrahierten Minderperfusion der Organe, wobei die ▶ **Schädigung der Endothelzellen** (Endotheliosis) im Mittelpunkt steht. Trotz zahlreicher Untersuchungen konnte bisher beispielsweise kein zytotoxischer Faktor plazentaren Ursprungs nachgewiesen werden, der kausal für die Endotheliosis verantwortlich sein könnte.

Bei der Gestose besteht eine ▶ **Imbalanz endogener vasoregulatorischer Mediatoren.** Ein charakteristischer Befund ist das Überwiegen der Vasokonstriktoren (Noradrenalin, Thromboxan, Endothelin) gegenüber den Vasodilatatoren Prostazyklin und NO. Der Beweis dafür, daß diese Imbalanz kausal an der Gestoseentstehung beteiligt ist, konnte bisher nicht geführt werden [11].

Als Folge der ▶ **Vasokonstriktion** dominiert klinisch der erhöhte periphere Gefäßwiderstand mit dem konsekutiv gesteigerten Blutdruck. Während der Schwangerschaft nimmt der periphere Widerstand normalerweise bereits im ersten Trimenon ab. Bei der Gestose ist die Empfindlichkeit der Gefäße gegenüber Vasokonstriktoren (z. B. Angiotensin II, Noradrenalin, Vasopressin) generell gesteigert. Dementsprechend können Stimuli wie Intubation, Operation und psychischer Streß zu wesentlich höheren Blutdruckanstiegen führen als unter Normalbedingungen.

Die gesteigerte Empfindlichkeit der Gefäße kommt neben der höheren Rezeptordichte (z.B. A II) vor allem durch das Ungleichgewicht zwischen gesteigert freigesetzten Vasokonstriktoren und einem Defizit an gegenregulatorisch wirksamen Vasodilatatoren zustande. So wird dilatatorisch wirksames Prostazyklin bei Gestose vermindert freigesetzt, während der physiologische Gegenspieler Thromboxan vermehrt produziert wird. In der Folge sind der Vasotonus und der Uterotonus gesteigert und die Thrombozytenaggregation wird begünstigt, so daß beispielsweise die uteroplazentare Perfusion und der Blutfluß im Vas afferens sowie die glomeruläre Filtrationsrate vermindert sind. Alle beschriebenen Effekte sind klinisch bei Patientinnen mit Gestose nachweisbar. Außerdem sind die Plasmakonzentrationen von ▶ **Endothelin-I**, dem potentesten endothelial gebildeten Vasokonstriktor, bei Patientinnen mit Gestose im Vergleich zu gesunden Schwangeren erhöht, während die Bildung von ▶ **Stickstoffmonoxid (NO)** vermindert ist. Die Konzentration des ▶ **antinatriuretischen Peptids (ANP)**, das neben der Natriurese auch vasodilatierende Wirkung hat, ist bei der Gestose erhöht. Angesichts der generalisierten Vasokonstriktion und dem Vorliegen eines Volumenmangels scheint dies paradox zu sein. ANP wird jedoch neben dem Vorhof auch in der Plazenta gebildet, so daß die inadäquat erhöhte ANP-Produktion als Mechanismus zur Kompensation der existierenden Vasokonstriktion interpretiert wird. Zusammenfassend kann festgestellt werden, daß die ▶ **endotheliale Dysfunktion** während Gestose eine zentrale Rolle für das Ungleichgewicht zwischen der durch Mediatoren vermittelten Vasokonstriktion und Vasodilatation spielt.

Veränderungen von Hämodynamik und Blutvolumina

In Tabelle 1 sind einige charakteristische Veränderungen während Schwangerschaft und Gestose gegenübergestellt. Während der Schwangerschaft nimmt das Blutvolu-

▶ **Plazentainsuffizienz**

▶ **Schädigung der Endothelzellen**

▶ **Imbalanz endogener Mediatoren**

▶ **Vasokonstriktion**

▶ **Endothelin-I**

▶ **NO**
▶ **Antinatriuretisches Peptid (ANP)**

▶ **Endotheliale Dysfunktion**

Tabelle 1
Physiologische Adaptation während der Schwangerschaft und im Vergleich dazu die relativen Veränderungen bei Gestose

	Schwangerschaft	Gestose
Blutdruck	Normotensiv	Hypertensiv
HZV	↑	Normal oder ↓
Peripherer Gefäßwiderstand	↓	↑
Blutvolumen	↑ [+30 bis 40 %]	↓
Plasmavolumen	↑ [+40 bis 45%]	↓ (trotz Natrium-Retention)
Erythrozytenvolumen	↑ [+10 bis 15%]	Normal
Hämoglobin	↓	↑ [Hb > 13 g/dl] (rel.Hämokonzentration)

men physiologischerweise zu, das Herzzeitvolumen ist gesteigert und der periphere Gefäßwiderstand sinkt. Da das Erythrozytenvolumen relativ wenig zunimmt, ist die Blutvolumenzunahme vor allem durch eine Steigerung des Plasmaanteils bedingt, so daß die Hämoglobinkonzentration bzw. der Hämatokrit während der Schwangerschaft vermindert ist.

Bei Gestose ist das Herzzeitvolumen in Abhängigkeit von der Therapie normal oder vermindert. Gleichzeitig ist das Plasmavolumen trotz Natriumretention reduziert. Dementsprechend findet keine adäquate Steigerung des Plasmavolumens statt, so daß es zur relativen ▶ **Hämokonzentration** kommt (Hb > 13 g/dl), die aufgrund der rheologischen Veränderungen besonders nachteilig für den plazentaren Blutfluß ist.

Aktuelle Untersuchungen haben gezeigt, daß bei Gestose eine Fehlverteilung des extrazellulären Flüssigkeitsvolumens (ECFV) zu ungunsten des Intravasalraumes vorliegt [2]. Dabei scheint die gesteigerte Kapillarpermeabilität für diese Maldistribution verantwortlich zu sein. Die Fehlverteilung des ECFV und die ▶ **gesteigerte Kapillarpermeabilität** manifestieren sich klinisch nicht immer durch auffällige Ödeme. Ein ▶ **verminderter onkotischer Druck** im Plasma, z.B. aufgrund von renalen Albuminverlusten, kann die Volumenverschiebungen aus dem Intravasalraum in das Interstitium noch aggravieren.

Zerebrale Veränderungen

Die zerebralen Veränderungen bei Gestose sind morphologisch denen bei hypertensiver Enzephalopathie ähnlich. Neben diffusen Mikroinfarkten und fibrinoiden Nekrosen in den zerebralen Arteriolen sind petechiale Blutungen und fokale bzw. generalisierte Ödeme nachweisbar. Es spielen aber auch von der hypertensiven Enzephalopathie abweichende pathophysiologische Mechanismen eine Rolle. Beispielsweise sind die EEG-Veränderungen bei schwerer Gestose unabhängig vom Ausmaß der Hypertonie [10]. Die Analyse der klinischen Symptome von 254 Gestosepatientinnen mit Krampfanfall ergab nur in 45% der Fälle eine als „schwer" klassifizierte Hypertonie [13]. Mit Ausnahme der neurologischen Symptome gibt es keine verläßlichen Hinweise, bei welchen Patientinnen ein Krampfanfall droht.

Aktivierung der Gerinnung

Laborchemische Zeichen einer ▶ **Gerinnungsaktivierung** werden häufig mit der Gestose in Verbindung gebracht. Tatsächlich kommt es auch bei unkomplizierter Schwangerschaft im dritten Trimenon zur Gerinnungsaktivierung, die insbesondere durch lokal umschriebene Verluste der Endothelauskleidung der Spiralarterienwand verursacht ist. Der hyperzirkulatorische Kreislauf, die physiologische Hämodilution und die lokale Freisetzung von Prostazyklin während der Schwangerschaft verhindern jedoch normalerweise eine Gefäßokklusion in der Plazenta. Bei Gestose ist dieses empfindliche Gleichgewicht zwischen Gerinnungsaktivierung einerseits und zirkulatorischen sowie rheologischen Veränderungen andererseits

Margin notes:
▶Hämokonzentration

▶Gesteigerte Kapillarpermeabilität
▶Verminderter onkotischer Druck

▶Gerinnungsaktivierung

aus: Der Anaesthesist 8/97, S. 735

auf vielfältige Weise beeinträchtigt, so daß Infarzierungen der Plazenta nicht selten sind.

Die Veränderungen der laborchemischen Parameter sind bei Patientinnen mit Gestose nicht sehr ausgeprägt: Geringgradige Verminderung der Thrombozytenzahl und der AT-III-Aktivität sowie eine mäßiggradige Erhöhung der D-Dimer-Konzentration bzw. des Fibrinogens sind beschrieben worden. Bei dramatischen Gerinnungsstörungen müssen daher auch andere Komplikationen wie Plazentalösung, Fruchtwasserembolie, Sepsis und Blutung als Ursachen in Betracht gezogen werden.

Gerinnung und HELLP-Syndrom

Die ausgeprägte Verminderung der AT-III-Aktivität, Thrombozytopenie, Hypofibrinogenämie sowie die deutlich erhöhte Konzentration der D-Dimere werden regelhaft bei Patientinnen mit ▶ **HELLP-Syndrom** gefunden. Da das HELLP-Syndrom pathogenetisch eng mit der Gerinnungsaktivierung verbunden ist, reflektieren die Veränderungen der Gerinnungsparameter auch den Schweregrad der Erkrankung. Dementsprechend kann die Dynamik des oftmals sehr rasant verlaufenden Krankheitsprozesses mittels wiederholter Bestimmung o.g. Parameter erfaßt werden.

Darüber hinaus werden ausgeprägte Vasospasmen in parenchymatösen Organen (vor allem der Leber) beobachtet. Wegen der gesteigerten Fragilität der Gefäßwand kommt es bei der (metabolisch induzierten) reaktiven Vasodilatation zu Einrissen im Gefäßendothel mit nachfolgender Gerinnungsaktivierung und Ablagerung von Fibrin und Thrombozyten an den Endothelläsionen. Die Leberschwellung und die Ausbildung von Leberhämatomen bis hin zur Spontanruptur der Leber werden diesem pathophysiologischen Geschehen zugeordnet. Die Endothelläsionen führen zur mechanischen Schädigung der vorbeiströmenden Erythrozyten und schließlich zur Hämolyse. Klinische Studien haben gezeigt, daß die Thrombozytopenie in der Hauptsache Ausdruck des hohen Plättchenverbrauchs in der Peripherie ist und nicht aus einer insuffizienten Plättchenbildung resultiert. So wurden in Knochenmarkspunktaten von Patientinnen mit HELLP-Syndrom massenhaft Megakaryozyten nachgewiesen. Die Thrombozytenfunktion selbst ist beim HELLP-Syndrom wenig beeinträchtigt.

Diagnose

Arterielle Hypertonie – Leitsymptom der Gestose

Bei unkomplizierter Schwangerschaft nimmt der Blutdruck bereits während des ersten Trimenons ab, wobei insbesonders der diastolische Blutdruck niedriger gemessen wird als bei Nichtschwangeren. Dementsprechend kommt dem diastolischen Blutdruck bei der Diagnosestellung „Gestose" eine überragende Bedeutung zu. Nach der ISSHP-Klassifikation liegt bei einer Schwangeren dann ein ▶ **Hypertonus** vor, wenn anläßlich zweier konsekutiver Messungen ein diastolischer Blutdruckwert von ≥90 mmHg bzw. der systolische Blutdruck >140 mmHg gemessen wird. Andere Klassifikationen enthalten nur noch den Grenzwert (90 mmHg) für den diastolischen Blutdruck. Die korrekte Bestimmung des diastolischen Blutdrucks mit unblutigen Meßmethoden ist bei Schwangeren wie auch bei anderen Patienten mit hyperdynamen Kreislaufsituationen schwierig. Meist wird der diastolische Blutdruck falsch niedrig bestimmt. Bei der Messung des Blutdrucks nach Riva-Rocci bei Schwangeren ist zu beachten, daß der diastolische Blutdruckwert in der Phase IV[1] und nicht wie unter Normalbedingungen in der Phase V[2] der Korotkoff-Geräusche festgelegt wird.

Proteinurie und pathologische Ödeme

Neben dem Leitsymptom „Hypertonie" sind die „Proteinurie" und „pathologische Ödeme" die häufigsten Krankheitszeichen. Während für die Proteinurie ein Eiweißverlust von >300 mg/die als Grenzwert gilt, existieren für das Symptom

---

[1] Phase IV : deutliches Leiserwerden der Korotkoff-Geräusche
[2] Phase V: Verschwinden der Korotkoff-Geräusche

▶**HELLP-Syndrom**

▶**Definition des Hypertonus:**
Diast. RR: ≥ 90 mmHg
Syst. RR: > 140 mmHg

„Ödeme" keine quantifizierbaren Grenzwerte. Im Gegensatz zur Hypertonie und Proteinurie hat die Ödemneigung keinerlei prognostische Bedeutung.

Alle Krankheitszeichen wie Hypertonie, Proteinurie und Ödeme sind die Effekte der Gestose, nicht aber ihre Ursache. In der Regel werden die Krankheitszeichen frühestens nach der ▶ **20. Schwangerschaftswoche** evident. Der generalisierte Krankheitsprozeß ist aber zum Zeitpunkt der Diagnosestellung schon Tage oder Wochen aktiv [3]. Dabei kann die Ausprägung der o.g. klinischen Symptome sehr unterschiedlich sein und nicht selten werden Patientinnen mit Gestose erstmals durch neurologische Funktionsstörungen (Sehstörungen, Kopfschmerzen, Schwindel) klinisch auffällig.

Neben den Zeichen der Gestose ist das HELLP-Syndrom durch Hämolyse (freies Hämoglobin im Plasma, verminderte Haptoglobinkonzentration), erhöhte Leber-Enzymwerte im Serum (GOT; GPT) und Thrombozytopenie charakterisiert. Das häufigste klinische Zeichen des HELLP-Syndroms sind ▶ **Oberbauchschmerzen**, die nicht selten in die rechte Schulter ausstrahlen. Differentialdiagnostisch müssen andere akut verlaufende Lebererkrankungen während der Schwangerschaft ausgeschlossen werden [8].

Monitoring

Alle Überwachungsmaßnahmen sollten auf die besondere Situation der Gestosepatientin Rücksicht nehmen. Insbesondere sollten die Alarmfunktionen der Monitore so abgestimmt sein, daß die Patientin zur Ruhe kommt und nicht unnötigen akustischen Reizen ausgesetzt wird.

Überwachung der hämodynamischen Parameter

Bei der Überwachung der Patientinnen mit Gestose steht die exakte Messung des Blutdrucks im Vordergrund. Bei automatisierten diskontinuierlichen Meßverfahren kann es bei wachen Patientinnen alleine durch das Aufblasen der Druckmanschette zur Streßinduktion mit Blutdruckanstieg und anderen unerwünschten Reaktionen kommen. Daher sollte bei längerem Aufenthalt auf der Intensivstation die kontinuierliche ▶ **intravasale Blutdruckmessung** bevorzugt werden. Letztere hat neben der exakten Bestimmung des diastolischen Blutdrucks (s.o.) auch den Vorteil, daß die Messung für die Patientin unbemerkt stattfinden kann.

Bei schwerem Krankheitsverlauf ist ein ▶ **zentralvenöser Katheter** von Vorteil. Der Pulmonaliskatheter bleibt Ausnahmefällen (Lungenödem, V. a. Low-output-Syndrom) vorbehalten. Die Echokardiographie kann bei Verdacht auf einen hämodynamisch wirksamen Perikarderguß besonders bei generalisierter Ödemneigung erforderlich sein.

Kontrolle der Nieren- und Leberfunktion

Zur Erfassung der gestörten Nieren-, Leber- und Gerinnungsfunktion sind regelmäßige Laborkontrollen angezeigt. Bei intensivbehandlungspflichtigen Patientinnen müssen die in Tabelle 2 gelisteten Parameter überwacht werden.

Bei normalem Schwangerschaftsverlauf steigen der renale Blutfluß und die ▶ **Kreatinin-Clearance** bereits im ersten Trimenon um etwa 50% an und bleiben bis zur Entbindung auf diesem Niveau. Deshalb liegt bei einer Schwangeren z.B. bei einer Kreatinin-Clearance von 60 ml/min bereits eine deutliche Einschränkung der glomerulären Filtration vor.

Bei Patientinnen mit HELLP-Syndrom sollte unabhängig von laborchemischen Veränderungen der Leberenzymaktivitäten bei akuten Schmerzen im rechten Oberbauch und Ausstrahlung in die rechte Schulter eine Oberbauchsonographie vorgenommen werden (subkapsuläres Leberhämatom?). Bei stark erhöhten Leberenzymaktivitäten im Serum und negativem sonographischen Befund ist unter dem Verdacht auf ein intrahepatisches Hämatom auch ein Oberbauch-CT indiziert. Beim HELLP-Syndrom sind schwere Hypoglykämien beschrieben worden, so daß die Blutzuckerkonzentration häufig bestimmt werden sollte.

▶ **Krankheitszeichen frühestens nach der 20. Schwangerschaftswoche**

▶ **Cave: Oberbauchschmerzen**

▶ **Intravasale Blutdruckmessung**

▶ **Zentralvenöser Katheter**

▶ **Kreatinin-Clearance**

Kontrolle neurologischer Funktionen

Der neurologischen Überwachung kommt bei Gestosepatientinnen überragende Bedeutung zu. Dabei sind wiederholte Untersuchungen in definierten Zeitintervallen besonders wichtig, um Veränderungen der Intensität oder in der Symptomatik frühzeitig zu erkennen. Die wichtigsten Symptome, die als Vorboten eines zerebralen Krampfanfalls angesehen werden müssen, sind in Tabelle 3 zusammengefaßt. Nicht selten (28%) tritt der Krampfanfall erst post partum auf; bei 16% sogar später als 48 h nach der Entbindung.

Bei ▶ **Kopfschmerzen** ist die genaue Schmerzanamnese hilfreich: Sie können als Nebenwirkung von Medikamenten auftreten oder Manifestation der Gestose sein. Die Kopfschmerzen z.B. nach hochdosierter Dihydralazintherapie werden als primär am gesamten Kopf spürbar und pulsierend beschrieben und sprechen gut auf eine Dosisreduktion des Medikaments an.

Die spezifische Diagnostik (CCT, NMR, ICP, EEG) ist bei relevanter neurologischer Symptomatik notwendig. Neben der Verlaufsbeobachtung sind bei neurologischen Ausfallerscheinungen (Bewußtlosigkeit, herdneurologische Zeichen) ein kraniales CT oder u.U. ein NMR zum Ausschluß einer intrakraniellen Blutung oder eines Hirnödems indiziert. Bei nachgewiesener intrakranieller Drucksteigerung ist eine intrakranielle Druckmessung erforderlich. Eine kontinuierliche EEG-Ableitung ist bei rezidivierenden Krampfanfällen (neben der CT-Diagnostik) angezeigt.

Die ▶ **pränatale Überwachung des Feten** mittels CTG und Ultraschall gehört zu den Aufgaben des Geburtshelfers.

Therapie

Die Therapie der Gestose ist symptomatisch. Bisherige Versuche einer medikamentösen Prophylaxe zeigten keinen durchschlagenden Erfolg. Bemerkenswert ist jedoch, daß die Inzidenz der Gestose durch Acetylsalicylsäure (ASS) in niedriger Dosierung ab der Frühschwangerschaft (15-18 SSW) deutlich verringert werden konnte [12]. Allerdings waren die positiven Resultate an größeren Patientenkollektiven nicht mehr nachvollziehbar, so daß dem heutigen Kenntnisstand zufolge eine

Tabelle 3
Neurologische Symptome bei Gestose

Sehstörungen [am häufigsten]	• Flimmerskotome • Doppelbilder • „Vagabundierende" Gesichtsfeldausfälle
Kopfschmerzen [DD: Nebenwirkung von Medikamenten]	• Meist einseitig beginnend • Ausgehend von Auge od. Stirn dem Migränekopfschmerz vergleichbar
Zentrale Symptome	• Hyperreflexie • Herdneurologie • Bewußtlosigkeit • Krampfanfälle

▶ Kopfschmerz

▶ Pränatale Überwachung des Feten

Prophylaxe mit ASS ab der Frühschwangerschaft nur in ausgewählten Fällen mit hohem Gestoserisiko indiziert ist [1,11].

Die ▶ kausale Therapie der Gestose ist die Geburt des Kindes und die Entfernung der Plazenta aus dem Uterus. Die Symptome der Erkrankung können allerdings auch post partum noch fortschreiten, oder neue Symptome können sich manifestieren. Unter der Voraussetzung, daß keine neuen Komplikationen hinzutreten, ist der Krankheitsprozeß auf Tage oder wenige Wochen post partum begrenzt. Die Auswahl des optimalen Geburtsverfahrens sowie des geeigneten ▶ Geburtstermins trifft der Geburtshelfer in enger Kooperation mit den an der Behandlung beteiligten Fachkollegen. Neben der Befindlichkeit von Mutter und Kind sind besonders bei einem Gestationsalter < 34. SSW auch Reifekriterien von Bedeutung. Bei einem Gestationsalter >34. SSW wird bei Progredienz der Gestosesymptomatik häufig die Entbindung angestrebt. Vor der 34. SSW kann die Prolongation der Schwangerschaft unter konsequenter Therapie der Gestosesymptomatik die kindliche Prognose verbessern [14]. Bei allen therapeutischen Interventionen sind die Auswirkungen auf Mutter und Kind – und post partum auch auf die Produktion bzw. Zusammensetzung der Muttermilch – zu berücksichtigen.

Die Behandlung des Hochdrucks

Bei nahezu allen Patientinnen mit schwerer Gestose ist eine ▶ antihypertensive Therapie erforderlich. Das Ziel der antihypertensiven Therapie ist

◆ ie Prävention kardio- und zerebrovaskulärer Komplikationen,
◆ ie Vermeidung einer Frühgeburt und
◆ ie Reduktion der Gestosesymptomatik.

▶ Zerebrale Blutungen infolge hypertensiver Krisen sind die häufigste mütterliche Todesursache bei Gestose. Bei diastolischen Blutdruckwerten >110 mmHg sind Frühgeburts- sowie kindliche Todesrate deutlich erhöht. Es gibt Berichte, daß die über den Urin ausgeschiedene Proteinmenge bei konsequenter antihypertensiver Therapie abnimmt. Obwohl divergierende Empfehlungen für den optimalen Zielblutdruckwert bei Gestose existieren, besteht Einigkeit darüber, daß ein diastolischer Blutdruck >110 mmHg nicht toleriert werden darf. Blutdruckwerte von 140 mmHg systolisch und 90 mmHg diastolisch können als optimale Druckwerte angesehen werden. Kurzfristige Blutdrucksenkungen, vor allem aber Blutdruckabfälle unter einen diastolischen Druck von 60 mmHg, sollten unter der antihypertensiven Therape vermieden werden. Bei Blutdruckwerten unter 60 mmHg besteht die Gefahr der akuten Reduktion der uteroplazentaren Perfusion (unteres Autoregulationslimit?) mit allen nachteiligen Folgen für den Feten.

Volumensubstitution und Vasodilatation – die Säulen der Therapie der Gestose

In der Therapie der Gestose haben die Vermeidung eines intravasalen Volumenmangels und die antihypertensive Therapie höchste Priorität. Dementsprechend sind die ▶ Volumensubstitution und die medikamentöse ▶ Vasodilatation die Grundlagen der Hypertoniebehandlung bei Gestose. Es gibt Belege dafür, daß der (diastolische!) Blutdruck bei einigen Patientinnen mit Gestose alleine durch Volumensubstitution mit Albumin bzw. Dextran gesenkt werden kann. Dies wird auf die Verbesserung der rheologischen Eigenschaften des Blutes und die Verringerung des Vasospasmus zurückgeführt.

Die Volumensubstitution kann prinzipiell mit allen kolloidalen Volumenersatzmitteln in Kombination mit kristalloiden Lösungen durchgeführt werden. Die Volumengabe sollte der Gabe von Vasodilatatoren vorausgehen. Desgleichen sollte bei Patientinnen mit Gestose vor der Narkoseeinleitung oder der Anlage einer rückenmarknahen Anästhesie ausreichend Volumen substituiert werden. Eine grobe Abschätzung des Volumendefizits kann – sofern kein Eisenmangel vorliegt – anhand des Ausmaßes der relativen Hämokonzentration (Hkt >38%) erfolgen. Die Blutdrucksenkung sollte insbesondere bei hypertensiven Krisen (>200 mmHg RRsystol.) behutsam erfolgen.

Als Vasodilatatoren werden Dihydralazin, Diazoxid und Calcium-Antagonisten (Nifedipin) am häufigsten eingesetzt, deren wichtigste Eigenschaften in Tabelle 4 zusammengefasst sind. Nitroglycerin oder Nitroprussidnatrium müssen bei Gestose meist relativ hoch dosiert werden, um Therapieeffekte zu erzielen. Hieraus resultiert eine zu hohe Rate an unerwünschten Nebenwirkungen. Es gibt auch Berichte über direkte negative Wirkungen von Antihypertensiva auf den uteroplazentaren Blutfluß, die offensichtlich durch unzureichende Volumengabe verursacht sind. Nebenwirkungen von Dihydralazin sind Reflextachykardie, Kopfschmerzen und dosisabhängig das sogenannte „Lupus-like-Syndrome". Bei der Kombination von Diazoxid mit anderen Antihypertensiva sowie bei Patientinnen unter Magnesiumtherapie sind ausgeprägte Hypotonien beschrieben worden.

Von den Ca-Antagonisten ist Nifedipin bei Gestose mit günstigen Auswirkungen auf Blutdruck und Nierenfunktion angewandt worden. Für die intravenöse Applikation steht allerdings nur eine alkoholische Lösung zur Verfügung. Dies führt in der bei Gestosepatientinnen notwendigen Dosierung oft zu einer intolerabel hohen Alkoholzufuhr. Urapidil, ein α1-Rezeptorenantagonist und 5-HT1A-Agonist, eignen sich ebenfalls gut zur Drucksenkung bei Gestose. Sympathische Gegenregulationen sind nach ► **Urapidil** selten und der intrazerebrale Druck wird nicht beeinflusst. Bei schweren Verlaufsformen sind aber häufig hohe Dosierungen von Urapidil erforderlich, um eine ausreichende Drucksenkung zu erzielen.

Die Drucksenkung mit ► **zentral wirksamen Sympatholytika** wie Clonidin oder Methyldopa ist bei Gestose in Kombination mit Vasodilatatoren möglich. β-Rezeptorenblocker sollten wegen möglicher nachteiliger Wirkungen einer β-Blockade beim Kind (vor allem peripartal) nur in Kombination mit Vasodilatatoren und dann in niedriger Dosierung angewandt werden. Bei ausgeprägter Hypertonie ist meist eine Kombinationstherapie zur Vermeidung substanzspezifischer Nebenwirkungen erforderlich.

► ACE-Hemmer sind während der Schwangerschaft und der Stillzeit kontraindiziert. Fetotoxische Wirkungen sind für Captopril im Tierversuch nachgewiesen worden und scheinen mit der Substanzklasse zusammenzuhängen. Kinder von Müttern, die mit ACE-Hemmern therapiert wurden, hatten eine hohe Inzidenz an akutem Nierenversagen [7].

Therapeutische Maßnahmen zur Verbesserung der Nierenfunktion

Bei über 50% der Patientinnen mit Gestose ist die ► **Nierenfunktion** schwer beeinträchtigt. Nach einer Untersuchung aus Großbritannien Ende der Siebziger Jahre war die Gestose die häufigste Ursache für die Dauerdialysepflicht bei Frauen unter

---

Marginalien (linke Spalte):

► **Urapidil**

► **Zentral wirksame Sympatholytika**

► **ACE-Hemmer: Kontraindiziert**

► **Nierenfunktion**

Tabelle 4
Charakteristika der wichtigsten Antihypertensiva in der Therapie der Gestose

Dihydralazin	Diazoxid	Nifedipin
Direkte Relaxation der glatten Gefäßmuskulatur der Arteriolen	Direkte Relaxation der Gefäßmuskulatur der Arteriolen	Relaxation der Gefäßmuskulatur der Arteriolen Hemmung des Ca-Einstroms
Verzögerter Wirkungseintritt max. Wirkung nach 20 min	Rascher Wirkungseintritt innerhalb 5 min nach i.v.-Bolusgabe	Rascher Wirkungseintritt innerhalb von 1 min nach i.v. Gabe
Lange Halbwertszeit (ca. 4 h) Gefahr der Kumulation bei kontinuierlicher Infusion	Variable Wirkdauer (4-12 h) Plasmahalbwertszeit ca. 24 h	Halbwertzeit 2-4 h
Mittel der ersten Wahl, Wirkung am besten untersucht	Effektive Blutdrucksenkung	Hemmung der Uterusmuskulatur
Nepresol®, Dihyzin®Henning	Hypertonalum®, Proglicem®	Adalat®

28 Jahren. In einer Fallkohortenstudie wurde für die Gestosepatientinnen, bei denen es zu einer akuten Niereninsuffizienz gekommen war, eine Letalitätsrate von 10% ermittelt. Eine spezifische Therapie der Niereninsuffizienz gibt es nicht; die Vermeidung einer ▶ **Hypovolämie** und die antihypertensive Therapie sind die wichtigsten symptomatischen Therapiemaßnahmen. Die vor wenigen Jahren noch praktizierte hochdosierte Therapie mit ▶ **Schleifendiuretika** gilt heute als obsolet.

An einer geringen Patientenzahl konnte mit Dopamininfusion (2 mg/kg KG/min) die renale Perfusion bei Gestosepatientinnen verbessert werden. Besteht eine Indikation zu Nierenersatzverfahren (z.B. Oligo-/Anunie, Hyperkaliämie, Urikämie), so sind die kontinuierlichen Verfahren vorzuziehen. Die funktionellen Veränderungen der Nieren bilden sich meist innerhalb weniger Wochen nach der Geburt wieder komplett zurück. In extrem seltenen Fällen persistiert die Funktionseinschränkung der Nieren auch noch nach Monaten; die histologischen Veränderungen sind dann der proliferativen Glomerulonephritis sehr ähnlich.

Antikonvulsive Prophylaxe und Therapie

Alle neurologischen Symptome und Sehstörungen (siehe Abschnitt „Monitoring") sind als Prodromi eines Krampfanfalls zu werten und entsprechende Maßnahmen zur Verhinderung des Anfalls zu treffen. Eine wesentliche Voraussetzung für eine effektive Prophylaxe neurologischer Komplikationen ist die suffiziente antihypertensive Therapie. Von den ▶ **antikonvulsiven Medikamenten** werden unter intensivmedizinischen Bedingungen meist Benzodiazepine und Phenytoin angewandt.

Magnesium – Mittel der Wahl !?

Magnesium ist seit Jahrzehnten das Mittel der Wahl zur Prophylaxe und Therapie von Krampfanfällen bei Gestose [16]. Trotzdem ist die Wirksamkeit von Magnesium zur Anfallstherapie heftig diskutiert worden [5]. Dabei ist der niedrige therapeutische Index mit der Gefahr schwerwiegender Nebenwirkungen ein besonderer Nachteil von Magnesium.

Üblicherweise wird die Magnesium-Behandlung bei Gestose nach Therapieschemata durchgeführt [6,9]. Die intravenöse Magnesiumgabe beginnt mit einer „Aufsättigungsdosis" und wird mit einer Erhaltungsdosis fortgeführt. Dabei müssen die Vorbedingungen und die Nebenwirkungen von Magnesium besonders beachtet werden (Tabelle 5). Beim Verschwinden der Patellarsehnenreflexe ist die Magnesium-Zufuhr zu stoppen. Bei Überdosierung kann die Magnesium-Wirkung durch Ca^{++}-Injektionen kurzfristig antagonisiert werden.

Tabelle 5
Besonderheiten der Gestosetherapie mit Magnesium

Niedriger therapeutischer Index	▶ Gefahr der Überdosierung
Wirkungsoptimum:	2-4 mmol/L Plasmakonzentration
Magnesiumtherapie nach Schema [6, 9]:	
• Aufsättigungsdosis	4 g i.v. über 20 min
• Erhaltungsdosis	1 g /h über 24 Stunden
• Vorbedingungen:	
Atemfrequenz	> 12 Atemzüge / min
Urinausscheidung	> 40 ml/h
Patellarsehnenreflex	Positiv
EKG	Keine Überleitungsstörungen

Nebenwirkungen
• Hemmung der neuromuskulären Übertragung
• Verschwinden der tiefen Muskeleigenreflexe bei $Mg^{++} > 5{,}0$ mMol/L
• Atemlähmung, höhergradige AV-Blockierung bei $Mg^{++} > 7{,}5$ mMol/L

aus: Der Anaesthesist 8/97, S. 741

Teilweise werden wiederholte (alle 4 h) intramuskuläre Injektionen von Magnesium vorgeschlagen, was jedoch unbedingt unterbleiben sollte, da i.m.-Injektionen von Magnesiumsulfat äußerst schmerzhaft sind.

In Untersuchungen zum Einfluß einer Magnesiumtherapie auf die Atemmuskulatur wurde bei Gestosepatientinnen bereits im therapeutischen Bereich eine Beeinträchtigung der Atemmechanik nachgewiesen. Das Problem des niedrigen therapeutischen Index von Magnesium wird dadurch verschärft, daß Magnesium über die Nieren eliminiert wird und bei schwerer Gestose in der Mehrzahl der Fälle eine Reduktion der glomerulären Filtrationsrate auf 50% des erwarteten Normalwerts vorliegt. In zwei aktuellen Studien wurde die Überlegenheit der Magnesiumgabe im Vergleich zu den antikonvulsiv wirksamen Substanzen Diazepam und Phenytoin aufgezeigt.

Obwohl die Wirksamkeit von Magnesium bei Gestose durch prospektive Studien belegt ist, gibt es keine Untersuchung bei schwerstkranken Gestosepatientinnen, die auf einer Intensivstation behandelt werden und eine ▶ **respiratorische Insuffizienz** aufweisen. Wegen der Beeinflussung der muskulären Kraft sollte Magnesium bei spontan atmenden Patientinnen mit Störungen des pulmonalen Gasaustausches (Atelektasen, Pleuraerguß) zurückhaltend eingesetzt werden. Es sei an dieser Stelle ausdrücklich darauf hingewiesen, daß Phenytoin und Benzodiazepine unter intensivmedizinischen Bedingungen durchaus Alternativen zur Magnesiumtherapie sind, da mit ihnen ebenfalls eine suffiziente Krampfprophylaxe möglich ist. ▶ **Phenytoin** hat den Vorteil, daß es weder bei der Mutter noch beim Feten sedierende Wirkungen hat. Bei manchen Patientinnen ist der sedierende Effekt von Benzodiazepinen durchaus erwünscht. Ein Krampfanfall kann meist durch i.v.-Injektion einer geringen Menge von Diazepam (5–10 mg) beendet werden. Dabei muß beachtet werden, daß ▶ **Benzodiazepine** die sedierende Wirkung von Magnesium (und umgekehrt) verstärken können. Vor der Entbindung sollte in jedem Fall der Neonatologe über Zeitpunkt und Menge einer Benzodiazepingabe informiert werden.

Pulmonale Komplikationen

Dystelektasen, Atelektasen und Pleuraerguß sind bei Gestosepatientinnen nicht selten. Sie können jedoch meist konservativ beherrscht werden. Eine maschinelle Beatmung ist nur bei etwa 10% der intensivbehandlungspflichtigen Gestosepatientinnen erforderlich. Die eingeschränkten Zwerchfellexkursionen vor der Entbindung, eine Volumenüberladung oder die Magnesiumtherapie können Risikofaktoren sein. Die Inzidenz eines Lungenödems ist bei Patientinnen unter ▶ **Tokolyse** mit β2-Agonisten oder nach hochdosierter Gabe von Dexamethason (z.B zur forcierten Lungenreifung) erhöht. Bei Hinweisen auf eine verminderte myokardiale Pumpfunktion und hohen rechtsventrikulären Füllungsdrucken ist bei Gestosepatientinnen auch an einen Perikarderguß zu denken.

Koagulopathie und HELLP-Syndrom

Klinisch bedeutsame Gerinnungsstörungen sind bei Gestosepatientinnen eher selten. Meist sind Komplikationen, wie z.B. vorzeitige Plazentalösung, Sepsis und Fruchtwasserembolie dafür verantwortlich.

Beim ▶ **HELLP-Syndrom** werden in 20–40% der Fälle neben der Thrombozytopenie pathologische Gerinnungstests gefunden, jedoch ist das Vollbild einer disseminierten intravasalen Gerinnung eher selten. Man spricht auch von einem „low grade-DIC" oder „kontrollierter DIC" und bringt damit die Abgrenzung zur klassischen DIC zum Ausdruck. Eine Substitution von Gerinnungsfaktoren mittels FFP ist indiziert, wenn Blutungskomplikationen vorliegen. Die AT-III-Aktivität ist beim HELLP-Syndrom regelmäßig vermindert. Es gibt aber bisher keine kontrollierte Studie, in der ein positiver Effekt einer AT-III-Substitution auf den Krankheitsverlauf oder die Prognose bei HELLP-Syndrom gezeigt wurde. Die Veränderung der Gerinnungsparameter kann sich – wie alle anderen HELLP-Symptome auch – erst post partum manifestieren. Eine Substitution von Thrombozyten ist nur bei extremer ▶ **Thrombozytopenie** oder bei einer chirurgisch nicht stillbaren Blutung indiziert. Prophylaktisch transfundierte Thrombozyten werden wie die endogen gebildeten

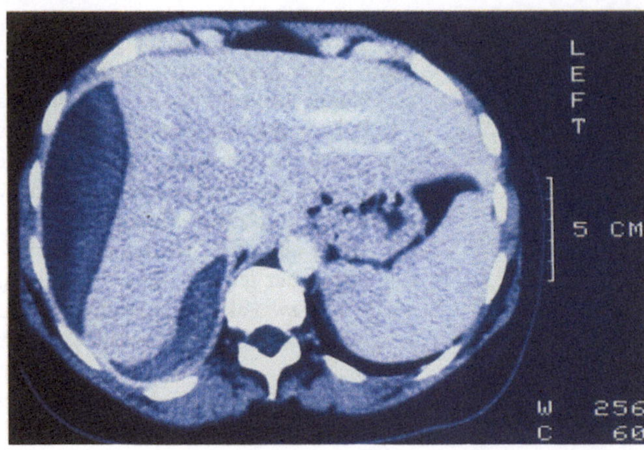

Abb. 1 ◀
Subkapsuläres Leberhämatom bei einer Patientin mit HELLP-Syndrom

ebenfalls rasch verbraucht und stehen dann bei tatsächlichem Bedarf nicht mehr zur Verfügung. Bei sorgfältiger Blutstillung kann eine Sectio caesarea auch bei Patientinnen mit einer Thrombozytenzahl unter 50.000/ml ohne relevant erhöhtes Nachblutungsrisiko durchgeführt werden. Die Thrombozytenzahl steigt bei Patientinnen mit HELLP-Syndrom meist nach der Entbindung spontan innerhalb von 2 bis 4 Tagen an und am 7 bis 10. Tag findet sich häufig eine über die Norm erhöhte Thrombozytenzahl (cave Thrombose). Bleibt der spontane Anstieg der Thrombozyten aus oder wird ein sekundärer Abfall registriert, so sind Komplikationen (Sepsis) auszuschließen.

Komplikationen des HELLP-Syndroms

▶ **Spontane Leberruptur**

Die **spontane Leberruptur** ist die schwerwiegendste Komplikation bei HELLP-Syndrom. Wegen der hohen Letalität (>60%) dieser Komplikation wird die sofortige Entbindung (Reifezustand des Feten) nach Diagnosestellung empfohlen. Subkapsuläre oder intrahepatische Hämatome gehen der Spontanruptur oft voraus. Die Labordiagnostik läßt keine Rückschlüsse auf die Leberbeteiligung zu. Während bei ausgedehnten ▶ **subkapsulären Hämatomen** die Transaminasenaktivität im Serum nur um das 3- bis 10fache erhöht sein kann, sind bei ▶ **intrahepatischen Hämatomen** die Enzymaktivitäten auch bei geringer Hämatomausdehnung stark erhöht. Subkapsuläre Hämatome sind mittels sonographischer Untersuchung mit hoher Treffsicherheit nachzuweisen, dagegen ist die Darstellung intrahepatischer Hämatome oft schwierig (ggf. CT mit Kontrastmittel, NMR) (Abb. 1).

▶ **Differentialdiagnose: Subkapsuläres oder intrahepatisches Hämatom**

Die sofortige Diagnostik ist notwendig, da bei fortschreitenden intrahepatischen Hämatomen u.U. die angiographisch kontrollierte Embolisation der zuführenden Arterie indiziert ist. Eine Spontanruptur kann bei beiden Hämatomlokalisationen vorkommen. Klinische Hinweise sind akut auftretende Oberbauchschmerzen, die in die rechte Schulter ausstrahlen, ein Abfall des Blutdrucks und ein Anstieg der Herzfrequenz. Bei Verdacht auf Leberruptur ist sofortiges Handeln notwendig. Das diagnostische Vorgehen und die Therapie sind nach Kreislaufsituation und Geburtsstatus unterschiedlich. Bei Verdacht auf Ruptur der Leber ante partum ist die sofortige Schnittentbindung über eine mediane Laparotomie angezeigt. Bei rupturierter Leber ist diese mittels „Packing" (Kompression der Leber) und Drainage primär zu versorgen. Nach 24-48 Stunden wird die geplante Revision eventuell mit Entfernung der Tücher durchgeführt. Primäre Leberteilresektionen sollten zurückhaltend vorgenommen werden.

Besteht der Verdacht auf Leberruptur post partum, so richtet sich das Vorgehen nach der Kreislaufsituation: Bei instabilem Kreislauf erfolgt die notfallmäßige Operation. Bei relativ stabilen Kreislaufparametern können die im Algorithmus aufgeführten diagnostischen oder therapeutischen Maßnahmen durchgeführt werden (s. Abb. 2, 3). In einigen Fällen wurde auch eine Lebertransplantation bei HELLP-Syndrom mit Leberruptur erfolgreich durchgeführt.

Es gibt Hinweise, daß sich die laborchemischen Zeichen des HELLP-Syndroms auch spontan zurückbilden können, bzw. in Zyklen wiederkehren. Dies war der

aus: Der Anaesthesist 8/97, S. 743

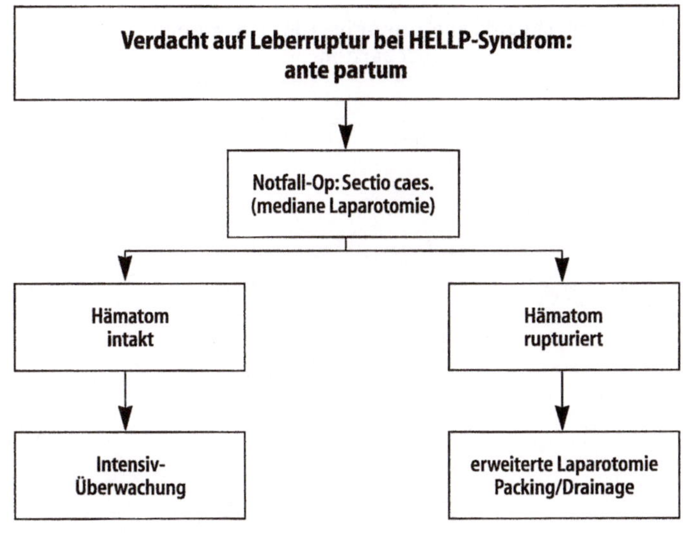

Abb. 2 ▲ **Vorgehen bei Verdacht auf Leberruptur ante partum**

Anlaß dafür, bei HELLP-Syndrom vor der 30. SSW eine „hinhaltende", auf die Verlängerung der Schwangerschaft ausgerichtete Behandlungsstrategie vorzuschlagen [19]. Die Behandlung besteht dabei in einer aggressiven Therapie der Gestosesymptome unter invasivem hämodynamischen Monitoring und engmaschigen Kontrollen der Laborwerte der Mutter und die Befindlichkeit des Feten. Dieses Vorgehen ist jedoch nach heutigem Kenntnisstand nur unter (kontrollierten) Bedingungen zu rechtfertigen.

▶ **Dexamethasen**

Nach Gabe von ▶ **Dexamethason** post partum wurde eine kurzfristige Besserung der laborchemischen Veränderungen bei HELLP-Syndrom gefunden; ob dies eine Auswirkung auf die Prognose hat oder ob nachteilige Wirkungen zu erwarten sind, kann nicht beantwortet werden, da der Untersuchungszeitraum relativ kurz war (48 Stunden).

Es gibt anekdotische Berichte über den Einsatz der Plasmapherese zur Behandlung von Patientinnen mit schwerstem HELLP-Syndrom. Ergebnisse kontrollierter Studien oder auch Fallkohortenanalysen an einer größeren Patientenzahl gibt es hierzu jedoch nicht.

Spezielle anästhesiologische Aspekte

Die Kenntnisse der pathophysiologischen Veränderungen und die konsequente Behandlung der Gestosesymptome sind die Voraussetzung einer optimalen anästhesiologischen Versorgung von Patientinnen mit Gestose. Die antihypertensive Therapie mit Vasodilatatoren und die Volumentherapie stehen dabei im Vordergrund. Eine medikamentöse Krampfanfallsprophylaxe (Benzodiazepine, Phenytoin, Magnesium) ist indiziert, wenn neurologische Zeichen der Gestose vorliegen. Bereits vor der Einleitung der Anästhesie sollte eine zufriedenstellende medikamentöse Kontrolle der Gestosesymptomatik erzielt worden sein. Die Narkoseeinleitung bei einer Patientin mit nicht beherrschter Gestosesymptomatik muß Notfallsituationen vorbehalten bleiben.

Auswahl des Anästhesieverfahrens

▶ **Allgemein- oder Periduralanästhesie**

Unabhängig vom Anästhesieverfahren ist der Ausgleich des relativen intravasalen Volumenmangels vor Narkoseeinleitung bzw. vor Anlage einer rückenmarknahen Anästhesie zur Vermeidung eines Blutdruckabfalles essentiell. Für eine Schnittentbindung kommen sowohl ▶ **Allgemeinanästhesieverfahren** als auch eine ▶ **Periduralanästhesie** in Frage. Wichtiger als die Auswahl des Verfahrens scheint jedoch die konsequente Behandlung von Blutdruckschwankungen während der Anästhesie, die

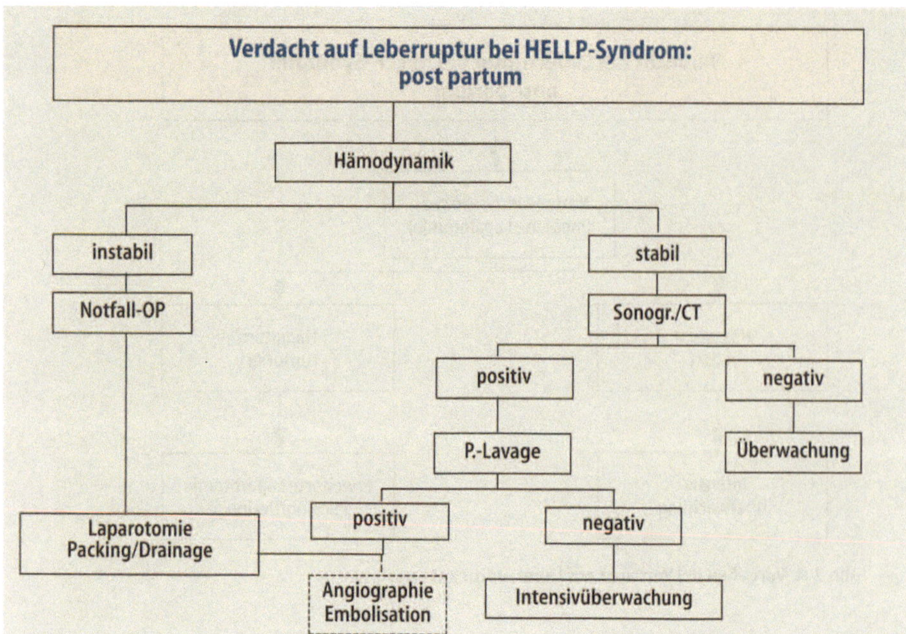

Abb. 3 ◄

Therapie bzw. Diagnostik bei Verdacht auf Leberruptur post partum

Fachkompetenz des Anästhesisten und die adäquate Vorbehandlung der Gestose-symptomatik zu sein.

In einer aktuellen prospektiv randomisierten Studie wurden Allgemein-anästhesie und rückenmarknahe Anästhesieverfahren für eine Sectio caesarea (34± 0,8 SSW) verglichen [19]. Es gab keine Unterschiede zwischen beiden Verfahren hinsichtlich der erfaßten kindlichen Prognose-Parameter (Überlebensrate, APGAR-Scores, Respiratory distress). Auch traten bei den Müttern keine anästhesiebedingten schwerwiegenden Komplikationen auf. Bemerkenswert an dieser Studie ist, daß alle 80 Anästhesien unter der direkten Aufsicht des erfahrenen Studienleiters durchgeführt worden sind. In dieser Studie wurde im Vergleich zu anderen Untersuchungen der Konstanz des Blutdrucks während des jeweiligen Anästhesieverfahrens große Bedeutung beigemessen, was sicherlich neben der Fachkompetenz des Anästhesisten mit ausschlaggebend für die hervorragenden Resultate war.

Besteht eine Indikation zur notfallmäßigen Sectio caesaera, so ist ein Allgemeinanästhesieverfahren wegen der kürzeren Zeitdauer von der Anästhesieinduktion bis zum Hautschnitt (3 Min. vs. 36 Min) einer Periduralanästhesie vorzuziehen.

Kontraindiziert ist die Periduralanästhesie bei pathologisch veränderten Gerinnungsparametern. Bei HELLP-Syndrom ist neben der aktuellen Thrombozytenzahl vor allem auch die Dynamik des Thrombozytenabfalls von Bedeutung. Bei rasch progredienter Verminderung der Thrombozytenzahl auf Werte unter 100 G/L ist von einer Regionalanästhesie abzuraten, dagegen wird ein Regionalanästhesieverfahren bei einer über längere Zeit konstanten Thrombozytenzahl von über 80 G/L und ohne pathologische Veränderungen der plasmatischen Gerinnung für vertretbar gehalten.

Besonderheiten bei der Allgemeinanästhesie

Wegen der kurzen Zeitdauer bis zum Hautschnitt ist die Allgemeinanästhesie bei einer notfallmäßigen Sectio caesarea das Verfahren der Wahl. Außerdem ist bei grenzwertigem Gasaustausch unter Spontanatmung ein Allgemeinanästhesieverfahren mit Intubation und Beatmung vorteilhaft.

Als potentielle Gefahr bei einer Allgemeinanästhesie ist vor allem die schwierige ► **Intubation** bei ausgedehntem Larynxödem zu nennen. Dies ist zwar eine selten auftretende, aber sehr schwerwiegende Komplikation. Die Analyse des Krankheitsverlaufs von 442 Patientinnen mit HELLP-Syndrom ergab 5 Todesfälle (1,1 %), davon wurden drei (!) auf eine schwierige, bzw. unmögliche Intubation zurückgeführt [15].

► **Intubation**

Neben dem vorbestehendem Larynxödem ist vor allem die gesteigerte Schwellneigung nach wiederholten frustranen Intubationsversuchen zu nennen. Entsprechend ist auch vor der Extubation ein obstruierendes Larynxödem auszuschließen.

Aus der gesteigerten Antwort des Gefäßsystems auf Katecholamine resultieren ausgeprägte Druckanstiege bei Stimulation, die durch eine adäquate Anästhesieführung vermieden werden können. Im Rahmen der Intubation sind bei Patientinnen mit Gestose dramatische Blutdruckanstiege beschrieben worden. Durch die intravenöse Injektion eines kurzwirksamen Opioids (Alfentanil), von Lidocain (1,5 mg/kg KG), und/oder die Gabe von Nitroglyzerin (50 mg-Bolus i.v.) können gefährliche Blutdruckanstiege verhindert werden.

Bei Patientinnen, die mit Magnesium vorbehandelt worden sind, ist die Wirkung praktisch aller nichtdepolarisierenden ▶ **Muskelrelaxantien** verstärkt und ihre Wirkdauer verlängert. In Anwesenheit von Magnesium wird vor allem die präsynaptische Transmitterfreisetzung gehemmt. Es gibt Fallberichte mit einer bis zu vierfach längeren Wirkdauer nichtdepolarisierender Muskelrelaxantien. Daher sollte die Relaxometrie zur Überwachung der neuromuskulären Erregungsübertragung bei mit Magnesium vorbehandelten Patientinnen angewandt werden. Es gibt außerdem Hinweise dafür, daß bei erhöhten Magnesiumkonzentrationen der Bedarf an Anästhetika reduziert sein kann. Nach Nifedipingabe muß bei Magnesium behandelten Patientinnen ebenfalls mit einer gesteigerten antihypertensiven Wirkung gerechnet werden.

Besonderheiten bei der Periduralanästhesie

Die Periduralanästhesie ist bei Patientinnen mit Gestose wegen der Reduktion des Sympathikotonus und der damit verbundenen Verminderung der Freisetzung sogenannter Streßhormone (ACTH, Cortisol, Glukagon und Katecholamine) von Vorteil; die Inzidenz hypertensiver Kreislaufreaktionen ist dadurch gering.

Ein Analgesieniveau bis mindestens zum 6. thorakalen Segment (besser bis Th4) bedingt einen relevanten Verlust des Sympathikotonus und führt zum Blutdruckabfall, der bei Gestose besonders ausgeprägt sein kann. Nur die vorherige Volumenzufuhr (mindestens 500 ml kolloidale und 500 ml kristalloide Lösung i.v.) kann die Gefahr eines Blutdruckabfalls vermindern. In vergleichenden Untersuchungen waren bei Patientinnen mit Periduralanästhesie über 1000 ml mehr Volumen infundiert worden, als bei Patientinnen mit Allgemeinanästhesie. Hat vor der Induktion der Periduralanästhesie noch keine ausreichende Volumentherapie der Gestosepatientin stattgefunden, so ist entsprechend mehr Volumen erforderlich. Ein Abfall des diastolischen Blutdrucks unter 60 mmHg sollte wegen der nachteiligen Konsequenzen für den Feten (s.o.) vermieden werden.

Neben der Volumenzufuhr sind bei einem Blutdruckabfall nach Anlage einer Periduralanästhesie Vasopressoren zur Aufrechterhaltung eines ausreichenden Blutdrucks wirksam. ▶ **Ephedrin** wird am häufigsten angewandt. Es wird empfohlen, zusätzlich zur Volumengabe bei Unterschreiten des systolischen Blutdrucks unter 100 mmHg 3 bis 5 mg Ephedrin intravenös zu verabreichen. Potentielle negative Auswirkungen von Vasopressoren auf den uteroplazentaren Blutfluß sind nicht sicher auszuschließen, so daß die Indikation zur intravenösen Gabe von Vasopressoren kritisch zu stellen ist. Bei Unterschreiten der unteren Autoregulationsgrenze des Plazentablutflusses bewirkt eine Anhebung des Blutdruckes mit Vasopressoren immer auch eine Steigerung des uteroplazentaren Blutflusses. Außerdem wurde in verschiedenen Untersuchungen eine Zunahme des uteroplazentaren Blutflusses während Periduralanästhesie gefunden, was im wesentlichen durch eine verminderte Konzentration zirkulierender Katecholamine bedingt ist.

Die Periduralanästhesie ist bei Patientinnen mit Gestose, bei denen keine Beeinträchtigung der Gerinnung vorliegt und genügend Zeit bis zur Entbindung besteht, ein sicheres und schonendes Anästhesieverfahren.

▶ Interaktion von Magnesium mit Muskelrelaxantien

▶ Ephedrin

Fragen zur Selbstkontrolle

1. Was ist das Leitsymptom der Gestose?

Die arterielle Hypertonie (Blutdruck diastolisch ≥ 90 mmHg, systolisch > 140 mm Hg).

2. Welche Sehstörungen gelten als neurologische Symptome bei Gestose?

Lichtscheu, Flimmerskotome, Gesichtsfeldausfälle.

3. Welche Methode ist bei Gestose zur Blutdruckmessung zu bevorzugen?

Die kontinuierliche blutige Druckmessung ist wegen der exakten Bestimmung des diastolischen Blutdrucks und der kontinuierlichen Messung zu bevorzugen.

4. Welches sind die zwei prinzipiellen Therapiemaßnahmen bei Gestose?

Die Volumenangabe zum Ausgleich des intravasalen Volumenmangels und die Gabe von Vasodilatantien.

5. Welche Therapiemöglichkeiten gibt es zur Anhebung der Krampfschwelle bei Gestose?

Benzodiazepine, Phenytoin und Magnesium sind prinzipiell zur Anhebung der Krampfschwelle geeignet.

6. Welche Zeichen der Überdosierung von Magnesium kennen Sie?

Muskelschwäche, Verschwinden der Muskeleigenreflexe, Lähmungen, Überleitungsstörungen im EKG, Asystolie.

7. Wann ist eine Periduralanästhesie bei Gestose nicht indiziert?

Bei der Indikation zur notfallmäßigen Schnittentbindung oder bei pathologisch veränderten Gerinnungsparametern.

Literatur

1. CLASP (collaborative Low-Dose Aspirin Study in Pregnancy) Collaborative Study Group (1994) **CLASP: a randomised trial of low-dose aspirin for the prevention and treatment of pre-eclampsia among 9364 pregnant women.** Lancet 343:619-629
2. Brown M, Zammit V, Mitar DM, Whitworth JA (1992) **Extracellular fluid volumes in pregnancy-induced hypertension.** J Hypertens 10:61-68
3. Brown MA (1995) **The physiology of pre-eclampsia.** Clin Exp Pharmacol Physiol 22:781-791
4. Davey DA, MacGillivray I (1988) **The classification and definition of the hypertensive disorders of pregnancy.** Am J Obstet Gynecol 158:892-898
5. Donaldson JO (1992) **The case against magnesium sulfate for eclamptic convulsions.** Int J Obstet Anesth 1:159-166
6. Eclampsia Trial Collaborative Group (1995) **Which anticonvulsant for women with eclampsia? Evidence from the Collaborative Eclampsia Trial.** Lancet 345:1455-1463
7. Gallery EDM (1995) **Hypertension in pregnancy: Practical management recommendations.** Drugs 49:555-562
8. Knox TA, Olans LB (1996) **Liver disease in pregnancy.** New Engl J Med 335:569-575
9. Lucas MJ, Leveno KJ, Cunningham FG (1995) **A comparison of magnesium sulfate with phenytoin for the prevention of eclampsia.** New Engl J Med 333:201-205
10. Mushambi MC, Halligan AW, Williamson K (1996) **Recent developments in the pathophysiology and management of pre-eclampsia.** Br J Anaesth 76:133-148
11. Pipkin FB, Crowther C, De Swiet M, Duley L, Judd A, Lilford RJ, Onwude J, Prentice C, Redman CWG, Roberts J, Thornton J, Walker J (1996) **Where next for prophylaxis against pre-eclampsia.** Br J Obstet Gynaecol 103:603-607
12. Schiff P, Pelegg e, Goldenberg N, Rosenthal T, Ruppin R, Tamarkin M, Barkai G, Ben-Baruch G, Blankstein J, Goldman B, Mashiach S (1989) **The use of Aspirin to prevent pregnancy induced hypertension and lower the ratio of thromboxane A2 to prostacyclin in relatively high risk pregnancies.** N Engl J Med 321:351-356
13. Sibai BM (1990) **Eclampsia - VI. Maternal-perinatal outcome in 254 consecutive cases.** Am J Obstet Gynecol 163:1049-1055
14. Sibai BM, Mercer BM, Schiff E, Friedman SA (1994) **Aggressive versus expectant management of severe preeclampsia at 28 to 32 weeks' gestation: A randomized controlled trial.** Am J Obstet Gynecol 171:818-822
15. Sibai BM, Ramadan MK, Usta I, Salama BM, Friedman SA (1993) **Maternal morbidity and mortality in 442 pregnancies with hemolysis, elevated liver enzymes, and low platelets (HELLP syndrome).** Am J Obstet Gynecol 169:1000-1006
16. Sibai BM, Ramanathan J (1992) **The case for magnesium sulfate in preeclampsia-eclampsia.** Int J Obstet Anesth 1:167-175
17. Taner CE, Hakverdi AU, Aban M, Erden AC, Özelbaykal U (1996) **Prevalence, management and outcome in eclampsia.** Int J Gynecol Obstet 53:11-15
18. Visser W, Wallenburg HCS (1995) **Temporising management of severe pre-eclampsia with and without the HELLP syndrome.** Br J Obstet Gynaecol 102:111-117
19. Wallace DH, Levens KJ, Cunningham GF, Giesecke AH, Sheaver VE, Sidawi JE (1995) **Randomized comparison of general and regional anesthesia for cesaren delivery in pregnancies complicated by servere preeclampsia.** Obstert Gynaecol 86:193-199

aus: Der Anaesthesist 8/97, S. 747

J. Scholz • P.H. Tonner • Abt. Anästhesiologie des Krankenhauses Hamburg-Eppendorf

Desfluran und Sevofluran
Eine Zwischenbilanz

Mit Desfluran und Sevofluran, obwohl bereits vor 15 und 25 Jahren synthetisiert, sind vor weniger als 3 Jahren zwei Substanzen auf dem deutschen Markt eingeführt worden, die sich von den bisher gebräuchlichen volatilen Anästhetika vor allem durch ihre geringe Löslichkeit im Blut und damit in ihrer Pharmakokinetik unterscheiden, während die pharmakodynamischen Eigenschaften weitgehend denen von Isofluran entsprechen. Für die lange Zeitspanne zwischen Synthese und klinischer Verfügbarkeit von Desfluran und Sevofluran waren, neben wissenschaftlichen Gründen, auch kommerzielle Interessen verantwortlich. Mittlerweile liegen zahlreiche klinische Untersuchungsbefunde über beide Substanzen vor, so daß eine Zwischenbilanz gerechtfertigt ist. Hierbei soll insbesondere überprüft werden, inwieweit beide Substanzen den Anforderungen an ein ideales Inhalationsanästhetikum näher kommen und damit eine mögliche Bereicherung des Anästhesiespektrums darstellen.

Ideales Inhalationsanästhetikum

▶ Ideale Eigenschaften

Die Einführung neuer Substanzen ist nur dann sinnvoll, wenn sie den idealen Anforderungen in klinisch relevanter Weise näher kommen als die herkömmlichen Inhalationsanästhetika. Zu diesen ▶ idealen Eigenschaften einer Substanz gehören:

- Gute hypnotische, analgetische und muskelrelaxierende Wirkungen
- Hohe Sicherheitsbreite zwischen erwünschten und unerwünschten Wirkungen
- Rasches, angenehmes Einschlafen und Erwachen
- Geringe Blutlöslichkeit und dadurch gute Steuerbarkeit
- Keine oder minimale Beeinflussung von Organfunktionen
- Möglichst geringe Metabolisierungsrate
- Chemische Stabilität
- Nicht entflammbar, nicht explosiv
- Kompatibilität mit anderen Pharmaka
- Angenehmer Geruch
- Umweltverträglichkeit nach Entweichen in die Atmosphäre

Isofluran, Enfluran und Halothan sind keine idealen Anästhetika.

Viele dieser Anforderungen werden von den derzeit verwendeten Inhalationsanästhetika Isofluran, Enfluran und Halothan nicht ausreichend erfüllt, so daß ein Bedarf an besseren Substanzen besteht.

Physikochemische Eigenschaften von Desfluran und Sevofluran

Desfluran ist ein Ethylether, Sevofluran ein Isopropylether.

Desfluran ist ein Methylethylether, der sich von Isofluran nur durch den Austausch eines Chloratoms gegen ein Fluoratom unterscheidet (Abb. 1), während Sevofluran zu den Methylisopropylethern gehört.

Prof. Dr. Jens Scholz, Abteilung Anästhesiologie des Universitäts-Krankenhauses Eppendorf, Martinistraße 52, D-20246 HamburgHomburg/Saar

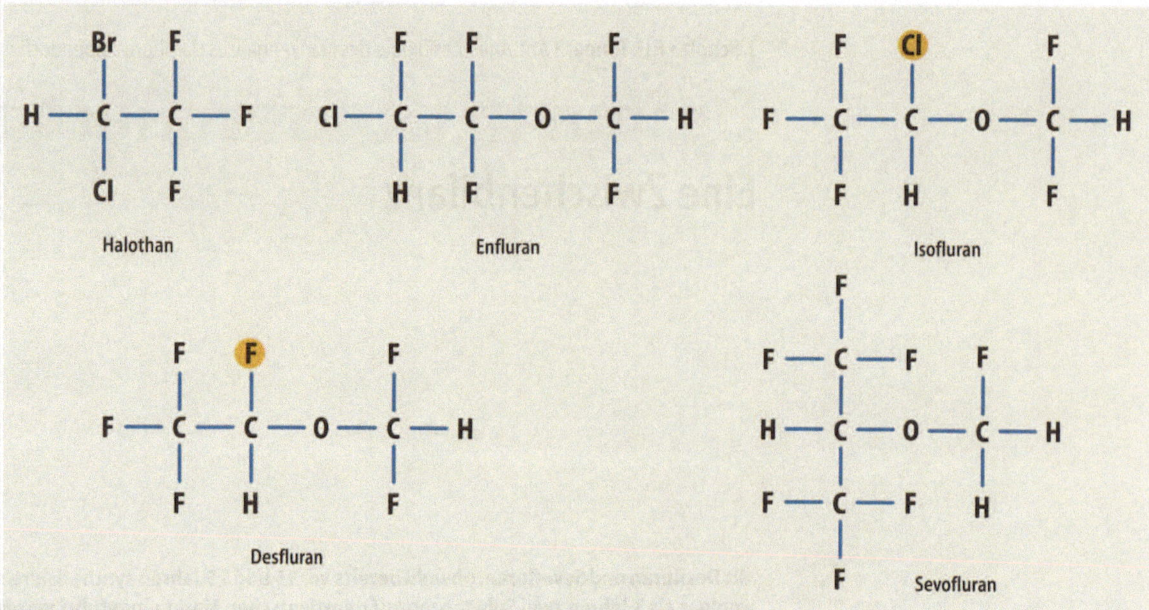

Abb. 1 ▲ Chemische Strukturformeln von Halothan, Enfluran und Isofluran sowie Desfluran und Sevofluran. Desfluran gehört wie Enfluran und Isofluran zur Gruppe der Methylethylether und Sevofluran zur Gruppe der Isopropylether. Desfluran und Isofluran unterscheiden sich nur durch Austausch eines Chlorid- gegen ein Fluoratom

Sevofluran ist eine nicht brennbare und nicht explosive Flüssigkeit, deren Geruch als angenehm beschrieben wird, so daß die Einleitung per Inhalation möglich ist. Auch Desfluran ist nicht brennbar und nicht explosiv, riecht jedoch unangenehm stechend und reizt die Atemwege; daher ist die Substanz für die Inhalationseinleitung nicht geeignet.

Siedepunkt

Klinisch bedeutsam sind die unterschiedlichen Siedepunkte beider Substanzen: Der Siedepunkt von Sevofluran beträgt beim Druck von 1 Atmosphäre 58.6°C; daher kann die Substanz in herkömmlichen Verdampfern eingesetzt werden. Demgegenüber weist Desfluran mit 22.8°C bei 1 Atmosphäre den niedrigsten Siedepunkt der gebräuchlichen volatilen Anästhetika auf, auch ist der Dampfdruck um nahezu den Faktor 3 höher als der von Isofluran, so daß eine spezielle Verdampfertechnologie mit Heizung und elektronischer Regelung erforderlich ist. Zudem wird Desfluran in kunststoffummantelten, bruchsicheren Flaschen geliefert, die mit speziellen Einfüllstutzen versehen sind, um eine sichere Handhabung zu gewährleisten.

Blut/Gas- und Gewebe/Blut-Verteilungskoeffizienten

Beide Substanzen weisen, verglichen mit den anderen gebräuchlichen volatilen Anästhetika, niedrige Blut/Gas- und Gewebe/Blut-Verteilungskoeffizienten auf (Tabelle 1), sind also schlecht löslich, wobei die ▶ Löslichkeit von Desfluran noch geringer ist als die von Sevofluran. Hieraus ergeben sich eine bessere Kontrolle der alveolären Konzentration, ein rascherer Konzentrationsanstieg in Alveolen, Blut und Gehirn während der Narkoseeinleitung, schnellere Konzentrationsänderungen und damit eine bessere Steuerbarkeit während der Operation sowie eine raschere Elimination nach Unterbrechung der Zufuhr und damit ein schnelleres Erwachen und eine frühere Rückkehr kognitiver und motorischer Funktionen.

Desfluran siedet bei Raumtemperatur, daher ist eine spezielle Verdampfertechnologie erforderlich.

▶ Löslichkeit von Desfluran und Sevofluran

Pharmakokinetik und Metabolisierung

Die ► **Steuerbarkeit eines Inhalationsanästhetikums** hängt in erster Linie vom Blut/Gas-Verteilungskoeffizienten ab. Desfluran und Sevofluran fluten aufgrund ihres niedrigen Verteilungskoeffizienten, d.h. ihrer geringen Löslichkeit im Blut, dem Lachgas vergleichbar schnell an. Wie in Abb. 2a dargestellt, werden mit Isofluran 20 min benötigt, um eine alveoläre Konzentration zu erreichen, die 70% des am Vapor eingestellten Werts entspricht, für Desfluran und Sevofluran hingegen nur 3-5 min. Lachgas flutet aufgrund des Konzentrationseffekts jedoch noch rascher an als diese beiden Substanzen, obwohl sein Blut/Gas-Verteilungskoeffizienz höher liegt als der von Desfluran.

Inhalationsanästhetika, die rasch anfluten, werden auch rasch wieder eliminiert (Abb. 2b); dies gilt auch für Desfluran und Sevofluran. Zur schnellen An- und Abflutung trägt neben dem niedrigen Blut/Gas-Verteilungskoeffizienten auch der niedrige Fettgewebe/Blut-Verteilungskoeffizient beider Substanzen bei (Tabelle 1). Desfluran weist von den derzeit gebräuchlichen volatilen Anästhetika den niedrigsten Fettgewebe/Blut-Verteilungskoeffizienten auf, wird also am wenigsten in das Fettgewebe aufgenommen und ist daher für lang dauernde Narkosen besonders geeignet. Insgesamt kann aufgrund der pharmakokinetischen Eigenschaften die Narkose mit Desfluran oder Sevofluran rascher vertieft oder abgeflacht werden als mit herkömmlichen volatilen Anästhetika, d.h. beide Substanzen weisen eine bessere Steuerbarkeit auf.

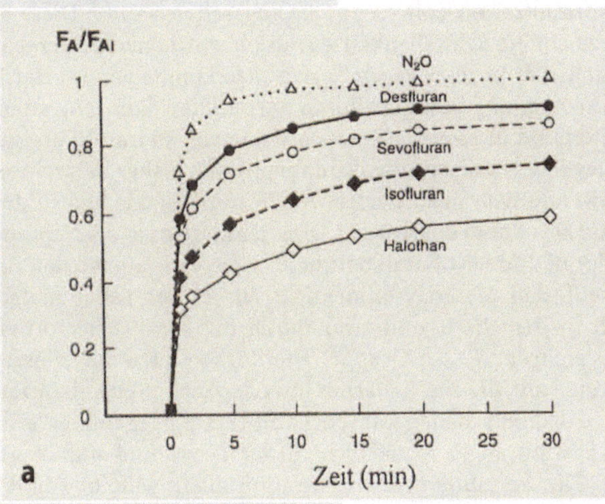

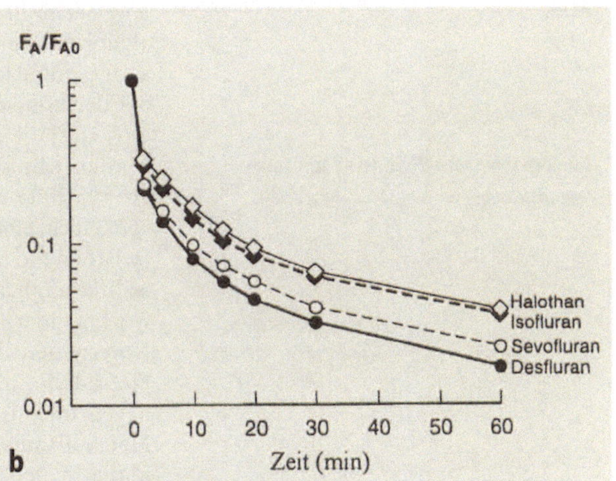

Abb. 2 a, b ▲ **Kinetik der a Anflutung und b Elimination einiger moderner Inhalationsanästhetika. Je geringer der Blut/Gas-Verteilungskoeffizient, desto schneller werden volatile Anästhetika vom Körper aufgenommen bzw. abgegeben. Die schnelle Anflutung von Stickoxydul trotz des höheren Blut/Gas-Verteilungskoeffizienten im Vergleich zu Desfluran ist durch den Konzentrationseffekt zu erklären. FA = alveoläre Konzentration, FI = inspiratorische Konzentratioin, FA0 = Alveoläre Konzentration bei Narkoseende (Zeitpunkt 0 min). Modifiziert nach [4]**

Metabolisierung

Von allen gebräuchlichen volatilen Anästhetika weist Desfluran mit 0,02% die geringste ► **Metabolisierungsrate** auf, ist also eine den Organismus nur wenig belastende Substanz. Demgegenüber werden vom aufgenommenen Sevofluran 3-5% in der Leber metabolisiert, somit deutlich mehr als von Enfluran und wesentlich mehr als von Isofluran (Tabelle 1). Entscheidend ist allerdings nicht die Metabolisierungsrate des Inhalationsanästhetikums per se, sondern die Art der beim Abbau entstehenden Metaboliten und deren Wirkungen auf den Organismus.

Fluoridfreisetzung aus Sevofluran

Beim Abbau von Sevofluran entstehen vor allem Hexafluoridisopropanol und ► **anorganisches Fluorid.** Hexafluoridisopropanol wird rasch glukuronidiert und aus-

Tabelle 1

Physikalische Eigenschaften, MAC-Werte und Metabolisierung von Desfluran und Sevofluran im Vergleich mit herkömmlichen Substanzen

	Blut/Gas-Verteilungskoeffizient	Fettgewebe/Blut-Verteilungskoeffizient	Dampfdruck bei 20°C (mm Hg)	MAC (Vol%)	Metabolisierungsrate (%)
Desfluran	0,45	27	669	6	0,02
Sevofluran	0,65	48	160	2	3-5
Halothan	2,4	51	244	0,75	20
Enfluran	1,8	36	172	2	2
Isofluran	1,4	45	240	1,15	0,2

Bei der Metabolisierung von Sevofluran entsteht anorganisches Fluorid, das in höheren Konzentrationen nephrotoxisch wirkt.

Klinisch relevante Nierenschäden durch Sevofluran bisher nicht nachgewiesen.

▶ **Compound A: ein nephrotoxischer Vinylether**

▶ **Konzentration der nephrotoxischen Compound A abhängig von**

• **Art des Absorberkalks (Bariumkalk >Natronkalk)**

• **Temperatur und Feuchtigkeit des Kalks**

• **Höhe des Frischgasflows (stärker bei Low-flow- und Minimal-flow)**

• **Konzentration von Sevofluran im Kalk**

geschieden und weist sehr wahrscheinlich keine toxischen Wirkungen auf. Anorganisches Fluorid ist hingegen toxisch und kann zu Übelkeit, Erbrechen, Bauchschmerzen und Parästhesien, in hohen Konzentrationen auch zu Nierenschäden führen. So wurde bei dem früher für Narkosen eingesetzten Methoxyfluran vereinzelt über ein irreversibles Nierenversagen durch das beim Metabolismus dieser Substanz freigesetzte Fluorid berichtet, wobei als Schwellenwert der Toxizität eine Serumfluoridkonzentration von 50 µmol/l angesehen wurde. Diese auch als „Fluoriddogma" bezeichnete Schwellenkonzentration wurde nachfolgend auch auf andere Inhalationsanästhetika übertragen. Inzwischen konnte gezeigt werden, daß bei der klinischen Anwendung von Sevofluran Serumfluoridkonzentrationen von 20-30 µmol/l auftreten und in Einzelfällen auch Werte von 50 µmol/l überschritten werden. Klinisch relevante Nierenschäden konnten jedoch bisher bei weltweit mehr als 12 Millionen Anwendungen nicht nachgewiesen werden; das Fluoriddogma ist somit nicht einfach auf Sevofluran übertragbar. Diese Diskrepanz in der Nephrotoxizität zwischen Methoxyfluran und Sevofluran beruht nach tierexperimentellen Befunden wahrscheinlich darauf, daß Methoxyfluran nicht nur in der Leber metabolisiert wird, sondern auch in der Niere, und zwar durch die spezifische Aktivität von Isoenzymen der Cytochrom P 450-Gruppe. Hierdurch treten im Nierengewebe Fluoridkonzentrationen auf, die ein Vielfaches über der Serumfluoridkonzentration liegen und direkt zu Nierenschäden führen können. Demgegenüber erfolgt der Metabolismus von Sevofluran hauptsächlich in der Leber und nur in geringem Maße in der Niere. Die Serumfluoridkonzentration allein scheint somit für die Nephrotoxizität von Inhalationsanästhetika von geringerer Bedeutung zu sein.

Interaktionen mit Absorberkalk: Bildung von Compound A

Im Gegensatz zu Desfluran ist Sevofluran im Atemkalk instabil und reagiert mit dem Kalk unter Bildung von bis zu 5 Abbauprodukten, darunter die sog. ▶ **Compound A,** ein nephrotoxischer Vinylether, dessen ▶ **Konzentration** von der Art des verwendeten Absorberkalks (stärkere Bildung in Bariumkalk als in Natronkalk), der Temperatur und Feuchtigkeit, der Höhe des Frischgasflows und der Konzentration von Sevofluran abhängt. Die maximalen Compound-A-Konzentrationen werden im Kreissystem nach 90-120 min erreicht; sie bleiben für etwa 10 Stunden stabil und fallen dann wieder ab. Die höchste beim Menschen gemessene Compound-A-Konzentration betrug weniger als 40 ppm. Die mittlere letale Dosis von Compound A beträgt bei Ratten 1000 ppm nach 1 MAC-Stunde und etwa 127 ppm nach 12 MAC-Stunden.

Unter Low-flow- und Minimal-flow-Bedingungen werden bei lang dauernder Anästhesie Compound-A-Konzentrationen erreicht, die um den Faktor 2-5 unter dem Schwellenbereich liegen, bei dem bei Ratten subklinische Veränderungen der Nierentubuli auftreten können. Dieser Sicherheitsabstand ist zwar gering, doch wird möglicherweise die Nephrotoxizität von Compound A durch einen für die Ratte spezifischen Stoffwechselweg hervorgerufen, so daß die tierexperimentellen

Befunde nur eingeschränkt für den Menschen gültig wären. Neue klinische Vergleichsuntersuchungen zwischen Sevofluran, Desfluran und Isofluran im High- und Low-flow-System ergaben zwar erhöhte Compound-A-Konzentrationen für Low-flow-Sevoflurananästhesie, signifikante Effekte der Substanz auf die Nierenfunktion konnten jedoch nicht nachgewiesen werden. Ebenso ergaben sich keine Unterschiede bei den Leberenzymen zwischen Sevofluran und Isofluran nach 7stündiger Low-flow-Anästhesie. Gegenwärtig ist Sevofluran in den meisten Ländern für die Low-flow- und Minimal-flow-Anästhesie zugelassen, auch bei Kindern. In den USA ist hingegen derzeit ein Frischgasfluß von 2 l/min vorgeschrieben.

MAC-Werte

Desfluran und Sevofluran sind wegen ihrer niedrigen Löslichkeit die volatilen Anästhetika mit der geringsten anästhetischen Potenz: Die minimale alveoläre Konzentration, bei der 50% der Patienten nicht mehr mit Bewegungen auf den Hautschnitt reagieren ▶ (=MAC_{50}), beträgt für Sevofluran 2,0 und entspricht damit angenähert dem MAC-Wert von Enfluran. Demgegenüber ist Desfluran mit einem MAC_{50} von 6,0 erheblich schwächer wirksam als Isofluran (MAC_{50} = 1,2). Wie bei den anderen volatilen Anästhetika hängt der MAC-Wert beider neuen Substanzen vom Alter ab: Er beträgt für Desfluran bei Kindern bis zu 1 Jahr 9-10 Vol.%, bei über 70jährigen hingegen 5,2 Vol.%; für Sevofluran liegen die Werte bei Kindern zwischen 2,5 und 3,3 Vol.%, bei älteren Patienten um 1,4 Vol.% (Tabelle 2). Lachgaszusatz (70%) reduziert den MAC-Wert von Desfluran und Sevofluran bei Kindern um ca. 25% (Halothan um 50%), bei Erwachsenen dagegen um 50%.

Der ▶ MAC_{awake}, also die minimale alveoläre Konzentration, bei der die Patienten nicht mehr auf verbale Aufforderungen reagieren, beträgt für Desfluran 2,4 Vol.%, für Sevofluran 0,67 Vol.%, im Mittel somit etwa 1/3 des konventionellen MAC-Werts für die jeweilige Altersgruppe. Die Bedeutung des MAC_{awake} liegt in seiner Beziehung zur amnestischen oder hypnotischen Wirkung des Anästhetikums.

Wegen der geringeren anästhetischen Wirkstärke können am Sevofluranverdampfer Konzentrationen bis zu 8 Vol.%, am Desfluranverdampfer sogar bis zu 18 Vol.% eingestellt werden.

Tabelle 2
Minimale alveoläre Konzentration (MAC) von Desfluran und Sevofluran in Abhängigkeit der N_2O-Beimischung

| | MAC in 100% Sauerstoff (Vol%) | | | |
	Kinder (0,5-12 Jahre)	18-30 Jahre	31-65 Jahre	70-80 Jahre
Desfluran	8,5	7,25	6,0	5,2
Sevofluran	2,5	2,4	2,0	1,4
	MAC in 50-70% N_2O (Vol%)			
	Kinder (0,5-12 Jahre)	18-30 Jahre	31-65 Jahre	70-80 Jahre
Desfluran	6-8	3,7	3,8	1,7
Sevofluran	2,0	1,4	1,1	0,7

Hämodynamik

Die kardiovaskulären Wirkungen von Desfluran und Sevofluran unterscheiden sich im Tierexperiment nicht wesentlich von Isofluran; die koronardilatierende Wirkung beider Substanzen ist aber möglicherweise geringer. Auch bei Versuchspersonen und herzgesunden Patienten sind die Unterschiede in den hämodynamischen und myokardialen Wirkungen zwischen Isofluran, Desfluran und Sevofluran von geringer Bedeutung. Während aber Sevofluran die Herzfrequenz nicht oder nur wenig beeinflußt, können rasch ansteigende Konzentrationen von Isofluran, besonders aber von Desfluran eine Tachykardie auslösen. Zusätzlich können bei zu rascher Konzentrationssteigerung von Desfluran in der Einleitungsphase (ab 6 Vol.%) erhebliche Blutdruckanstiege auftreten, die durch Erniedrigung der Konzentration

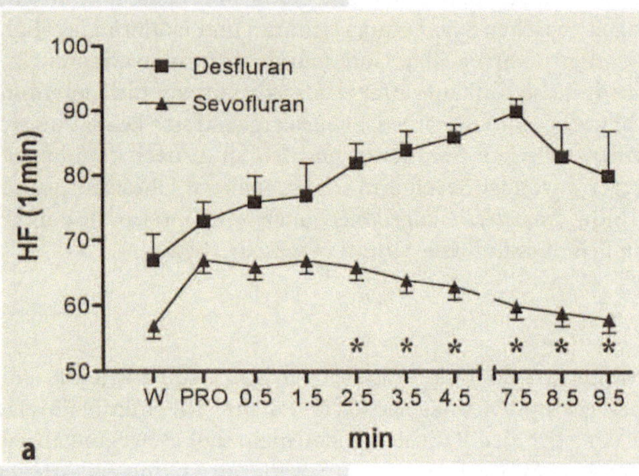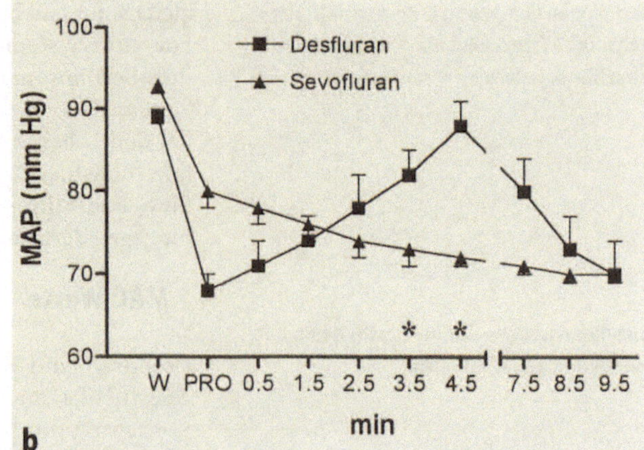

Abb. 3 ▲ **Hämodynamik bei Probanden, denen 0,41 MAC Desfluran oder Sevofluran nach Narkoseeinleitung mit Propofol verabreicht wurde. In der Desfluran-Gruppe kommt es zu einem vorübergehenden signifikanten Anstieg von a Herzfrequenz (HF) und b Blutdruck (MAP) (modifiziert nach [4])**

►Sympathikusaktivierung durch Desfluran

wieder beseitigt werden. Diese unerwünschten hämodynamischen Reaktionen (Abb. 3) werden auf eine **► Sympathikusaktivierung durch Desfluran** zurückgeführt. Sie kann durch Vorgabe von Fentanyl, Clonidin oder ß-Blockern abgeschwächt, durch langsame Konzentrationssteigerung der Substanz gewöhnlich aber verhindert werden. Da Inhalationsanästhetika meist als Bestandteil einer balancierten Anästhesietechnik gemeinsam mit Opioiden zugeführt werden, dürfte die Sympathikusaktivierung bei der großen Mehrzahl der Patienten ohne klinische Bedeutung sein. Bei Patienten mit koronarer Herzkrankheit ist jedoch Vorsicht geboten, da Tachykardie und/oder Blutdruckanstiege zu Myokardischämien führen können.

Insgesamt soll die Hämodynamik unter Sevofluran eine etwas größere Stabilität aufweisen als unter Desfluran (Abb. 4), jedoch sind hierzu noch eingehendere Untersuchungen verschiedener Anästhesietechniken erforderlich. Über den Einsatz von Desfluran oder Sevofluran bei Patienten mit koronarer Herzkrankheit liegen nur wenige vergleichende Untersuchungen vor. Danach unterscheidet sich zumindest für Sevofluran in Kombination mit Opioiden die Inzidenz von Myokardischämien und das Outcome nicht von Anästhesietechniken, bei denen Isofluran verwendet wurde. Dagegen muß für Desfluran bei unstimulierten Koronarpatienten mit hämodynamischer Instabilität gerechnet werden.

Respiratorische Effekte

Atemdepressorische Wirkung von Sevofluran stärker als von Halothan,

Wie andere volatile Anästhetika wirken Desfluran und Sevofluran atemdepressiv: Das Atemzugvolumen nimmt ab, die Totraumventilation zu, der arterielle pCO_2 steigt an und die CO_2-Anwortkurve wird nach rechts verschoben; bei 1,5–2 MAC tritt eine Apnoe auf. Die atemdepressorischen Effekte von Sevofluran sind stärker ausgeprägt als die von Halothan. Außerdem vermindert Sevofluran im Tierexperiment die Kontraktilität des Zwerchfells. Sevofluran kann die Bronchialmuskulatur relaxieren, vermutlich in etwas geringerem Maße als Halothan. Beide neuen Substanzen sind für die Narkose bei Asthmatikern eingesetzt worden, ohne daß ein Bronchospasmus auftrat.

Einfluß auf das zentrale Nervensystem

►Hirndurchblutung

Desfluran und auch Sevofluran vermindern konzentrationsabhängig den zerebralen Sauerstoffverbrauch. Beide Substanzen wirken dilatierend auf die Hirngefäße; während sich die **► Hirndurchblutung** unter Sevofluran in klinischer Dosierung nur wenig ändern soll, nimmt die zerebrale Durchblutung unter höheren Desflurankonzentrationen (>1 MAC) zu, so daß nachfolgend auch der intrakranielle Druck ansteigen kann. Desfluran wird daher nur mit Einschränkungen und unter entspre-

34

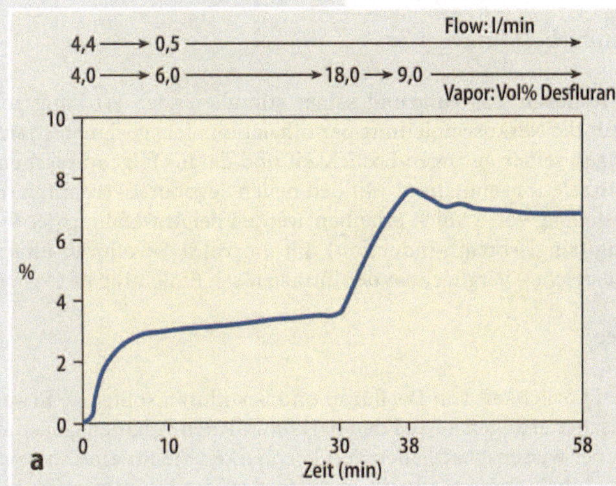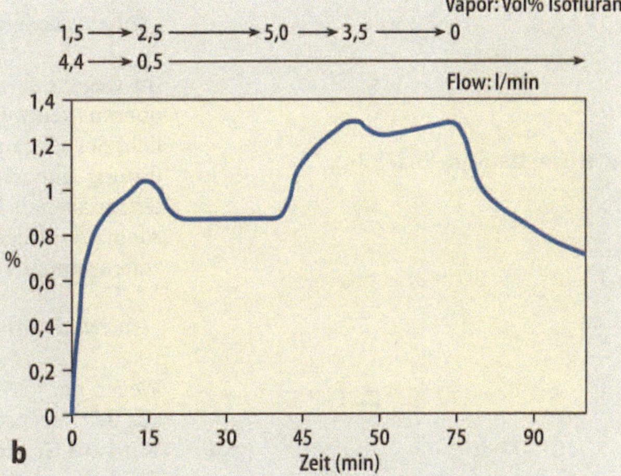

Abb. 4 a, b ▲ Im Gegensatz zu Isofluran verfügt Desfluran über eine geringe Zeitkonstante, d.h., die Konzentration im Narkosesystem folgt auch bei niedrigem Frischgasfluß rasch der Konzentration im Frischgas. Anders als z. B. bei Isofluran (a) ist es bei Low-flow-Anästhesesie mit Desfluran (b) nicht notwendig, nach der initialen Einwaschphase (ca. 10 min) von einem niedrigen Frischgasfluß auf einen hohen Frischgasfluß überzugehen, um eine schnelle Änderung der Anästhesiegaskonzentration im Narkosesystem zu erreichen. Bei Minimal-flow-Narkose dagegen muß eine sehr viel höhere Desflurankonzentration am Vapor eingestellt werden als endexspiratorisch gewünscht, um eine rasche Konzentrationsänderung zu erreichen, d.h. 18 Vol%.

chendem Neuromonitoring für neurochirurgische Patienten empfohlen. Bei Gefahr der ▶ **intrakraniellen Drucksteigerung** sollten Konzentrationen von 1 MAC nicht überschritten werden.

▶ **Intrakranielle Drucksteigerung**

Steigende Konzentrationen beider Anästhetika führen wie Isofluran zu einer Aktivitätsabnahme im EEG. Krampfpotentiale oder eine Erniedrigung der zerebralen Krampfschwelle wurde bisher weder für Desfluran noch für Sevofluran nachgewiesen.

Neuromuskuläre Wirkungen

Die neuromuskulär relaxierende Wirkung von Desfluran und Sevofluran entspricht im wesentlichen der von Isofluran. Beide Substanzen vermindern den Dosisbedarf für nicht depolarisierende Muskelrelaxanzien und verlängern deren Wirkdauer. Bei Myasthenia gravis können Desfluran und Sevofluran ohne Muskelrelaxanzien eingesetzt werden; hierbei ist aufgrund der günstigen pharmakokinetischen Eigenschaften mit einer raschen Rückkehr der neuromuskulären Funktion zu rechnen.

Klinische Anwendung

▶ **Ausreichende Anästhesietiefe**

Die für eine ▶ **ausreichende Anästhesietiefe** erforderlichen Desfluran- und Sevoflurankonzentrationen hängen – wie bei den herkömmlichen volatilen Anästhetika auch – von der Wirkung anderer Pharmaka (insbesondere Benzodiazepine, Lachgas und Opioide), patientenbezogenen Faktoren (vor allem Vorerkrankungen, Alter, Körpertemperatur) und chirurgischen Erfordernissen ab.

Sevofluran kann für die Narkoseeinleitung und/oder Aufrechterhaltung bei Erwachsenen und bei Kindern verwendet werden. In der Einleitungsphase werden nach Injektion des Hypnotikums bei prämedizierten oder unprämedizierten Patienten Konzentrationen von 1-8 Vol.% eingesetzt; zur Aufrechterhaltung sind bei Verzicht auf eine Kombination mit Lachgas meist 1,5-3 Vol.% erforderlich, bei Lachgaszusatz 0,5-3 Vol.%.

Desfluran stimuliert in inspiratorischen Konzentrationen ab ca. 6 Vol.% die Atemwege (s.o.) und sollte daher nicht ohne i.v.-Anästhetika für die Narkoseeinleitung verwendet werden.

Inhalationseinleitung bei Erwachsenen

Im Gegensatz zu Desfluran, das aufgrund seiner stimulierenden Wirkung auf die oberen Atemwege für die Narkoseeinleitung per Inhalation nicht geeignet ist, ermöglicht Sevofluran wegen seiner geringen Löslichkeit und daraus folgend raschen Anflutung eine reine Inhalationseinleitung. Mit den neuen Sevofluranverdampfern, die eine maximale Einstellung von 8 Vol.% erlauben, werden bei Anwendung der ▶ Ein-Atemzug-Einleitung (single-breath-induction) mit 6-8 Vol.% Sevofluran Einschlafzeiten von 40-60 s erreicht – vergleichbar der intravenösen Einleitung mit Propofol.

Aufwachverhalten

Wegen der geringen Löslichkeit von Desfluran und Sevofluran sollte das Erwachen aus der Narkose rascher erfolgen als bei den herkömmlichen volatilen Anästhetika. Wird aus Gründen der wissenschaftlichen Vergleichbarkeit die für eine ausreichende Narkosetiefe des Inhalationsanästhetikums erforderliche Konzentration bis zur letzten Hautnaht beibehalten und nach Einstellen der Zufuhr die Zeit bis zum Öffnen der Augen und Befolgen einfacher Aufforderungen bestimmt, so erwachen die Patienten nach Desfluran und Sevofluran gewöhnlich früher als nach Isofluran, Enfluran oder Halothan; auch kehren kognitive Funktionen und die motorische Koordinationsfähigkeit mit beiden Substanzen rascher zurück. Allerdings handelt es sich hierbei jeweils lediglich um wenige Minuten, die den meisten Untersuchungen zufolge nicht zu einer früheren Entlassung aus dem Aufwachraum führen als bei herkömmlichen Inhalationsanästhetika.

Im direkten Vergleich von Desfluran mit Sevofluran verlief die Aufwachphase nach Desfluran rascher, wie aufgrund des niedrigeren Blut/Gas- und Fettgewebe/Blut-Verteilungskoeffizienten zu erwarten. Bei den Entlassungskriterien aus dem Aufwachraum ergaben sich jedoch keine wesentlichen Unterschiede.

Weiterhin ist zu beachten, daß Prämedikationssubstanzen und die intraoperative Kombination mit Opioiden die Aufwachzeiten nach Desfluran und Sevofluran deutlich verlängern können.

Low-flow- und Minimal-flow-Anästhesie

Desfluran und Sevofluran sind wegen ihres geringen Blut/Gas-Verteilungskoeffizienten besser für die Niedrigflußnarkose geeignet als die herkömmlichen volatilen Anästhetika. Beide Anästhetika weisen eine niedrige Zeitkonstante auf: Die ▶ Zeitkonstante kennzeichnet die Zeit, innerhalb derer Veränderungen in der Einstellung der Frischgaszusammensetzung zu einer entsprechenden Konzentrationsänderung im Narkosesystem führen. Diese Einwaschphase ist für das von den gebräuchlichen volatilen Anästhetika am geringsten im Blut lösliche Desfluran besonders kurz: So werden bei einem Frischgasflow von 4,4 l/min bereits nach 10 min inspiratorische Desflurankonzentrationen erreicht, die etwa 85% der eingestellten Frischgaskonzentration entsprechen, und es kann auf Low-flow- oder Minimal-flow-Anästhesie übergegangen werden (Abb.4). Bei ▶ Low-flow-Anästhesie mit einem Frischgasfluß von 1 l/min kann die Verdampfereinstellung beibehalten werden, bei ▶ Minimal-flow-Anästhesie mit 0,5 l/min Frischgas muß die Desflurankonzentration am Verdampfer 1-2 Vol.% über dem angestrebten inspiratorischen Wert eingestellt werden. Um unter Minimal-flow-Bedingungen bei entsprechendem Bedarf rasch eine Erhöhung der endexspiratorischen Desflurankonzentration zu erreichen, muß der Vapor gewöhnlich auf die maximal mögliche Konzentration von 18 Vol.% eingestellt werden. Hierdurch kann bei einem Flow von 0,5 l/min die inspiratorische Desflurankonzentration in 8 min um ca. 5% erhöht werden. Wird hingegen am Verdampfer nur die dem angestrebten Wert entsprechende Konzentration eingestellt, so verzögert sich auch die Einwaschung von Desfluran deutlich.

Da Desfluran ein eher schwaches Anästhetikum ist, das vergleichsweise hohe Konzentrationen für eine ausreichende Narkosetiefe erfordert, sollte die Substanz möglichst unter Low-flow- oder Minimal-flow-Bedingungen zugeführt werden. Hierdurch wird eine wesentlich größere Desfluranmenge rückgeatmet als unter hohem Frischgasfluß und entsprechend kostengünstiger verfahren.

aus: Der Anaesthesist 9/97, S. 823

Desfluran riecht stechend und kann, vor allem in höheren Konzentrationen, zur Irritation der Atemwege mit Husten, Atemanhalten, Laryngospasmus und Sekretsteigerung führen. Daher ist die Substanz für die Einleitung von Kindern per inhalationem nicht geeignet. Eine intravenös eingeleitete Narkose kann jedoch auch bei Kindern mit Desfluran fortgesetzt werden.

Der Geruch von Sevofluran hingegen wird als eher angenehm beschrieben, auch reizt die Substanz die Atemwege nicht, so daß eine Inhalationseinleitung möglich ist. Wird Sevofluran für die Einleitung per inhalationem – wie bei den neuen Verdampfern möglich – bereits von Beginn an in einer Konzentration von 5-8 Vol.% zugeführt, so tritt bei Kindern meist innerhalb von 40 s der Schlaf ein. Diese kurze Einschlafzeit ist mit Halothan wegen der pharmakokinetischen Eigenschaften und hämodynamischen Nebenwirkungen nicht erreichbar. Bei entsprechender Narkosetiefe kann die endotracheale Intubation oder das Einsetzen einer Larynxmaske ohne Verwendung von Muskelrelaxanzien erfolgen – hierdurch mag der Verzicht auf das bei Kindern umstrittene Succinylcholin erleichtert werden. Günstig ist weiterhin die, verglichen mit Halothan, größere ▶ **kardiovaskuläre Stabilität** unter Sevofluran; inbesondere treten signifikant weniger Bradykardien auf. Weiterhin erwachen Kinder aus einer Sevoflurananästhesie etwa doppelt so rasch wie nach einer Halothananästhesie und können möglicherweise auch früher aus dem Aufwachraum verlegt werden. Nachteilig sind allerdings die gehäuft auftretenden und unerwünschten ▶ **Unruhezustände nach Sevofluran,** die angesichts des raschen Erwachens vermutlich auf frühzeitiger empfundene Schmerzen zurückzuführen sind und einen höheren Betreuungsaufwand erfordern, wenn keine ausreichende Schmerztherapie durchgeführt wird. Ob durch prophylaktische Zufuhr von Analgetika die Inzidenz von Unruhezuständen nach Sevoflurananästhesie vermindert werden kann, ist bislang nicht gesichert.

In der Häufigkeit von postoperativer Übelkeit und Erbrechen bestehen zwischen Halothan und Sevofluran keine Unterschiede.

Schlußfolgerungen

1. Desfluran und Sevofluran weisen günstigere pharmakokinetische Eigenschaften auf als die anderen gebräuchlichen Inhalationsanästhetika: Sie fluten rascher an und werden rascher eliminiert, sind somit besser steuerbar. Hierin besteht der wesentliche Vorteil gegenüber den anderen volatilen Anästhetika. Die geringe Blutlöslichkeit ist weiterhin von Vorteil bei Niedrigflußnarkosen, weil hierdurch die Zeitverzögerung zwischen eingestellter und angestrebter inspiratorischer Konzentration reduziert wird.

2. Sevofluran kann vermutlich bei allen Patienten, unabhängig von Lebensalter und Art der Operation, eingesetzt werden, ebenso in Kombination mit Opioiden bei Patienten mit koronarer Herzkrankheit. Desfluran ist hingegen für neurochirurgische Patienten und Patienten mit koronarer Herzkrankheit nur eingeschränkt zu empfehlen.

Tabelle 3

Eigenschaften von Desfluran und Sevofluran

	Geruch	Konservierungsmittel	Atemkalk (60°C)	Trigger für maligne Hyperthermie
Desfluran	Ätherisch	Nein	Stabil	Ja
Sevofluran	Lösungsmittel	Nein	Instabil	Ja
Halothan	Lösungsmittel	Thymol	Instabil	Ja
Enfluran	Ätherisch	Nein	Stabil	Ja
Isofluran	Ätherisch	Nein	Stabil	Ja

3. In der Kinderanästhesie ist Sevofluran in gleicher Weise wie Halothan für die Einleitung per Inhalation geeignet; Ein- und Ausleitung verlaufen jedoch rascher und die Hämodynamik und Herzfrequenz sind insgesamt stabiler als mit Halothan. Desfluran ist hingegen wegen seiner stimulierenden Effekte auf die oberen Atemwege für die Inhalationseinleitung von Kindern nicht geeignet. Nachteilig sind bei Sevofluran die häufiger auftretenen Unruhezustände beim raschen Erwachen; sie erfordern einen höheren Betreuungsaufwand im Aufwachraum.

4. Desfluran wird in sehr geringem Maße biotransformiert und kann als toxikologisch sichere Substanz angesehen werden. Hingegen werden 3-5% der inhalierten Sevoflurandosis metabolisiert; hierbei treten erhöhte Fluoridkonzentrationen im Serum auf, die aber nach derzeitigem Kenntnisstand nicht zu Nierenschäden führen sollen.

5. Beide Substanzen sind im Vergleich zu Isofluran, Enfluran und Halothan sehr teuer und erfordern daher für einen kostengünstigeren Einsatz die Low-flow- oder Minimal-flow-Technik.

6. Weder Desfluran noch Sevofluran sind ideale Inhalationsanästhetika, sondern nach dem derzeitigen Kenntnisstand nicht mehr als ein Schritt in diese Richtung.

Fragen zur Selbstkontrolle

Die Löslichkeit von Desfluran und Sevofluran ist (deutlich) geringer als bei Halothan, Enfluran und Isofluran, entsprechend niedriger sind die Blut/Gas- und Gewebe/Blut-Verteilungskoeffizienten. Desfluran und Sevofluran fluten bei der Narkoseeinleitung rasch an, während der Anästhesie sind schnellere Konzentrationsänderungen möglich (bessere Steuerbarkeit), und bei Narkoseende werden beide Anästhetika so rasch eliminiert, daß im Vergleich zu Isofluran kürzere Aufwachzeiten möglich sind.

Von allen gebräuchlichen volatilen Anästhetika weist Desfluran mit 0,02% die geringste Metabolisierungsrate auf (zum Vergleich: Isofluran 0,2%, Enfluran ca. 2%, Halothan ca. 20%, vgl. Tab.1). Sevofluran wird zu 3-5% in der Leber metabolisiert; die wichtigsten Abbauprodukte sind Hexafluoroisopropanol (HFIP) und anorganisches Fluorid.

Sevofluran ist bei Kontakt mit Atemkalk instabil und es entstehen bis zu 5 verschiedene Abbauprodukte, u.a. Compound A. Dies ist ein nephrotoxischer Vinylether, der sich insbesondere bei Niedrigflußnarkosen im Kreissystem anreichert und dessen klinische Bedeutung derzeit noch nicht endgültig geklärt ist.

Desfluran besitzt einen unangenehmen ätherischen stechenden Geruch und ist - im Gegensatz zu Sevofluran - nicht zur Inhalationseinleitung im Kindesalter geeignet. Darüber hinaus können bei zu rascher Steigerung der Desflurankonzentration in der Einleitungsphase (ab 6 Vol.%) erhebliche Anstiege von Herzfrequenz und Blutdruck beobachtet werden. Diese sympathoadrenerge Reaktion kann aber durch Vorgabe von z.B. Fentanyl abgeschwächt und durch eine langsame Konzentrationssteigerung gewöhnlich ganz verhindert werden.

Literatur

1. Baum J, Berghoff M, Stanke H-G, Petermeyer M, Kalff G (1997) **Niedrigflußnarkosen mit Desfluran.** Anaesthesist 46: 287-293
2. Conzen P, Nuscheler M (1996) **Neue Inhalationsanaesthetika.** Anaesthesist 45: 674-693
3. Cousins MJ, Mazze RI (1973) **Methoxyflurane nephrotoxicity. A study of dose response in man.** JAMA 225: 1611-1616
4. Ebert TJ, Muzi M, Lopatka CW (1995) **Neurocirculatory responses to sevoflurane in humans. A comparison to desflurane.** Anesthesiology 83: 88-95

1. Welches ist die wesentliche physiko-chemische Eigenschaft, durch die sich die neueren Inhalationsanästhetika Desfluran und Sevofluran von den herkömmlichen Substanzen Halothan, Enfluran und Isofluran unterscheiden?

2. Wie werden Desfluran und Sevofluran metabolisiert?

3. Wie reagiert Sevofluran mit Atemkalk?

4. Welche Besonderheiten müssen bei der Narkoseeinleitung und -führung mit Desfluran berücksichtigt werden?

aus: Der Anaesthesist 9/97, S. 825

5. Eger EI (1994) **New inhaled anesthetics.** Anesthesiology 80:906-922
6. Fang ZX, Eger EI, Laster MJ, Chortkoff BS, Kandel L, Ionescu P (1995) **Carbon monoxide production from degradation of desflurane, enflurane, isoflurane, halothane, and sevoflurane by soda lime and baralyme.** Anesth Analg 80:1187-93
7. Kharasch ED (1996) **Metabolism and toxicity of the new anesthetic agents.** Acta Anaesthesiol Belg 47:7-14
8. Kharasch ED, Hankins DC, Thummel KE (1995) **Human kidney methoxyflurane and sevoflurane metabolism.** Anesthesiology 82:689-99
9. Mazze RI, Jamison RL (1997) **Low-flow (1 l/min) sevoflurane: is it safe?** Anesthesiology86:1225-7
10. Wilhelm W, Kuster M, Larsen B, Larsen R (1996) **Desfluran und Isofluran. Ein Vergleich von Aufwach- und Kreislaufverhalten bei chirurgischen Eingriffen.** Anaesthesist 45:37-46
11. Young CJ, Apfelbaum JL (1995) **Inhalational anesthetics: desflurane and sevoflurane.** J Clin Anesth 7:564-577

F. Hänel · C. Werner · Institut für Anaesthesiologie der Technischen Universität München, Klinikum rechts der Isar

Remifentanil

Verbesserte Operations- und Anästhesietechniken sowie der zunehmende Kostendruck im Gesundheitswesen tragen dazu bei, daß eine Reihe operativer Eingriffe, die traditionell im Rahmen einer stationären Versorgung erfolgten, heute ambulant durchgeführt werden. Mit der Verkürzung der Krankenhausverweildauer verändert sich auch das Anforderungsprofil der Anästhesieverfahren hin zu kurz wirkenden und gut steuerbaren Medikamenten. Dies gilt für die Hypnotika, die Muskelrelaxanzien, die volatilen Anästhetika und die Analgetika gleichermaßen. Ein in diesem Sinn ideales Anästhetikum ist durch folgende Eigenschaften gekennzeichnet: Rascher Wirkungseintritt, kurze Aufwachphase bei hämodynamischer Stabilität, keine Kumulation, fehlende Organtoxizität der verwendeten Substanzen, und große therapeutische Breite bei guter Verträglichkeit.

Remifentanil ist ein neuer, hochpotenter und subtypselektiver μ-Opiat-Rezeptor-Agonist, dessen pharmakokinetisches und pharmakodynamisches Profil einen möglichen Fortschritt in der perioperativen Anwendung potenter Opioide darstellt. Remifentanil ist durch eine schnelle Anschlagzeit (1,5 min) und sehr kurze Wirkdauer (<8 min) gekennzeichnet. Diese kinetischen Besonderheiten beruhen auf dem geringen Verteilungsvolumen von Remifentanil und der raschen Hydrolyse durch unspezifische Esterasen in Blut und Geweben. Wegen seiner kurzen Wirkdauer sollte Remifentanil – außer bei Kurzeingriffen – als kontinuierliche intravenöse Infusion zugeführt werden. Remifentanil enthält die Aminosäure Glycin als Stabilisator. Da Glycin im zentralen Nervensystem als Neurotransmitter wirkt, darf Remifentanil weder epidural noch intrathekal appliziert werden.

Allgemeine Pharmakokinetik

Verteilung

Die Verteilung von Remifentanil kann, für klinische Belange ausreichend, als ▶ **Zwei-Kompartiment-Modell** beschrieben werden: Ein zentrales Kompartiment, bestehend aus Blut und gut perfundierten Geweben und ein peripheres Kompartiment aus weniger gut perfundierten Geweben, wie z.B. dem Fettgewebe. Das Verteilungsvolumen des *zentralen* Kompartiments wird mit 5,7-8 l angegeben und ist damit deutlich höher als das von Alfentanil (4,1 l).

Im Vergleich zu anderen Opioiden ist die ▶ **Plasmaproteinbindung** von Remifentanil mit 70% deutlich niedriger (Tabelle 1). Ein Drittel der Substanz ist an das α-1-saure Glykoprotein gebunden.

Remifentanil weist im Vergleich zu Fentanyl, Alfentanil und Sufentanil eine geringere ▶ **Fettlöslichkeit** auf (Tabelle 1). Diese Charakteristik kann bei längerer Infusionsdauer (>6 h) klinisch relevant sein.

▶ **Zwei-Kompartiment-Modell**

▶ **Plasmaproteinbindung**

▶ **Fettlöslichkeit**

Dr. F. Hänel · Institut für Anaesthesiologie der Technischen Universität München, Klinikum Rechts der Isar, Ismaninger Straße 22, D-81675 München

Metabolismus

Der Metabolismus von Remifentanil erfolgt zu 98% durch ▶ **unspezifische Plasma-
und Gewebeesterasen** und ist vollständig unabhängig von der Plasmacholinestera-
seaktivität. Deshalb ist eine Dosisanpassung bei Patienten mit hereditärem oder
erworbenem Plasmacholinesterasemangel nicht erforderlich. Eine Sättigungskinetik
existiert für unspezifische Plasma- und Gewebeesterasen nicht. Nach Esterhydrolyse
entsteht GI90291, ein Molekül, das eine geringe Affinität zum Opiatrezeptor hat.
Seine analgetische Potenz beträgt nur noch 1/300 bis 1/4600 der von Remifentanil.
Dieser Hauptmetabolit wird unverändert über die Nieren ausgeschieden. Die
restlichen 2% von Remifentanil werden durch N-Dealkylierung in den Metaboliten
GI94219 umgewandelt (Abb. 1).

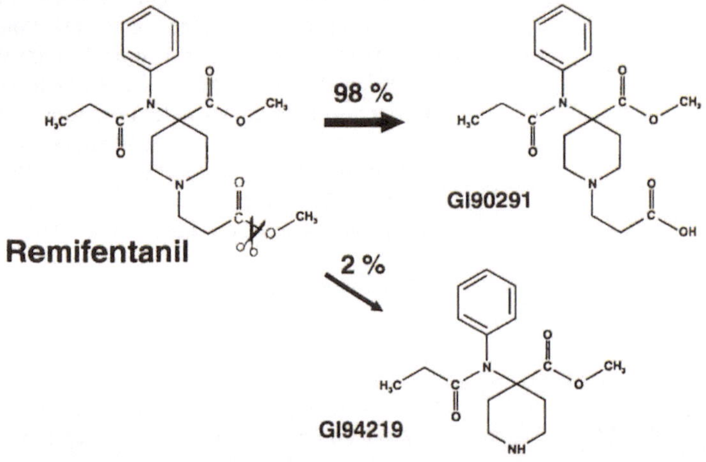

Remifentanil

98 %

GI90291

2 %

GI94219

Abb. 1 ▲ **Metabolismus von Remifentanil (modifiziert nach [1])**

Clearance

Remifentanil besitzt je nach Untersuchung eine Plasmaclearance von 2,1-2,8 l/min.
Die Plasmaclearance von Alfentanil beträgt dagegen 0,21-0,63 l/min und ist damit
10-fach niedriger als die von Remifentanil. Körpergewicht, Alter und das Geschlecht
haben nach bisher vorliegenden Ergebnissen keinen Einfluß auf die Gesamtclearance
von Remifentanil.

Elimination

Entsprechend der Verteilung von Remifentanil auf der Basis des Zwei- oder Drei-
Kompartiment-Modells kann die Elimination von Remifentanil als bi- oder tri-

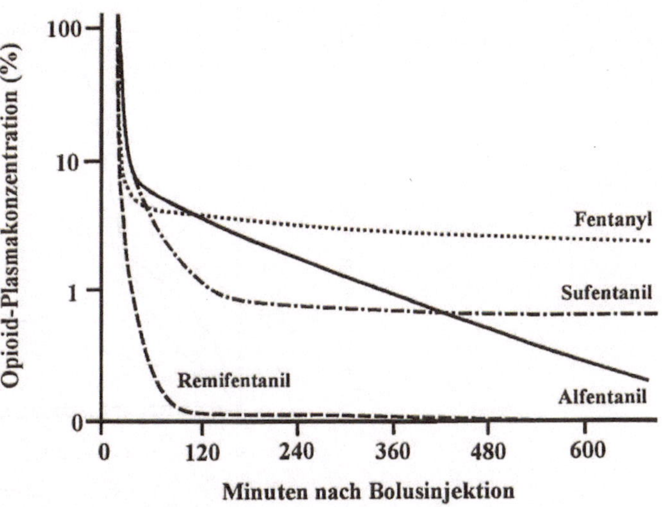

Abb. 2 ▲ Relative Plasmakonzentrationen über die Zeit nach Bolusgaben von Remifentanil, Fentanyl, Alfentanil und Sufentanil (modifiziert nach Shafer SL (1996) New intravenous anesthetic-Remifentanil, Refresher Courses in Anesthesiology. The American Society of Anesthesiologists, INC., Lippincott-Raven Publishers, Philadelphia, Pennsylvania: Vol. 24, 242-255)

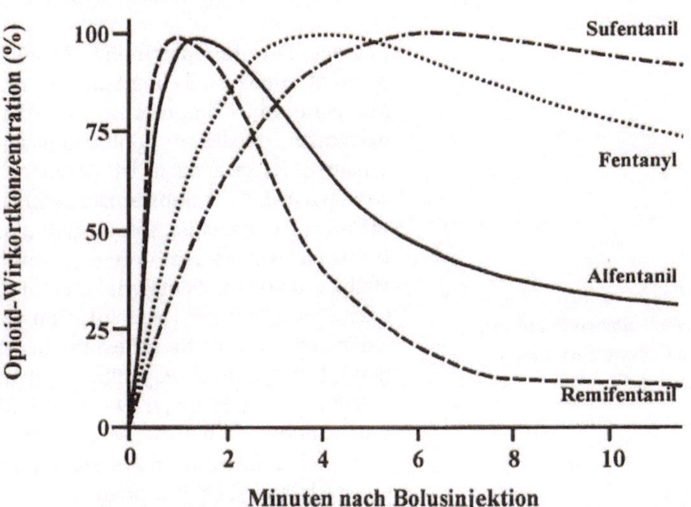

Abb. 3 ▲ Zeitlicher Verlauf der Konzentration am Wirkort nach Bolusgaben von Remifentanil, Fentanyl, Alfentanil und Sufentanil. Die Konzentrationen am Wirkort wurden auf die dortige Spitzenkonzentration normalisiert. Remifentanil zeigt eine mit Alfentanil vergleichbare Anschlagzeit, aber einen deutlich rascheren Abfall der Konzentration am Wirkort im Vergleich zu Alfentanil (modifiziert nach Shafer SL (1996) New intravenous anesthetic-Remifentanil, Refresher Courses in Anesthesiology. The American Society of Anesthesiologists, INC., Lippincott-Raven Publishers, Philadelphia, Pennsylvania: Vol. 24, 242-255)

exponentiell (Verteilungskoeffizienten A, B, und C) beschrieben werden. Remifentanil besitzt eine ▶ **Verteilungshalbwertszeit** ($t_{1/2\alpha}$) von 0,9 min. Die ▶ **mittlere terminale Eliminationshalbwertszeit** ($t_{1/2\beta}$) ist deutlich kürzer als die anderer Opioide (Tabelle 1). Die Elimination aus dem dritten Kompartiment ist wegen der dort geringeren Verteilung von Remifentanil von untergeordneter Bedeutung ($t_{1/2\gamma}$ = 35-137 min).

Der Anteil, den jedes einzelne Kompartiment an der Verteilung von Remifentanil besitzt (Verteilungskoeffizienten A: 0,85, B: 0,15 und C: 0,002) zeigt, daß 99,8% der Substanz während der α- (0,9 min) und der β-Halbwertszeit (6-14 min) eliminiert werden, nur 0,2% der Substanz mit der langsamsten γ-Halbwertszeit (35-137 min). Aus klinischer Sicht ist die langsamste Halbwertszeit von untergeordneter Bedeutung und Remifentanil verhält sich wie eine Substanz mit einer terminalen Halbwertszeit von 6 min und weniger. Abbildung 2 zeigt die relativen ▶ **Plasmakonzentrationen** über die Zeit **nach Bolusgaben** verschiedener Opioide.

▶ **Verteilungshalbwertszeit ($t_{1/2\alpha}$)**
▶ **Terminale Eliminationshalbwertszeit ($t_{1/2\beta}$)**

Remifentanil ist das Opioid mit der kürzesten terminalen Halbwertszeit.

▶ **Plasmakonzentrationen nach Bolusgaben**

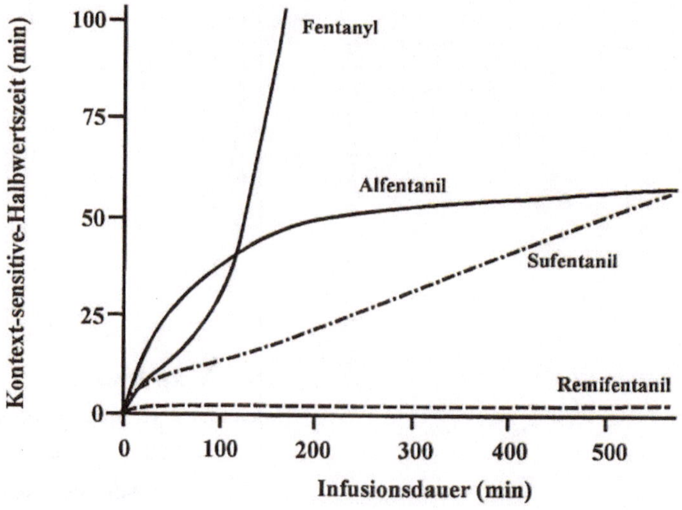

Abb. 4 ▲ Kontext-sensitive Halbwertszeit von Remifentanil, Fentanyl, Alfentanil und Sufentanil (modifiziert nach [1])

Kontext-sensitive Halbwertszeit

In einem Drei-Kompartiment-Modell beschreibt die Eliminationshalbwertszeit den Konzentrationsabfall einer Substanz nach längerer Infusionsdauer nur unzureichend. Mit Hilfe von Computermodellen kann der Abfall einer Substanzkonzentration nach unterschiedlicher Applikationsdauer detailliert dargestellt werden. Die Kontext-sensitive Halbwertszeit ist definiert als die Zeit, die notwendig ist, um einen 50%igen Abfall der Substanzkonzentration nach Beendigung einer kontinuierlichen Infusion zu erreichen. Der Begriff „Kontext" bezieht sich dabei auf die Dauer der Infusion. Nach 60-, 120- oder 240-minütiger Infusion nimmt die Kontext-sensitive Halbwertszeit für Fentanyl, Sufentanil und Alfentanil noch zu, während sie selbst nach 600-minütiger Dauerinfusion von Remifentanil unverändert zwischen 3 und 4 min liegt (Abb. 4). Nach Beendigung einer 240 min dauernden Remifentanilinfusion beträgt sie 3,7 min gegenüber 33,9 min, 58,5 min und 262,5 min für Sufentanil, Alfentanil oder Fentanyl. Die Elimination von Remifentanil hängt im Gegensatz zu diesen Substanzen nicht von der Infusionsdauer ab. Daher sind sämtliche Rezeptor-vermittelten Effekte von Remifentanil nach kurzen Eingriffen ebenso rasch beendet wie nach langen Operationen.

Konzentrationen am Wirkort nach Bolusgabe

Der Zeitverlauf der Opioid-Konzentrationen am Wirkort ist in Abb. 3 dargestellt; 1,5 min (Anschlagzeit) nach einer Bolusapplikation wird die maximale Konzentration für Remifentanil und Alfentanil am Wirkort erreicht. Sechs Minuten nach der Bolusgabe fällt die Plasmakonzentration am Wirkort auf 20% der Spitzenkonzentration ab, nach Injektion von Alfentanil innerhalb dieser Zeit nur auf 40%. Die Plasmakonzentrationen von Sufentanil und Fentanyl sind hingegen auch nach 60 min deutlich höher.

Spezielle Pharmakokinetik

Adipositas

Im Vergleich zu Patienten mit Idealgewicht ergab sich bei Patienten mit Adipositas (>30% des Idealgewichts) eine geringere zentrale Clearance (27,9 vs. 42,3 ml/min/ kg), ein kleineres Verteilungsvolumen im steady-state (V_{ss}: 146,8 vs. 217,2 ml/kg) und ein kleineres Verteilungsvolumen für das zentrale Kompartiment (V_c: 68,3 vs. 101,9 ml/kg). Deshalb sollte sich die Dosierung von Remifentanil für adipöse Patienten nach ihrem Idealgewicht richten.

Die kontextsensitive Halbwertszeit von Remifentanil nimmt selbst nach mehrstündiger Infusion nicht zu.

Bei Adipositas: Remifentanil nach dem jeweiligen Idealgewicht dosieren.

aus: Der Anaesthesist 10/97, S. 900

Tabelle 2

Verteilung (V_{ss}) und Clearance von Remifentanil vor, während und nach hypothermer ECC (modifiziert nach[8])

	Vor ECC		ECC		Vor ECC	
	V_{ss} (l/kg)	Clearance (ml/min/kg)	V_{ss} (l/kg)	Clearance (ml/min/kg)	V_{ss} (l/kg)	Clearance (ml/min/kg)
Remifentanil (2 µg/kg)	0,22	37,2	0,46	28,2	0,38	41,2
Remifentanil (5 µg/kg)	0,13	25,8	0,20	22,2	0,16	30,6

Leber- und Niereninsuffizienz

Keine Kumulation und Verlängerung der Wirkdauer von Remifentanil bei Leber- und Niereninsuffizienz.

Bei Patienten mit Leber- und Niereninsuffizienz bleibt die Pharmakokinetik von Remifentanil im Vergleich zu Gesunden unverändert. Im Gegensatz dazu wird die terminale Eliminationshalbwertszeit, $t_{1/2\beta}$, des Hauptmetaboliten GI90291 von Remifentanil bei Patienten mit Niereninsuffizienz deutlich verlängert. Die bisher vorliegenden Untersuchungen zeigen, daß Remifentanil bei Patienten mit Leber- oder Niereninsuffizienz in beliebiger Dosierung infundiert werden kann, ohne daß gleichzeitig mit einer Kumulation gerechnet werden muß.

Patientenalter

Mit der EC_{50} wird die Konzentration (ng/ml) einer Substanz angegeben, die im Elektroenzephalogram (EEG) 50% des maximalen Effektes verursacht. Die Blut-Hirn-Äquilibrierungszeitkonstante k_{eo} (min) beschreibt die Zeit, bis der maximale Effekt durch eine Substanz erzielt wird. Untersuchungen gesunder Probanden (n=65) ergaben eine altersbezogene lineare Abnahme der EC_{50} und k_{eo}. Dementsprechend sollte die Dosis bei älteren Patienten reduziert werden, um ein mit jüngeren Patienten vergleichbares Analgesieniveau zu erreichen.

Einfluß der extrakorporalen Zirkulation (ECC)

► Clearance von Pharmaka
► Verteilungsvolumen

In der Reperfusionsphase nach ECC: Bei Normothermie rasche Normalisierung der Eliminationshalbwertszeit von Remifentanil.

Die ECC führt zu Veränderungen verschiedener physiologischer Parameter (Perfusionsvolumen, Verteilungsvolumen, Hämatokrit, Körpertemperatur usw.), die einen relevanten Einfluß auf die Pharmakologie nehmen. Untersuchungen an kardiochirurgischen Patienten haben ergeben, daß die ECC die ► **Clearance von Pharmaka** reduziert und gleichzeitig das ► **Verteilungsvolumen** im Vergleich zur Normothermie vor und nach der ECC vergrößert. Dies gilt auch für Remifentanil (Tabelle 2): So führte eine kontinuierliche Remifentanilapplikation bei kardiochirurgischen Patienten zu einem Anstieg der Plasmakonzentrationen von 30 µg/l auf 52 µg/l während hypothermer ECC. In der Reperfusionsphase unter Normothermie waren jedoch die Plasmakonzentrationen mit denen vor der ECC vergleichbar. Eine Verlängerung der Eliminationshalbwertszeit während der hypothermen ECC-Phase von 6 auf 10-14 min hat jedoch für die klinische Praxis offensichtlich keine Bedeutung, da sich mit Erreichen der Normothermie die Eliminationshalbwertzeit wieder normalisiert.

Allgemeine Pharmakodynamik

► Selektiver µ-Opiatrezeptor-Agonist

Remifentanil ist ein ► **selektiver µ-Opiatrezeptor-Agonist**, dessen pharmakodynamischen Effekte qualitativ mit denen von Fentanyl, Alfentanil und Sufentanil vergleichbar sind. So führt die Stimulation des µ-Rezeptorkomplexes nicht nur zu dem gewünschten Effekt der Analgesie, sondern auch zu Nebenwirkungen wie verursacht keine Histaminfreisetzung.

Tabelle 3

Pharmakodynamische Parameter von Remifentanil im Vergleich zu Alfentanil. Veränderungen der spektralen Eckfrequenz (modifiziert nach 4)

E_0 (Hz): Spektrale Eckfrequenz; Ausgangswert. E_{max} (Hz): Spektrale Eckfrequenz; Spitzenwert. g: beschreibt das Verhalten von Konzentration und Antwort. EC_{50} (ng/ml): Konzentration, um 50% des maximalen Effektes zu erzielen. K_{e0} (min^{-1}): Äquilibrierungszeitkonstante. $t_{1/2}$ K_{e0} (min): Äquilibrierungshalbwertszeit

Parameter	Remifentanil	Alfentanil
E_0 (Hz)	19	1,8
E_{max} (Hz)	14	13
γ	4,3	8
EC_{50} (ng/ml)	19,9	376
K_{e0} (min^{-1})	1,1	1,4
$t_{1/2}$ K_{e0} (min)	1,6	0,96

MAC-Reduktion

Eine Plasmakonzentration von 7,4 ng/ml Remifentanil reduzierte bei Hunden den MAC von Enfluran um 50%. Bei Patienten wurde mit äquipotenten Plasmakonzentrationen von Remifentanil (1,2 ng/ml) und Fentanyl (1,7 ng/ml) eine 50%ige MAC-Reduktion von Isofluran erreicht.

Einfluß auf Elektroenzephalogramm und evozierte Potentiale

Remifentanil führt zu einer dosisabhängigen Suppression der EEG-Frequenz, bis unter hohen Dosierungen eine stabile Delta-Aktivität persistiert. In Übereinstimmung mit anderen Opioiden bewirken jedoch selbst höchste Remifentanilkonzentrationen keine maximale kortikale Suppression (▶ **burst suppression**).

▶ **Burst suppression**

Remifentanil (1, 2 oder 3 µg/kg/min), als alleiniges Einleitungsmedikament, induzierte nach Prämedikation mit Lorazepam (40 µ/kg) bei koronarchirurgischen Patienten ein stabiles EEG-Muster mit einer über 50%igen Reduktion der ▶ **spektralen Eckfrequenz** ohne Zeichen einer Krampfaktivität. Eine Konzentration von 14,7 ng/ml Remifentanil reduzierte bei gesunden Probanden die spektrale Eckfrequenz von 25 Hz auf 5 Hz. Innerhalb einer Dosierung von 0,11-0,48 µg/kg/min wurden im EEG keine Veränderungen der Leistung im β-, α-, τ- und δ-Frequenzband registriert.

▶ **Spektrale Eckfrequenz**

Während einer Isoflurananästhesie (0,4 MAC) reduzierte Remifentanil dosisabhängig die auditorische Antwort mittlerer Latenz (MLAEP) mit und ohne Stimulation (Intubation und Hautschnitt). Die Amplitude der P15-N20-Komponente der ▶ **somatosensorisch evozierten Potentiale** nahm mit Remifentanil signifikant ab, während bei allen Dosierungen ein signifikanter Anstieg (p<0,001) der Amplituden P25-N35 und N35-P45 beobachtet wurde [4]. Tabelle 3 faßt die pharmakodynamischen Effekte von Remifentanil im Vergleich zu Alfentanil zusammen. Basierend auf Analysen von EEG-Veränderungen wird deutlich, daß Remifentanil 19fach potenter ist als Alfentanil (EC_{50}: 20 ng/ml für Remifentanil vs. 376 ng/ml für Alfentanil). Die Werte für K_{e0}, und die Äquilibrierungszeitkonstanten zwischen Plasma und Wirkort sind zwischen Remifentanil und Alfentanil vergleichbar.

▶ **Somatosensorisch evozierte Potentiale**

Analgetische Potenz

Die analgetische Potenz einer Substanz wird unter anderem bestimmt durch ihre Rezeptoraffinität, den pKa-Wert und die intrinsische Aktivität. Studien an gesunden Probanden ergaben eine 16-30fach stärkere analgetische Potenz von Remifentanil im Vergleich zu Alfentanil bezüglich einer Toleranz gegenüber experimenteller sternaler und tibialer Schmerzreize. Die analgetische Potenz von Remifentanil ist vergleichbar mit der von Fentanyl, während Sufentanil 6-10mal stärker analgetisch wirksam ist.

Empfohlene Dosierungen für Remifentanil

	Remifentanil Bolus (μg/kg)	Infusionsrate Erhaltung (μg/kg/min)	Dosisbereich Infusion (μg/kg/min)
Narkoseeinleitung	0,5-1,0 (über 60 s)	0,3-0,5	
Aufrechterhaltung			
- mit Stickoxydul (66%)	0,5-1,0	0,4	0,1-2,0
- mit Isofluran (Anfangsdosis 0,5 MAC)	0,5-1,0	0,25	0,05-2,0
- mit Propofol (Anfangsdosis 5-6 mg/kg/h)	0,5	0,3-0,5	0,1-2,0
Postoperative Schmerztherapie	Keine Bolusgaben empfohlen	10-20% der intra-operativen Dosis	Individuell nach Patientenbedarf

▶ **Mittlere effektive Dosierung**

Um autonome und somatische Reaktionen auf den Hautschnitt zu unterdrücken, war eine ▶ **mittlere effektive Dosierung** von 0,52 μg/kg/min Remifentanil erforderlich. Remifentanil (1 μg/kg Bolus gefolgt von 0,025-2 μg/kg/min) wurde nach Narkoseeinleitung mit Propofol und Beatmung mit Lachgas (70%) in Sauerstoff appliziert. Bei Infusionsraten von Remifentanil unter 0,3 μg/kg/min war die supplementierende Gabe von Isofluran notwendig (s. oben).

Anschlagzeit und Wirkungsverlust

Die Anschlagzeit von Remifentanil entspricht der von Alfentanil, die Wirkdauer ist jedoch wesentlich kürzer.

Die Anschlagzeit ist definiert als die Zeit, die eine Substanz benötigt, um ihre maximale Konzentration am Wirkort zu erreichen. Bei gesunden Probanden wurden für die Halbwertszeit der Äquilibrierung zwischen Plasma und Effektkompartiment ($t_{1/2}\,K_{eo}$) vergleichbare Werte für Remifentanil und Alfentanil ermittelt (1,6 vs. 0,96 min). Die Zeit bis zum Eintritt der Analgesie betrug für Remifentanil 1 min und für Alfentanil 3 min mit vergleichbarer Wirkungsdauer. In einer anderen Probandenstudie wurde nach dreistündiger Infusion einer äquipotenten Konzentration das Wirkungsende nach Remifentanil 10fach schneller erreicht als nach Alfentanil (5,4 min vs. 54 min) (s.a. „Kontext-sensitive Halbwertszeit").

Kardiovaskuläre Effekte

Die hämodynamische Stabilität ist ein entscheidendes Kriterium für die Wahl eines Anästhetikums, insbesondere bei kardialen und/oder zerebralen Risikopatienten. Ideale Opioide sollten keine negativ inotropen oder positiv chronotropen Effekte aufweisen, den peripheren Gefäßwiderstand nicht senken und gleichzeitig ausreichend gegenüber Laryngoskopie, Intubation, Instrumentierung und chirurgischen Stimuli abschirmen.

▶ **Blutdruckabfall**
▶ **Bradykardie**

Bradykardien und Blutdruckabfälle treten vor allem bei Bolusinjektionen und höheren Dosierungen von Remifentanil auf.

In Dosierungen von 2-30 μg/kg (als Bolus über 1 min appliziert) führt Remifentanil zu einem signifikanten ▶ **Blutdruckabfall** und einer ▶ **Bradykardie**. Die hämodynamischen Veränderungen werden nicht durch eine Histaminfreisetzung ausgelöst. Die Bradykardie kann durch eine i.v.-Vorinjektion von Glycopyrrolat (0,3-0,4 mg i.v.) abgeschwächt, der Blutdruckabfall durch i.v.-Injektion eines Vasopressors beseitigt werden. Bei Dosierungen von <1 μg/kg/min Remifentanil sowie bei Verzicht auf Bolusinjektionen bleiben bei normovolämen Patienten ungünstige hämodynamische Veränderungen gewöhnlich aus.

Respiratorische Effekte

▶ **Atemdepression**

Remifentanil (0,0625-2 μg/kg) führt wie andere μ-Agonisten zu einer dosisabhängigen ▶ **Atemdepression**. Nach einmaliger Bolusgabe ist die Atemdepression innerhalb von 5 min maximal ausgeprägt.

Der atemdepressive Effekt von Remifentanil war bei Patienten mit terminaler Niereninsuffizienz vergleichbar mit einem Normalkollektiv, ebenso die Rückkehr einer suffizienten Spontanatmung. Das Atemminutenvolumen erreichte 15 min nach Beendigung der Remifentanilinfusion bei Normalpersonen seinen Ausgangswert, bei den Patienten mit terminaler Niereninsuffizienz 85%.

Trotz ▶ **Kumulation des Metaboliten** GI90291 bei Patienten mit terminaler Niereninsuffizienz, konnte wegen der geringen Affinität der Substanz zum μ-Rezeptor kein klinisch relevanter agonistischer Effekt nachgewiesen werden. Inwieweit die Kumulation bei langdauernder Analgosedierung von Intensivpatienten mit terminaler Niereninsuffizienz zu einer klinisch relevanten Wirkung führt, ist bislang nicht untersucht.

Patienten mit schwerer Leberfunktionsstörung reagieren bei niedrigeren Plasmakonzentrationen von Remifentanil mit einer Atemdepression als Patienten ohne ▶ **Leberfunktionsstörung** (1,56 μg/l vs. 2,52 μg/l). Ob diese Befunde Ausdruck einer sich manifestierenden hepatischen Enzephalopathie sind, ist unklar.

Die durch Remifentanil ausgelöste Atemdepression mit konsekutiver Hyperkapnie kann durch den μ-Opiatrezeptorantagonisten Naloxon aufgehoben werden. Da Remifentanil eine kürzere Halbwertszeit als Naloxon besitzt, ist nach Antagonisierung nicht mit einer erneuten Atemdepression zu rechnen. In der klinischen Praxis ist aber eine Antagonisierung von Remifentanil wegen der kurzen Wirkdauer nur äußerst selten erforderlich.

Anwendung von Remifentanil in der Anästhesie

Einleitung der Anästhesie

Remifentanil, als alleiniges Einleitungsmedikament, muß in einer sehr hohen Dosierung von 9,5 μg/kg über einen Zeitraum von 2 min appliziert werden, um einen Bewußtseinsverlust bei 50% der untersuchten Patienten zu erreichen. Unter dieser Dosierung tritt häufig ▶ **Thoraxrigidität** als Folge der zentral antidopaminergen Wirkung des Opioids auf, auch muß mit stärkerem Blutdruckabfall gerechnet werden. Das Auftreten einer Thoraxrigidität wird durch eine langsame Injektionsgeschwindigkeit und Verzicht auf eine Bolusapplikation in aller Regel verhindert. Die Inzidenz der Muskelrigidität kann unter 1% gesenkt werden, wenn Remifentanil zusammen mit dem Einleitungshypnotikum oder nach dessen Injektion zugeführt wird.

Um hämodynamische Stabilität zu gewährleisten, sollte auf eine Bolusgabe verzichtet und die Einleitung mit einer kontinuierlichen Infusion von Remifentanil (0,5-1 μg/kg/min) begonnen werden, bis die Patienten eine Änderung im Befinden äußern. Remifentanildosen von 2-30 μg/kg können einen Abfall der Herzfrequenz und des Blutdrucks auslösen, wenn bei hypovolämischen Patienten geringe Stimulationen vorliegen. Durch frühzeitige Gabe von Volumen oder Prämedikation mit Glycopyrrolat können diese Effekte abgeschwächt oder mit adrenergen Substanzen rasch therapiert werden. Bradykardien durch Remifentanil können wie bei Sufentanil, Fentanyl und Alfentanil mit Atropin (0,25-0,5 mg i.v.) beseitigt werden.

Aufrechterhaltung der Anästhesie

Bisher zwang das pharmakokinetische Profil der Opioide bei vielen Eingriffen zu einer Anästhesie, bei der eher die hypnotische oder MAC-reduzierende Komponente im Vordergrund stand. Mit Remifentanil steht erstmals ein Medikament zur Verfügung, mit dem gezielt die analgetische Komponente der Anästhesie betont werden kann, ohne eine prolongierte Atemdepression bei höheren Dosierungen in Kauf nehmen zu müssen. Remifentanil reduziert die ▶ **minimale alveoläre Konzentration** (MAC) volatiler Anästhetika. Eine Remifentanilgabe von 0,1 μg/kg/min reduziert den MAC-Wert für Isofluran um ca. 50%; von 2 μg/kg/min um 90%. Tabelle 4 zeigt Empfehlungen für die Aufrechterhaltung einer balancierten Anästhesie mit volatilen Anästhetika und für die TIVA. So kann Remifentanil mit allen zugelassenen volatilen Anästhetika, mit oder ohne zusätzliche Gabe von N_2O, kombiniert werden.

Um eine ▶ **intraoperative Wahrnehmung** zu vermeiden, sollte bei einer Remifentanil-Infusionsrate von 0,05-1 μg/kg/min 0,5 MAC des gewählten volatilen Anästhetikums ohne oder 0,3 MAC mit Lachgas nicht unterschritten werden.

► TIVA

Um Wachheit während der Narkose zu vermeiden, muß Remifentanil mit einem Hypnotikum kombiniert werden, z. B. volatilen Anästhetika in niedriger Konzentration oder Propofol.

► **Aufwachzeiten**

Nach Remifentanil kürzere Aufwachzeiten als nach Alfentanil. Bei Kombination von Remifentanil mit Isofluran rascheres Erwachen als mit Propofol.

Nach Remifentanil meist frühzeitiges Auftreten postoperativer Schmerzen.

Bei Remifentanil-Anästhesie Beginn der Schmerztherapie möglichst kurz vor Narkoseende, z. B. mit Piritramid oder Metamizol.

Postoperative Schmerztherapie mit Remifentanil-Infusion in niedriger Dosierung möglich, jedoch sorgfältige Überwachung durch geschultes Personal erforderlich.

Als ► TIVA werden initial Remifentanil (0,3-0,5 µg/kg/min) und Propofol (5-6 mg/kg/h) infundiert. Nach der Intubation kann die Remifentanilinfusion auf etwa 0,1 µg/kg/min und die Propofolinfusion auf 2-4 mg/kg/h reduziert werden. Zum Hautschnitt wird die Dosierung von Remifentanil auf 0,2-0,3 µg/kg/min erhöht. Sind die intraoperativen Verhältnisse über einen längeren Zeitraum stabil, können die Förderraten von Remifentanil und Propofol sukzessive reduziert werden. Die Förderrate von Propofol sollte nicht zu stark gesenkt werden, um eine intraoperative Wahrnehmung zu verhindern. Gleichzeitig können besonders schmerzhafte Phasen der Operation die Steigerung der Remifentanildosierung auf 1 µg/kg/min oder mehr erfordern. Anders als bisher ist eine hohe Opioidapplikation mit Remifentanil jederzeit (also auch kurz vor der Anästhesieausleitung) möglich, ohne daß mit einer prolongierten Aufwachphase und Nachbeatmung gerechnet werden muß.

Ausleitung der Anästhesie und Aufwachverhalten

Anästhesie mit Remifentanil kann zu signifikant kürzeren ► **Aufwachzeiten** führen als mit Alfentanil. Die Remifentanilinfusion wird erst mit dem Op-Ende oder kurz vorher eingestellt, während die Alfentanilinfusion 10-15 min vor Op-Ende beendet werden muß, um mit Remifentanil vergleichbare Aufwachzeiten zu erreichen. Das Stadium der zeitlichen und örtlichen Orientierung (9,2 min vs. 25,3 min) und die Verlegung aus dem Aufwachraum (159 min vs. 190 min) werden nach Remifentanil früher als nach Alfentanil erreicht. Eine Untersuchung der Aufwachzeiten nach Anästhesie mit Remifentanil und Isofluran ergab im Vergleich zu Remifentanil in Kombination mit Propofol eine kürzere Aufwachphase bei Patienten mit arthroskopischen Eingriffen.

Postoperative Übelkeit, Erbrechen und Zittern

Die Nebenwirkungen von Remifentanil sind charakteristisch für die der µ-Rezeptoragonisten. Es wird über Nausea, Erbrechen, Juckreiz und Kopfschmerzen berichtet (Inzidenz ≥18%). Die Produktinformation gibt postoperatives Zittern, Übelkeit und Erbrechen mit einer Häufigkeit von ≥5% an. Präventiv oder therapeutisch kann mit Clonidin (0,1 µg/kg i.v.), Dehydrobenzperidol (0,65 mg i.v.) oder Dolantin (25-50 mg i.v.) postoperativer Übelkeit und Zittern begegnet werden.

Postoperative Analgesie

Das Beenden einer kontinuierlichen Remifentanilinfusion führt zu einem raschen Wirkungsverlust und einem frühzeitigen Auftreten von Schmerzen. Dieser schnelle Wirkungsverlust erfordert in der Regel, daß die postoperative Schmerztherapie kurz vor oder spätestens mit Beendigung der Dauerinfusion begonnen wird, in der Regel also früher als nach anderen Opioiden. Die Strategie bei der postoperativen Schmerztherapie nach Remifentanil besteht darin, vor oder mit Ende der Remifentanilinfusion entweder zentrale Analgetika (z. B. Morphin, Piritramid) oder nichtsteroidale Analgetika (z. B. Diclofenac, Metamizol) zu applizieren, oder die Remifentanilinfusion mit erniedrigter Rate (10-20% der intraoperativen Förderrate) fortzusetzen, bevor es zum Verlust der Analgesie kommt.

In einer Multicenterstudie konnte mit einer titrierenden Dauerinfusion mit Remifentanil, beginnend mit 0,1 µg/kg/min, bei 71% der Patienten der postoperative Schmerz wirksam behandelt werden. Bolusgaben und sprunghafte Erhöhungen der Förderrate waren jedoch mit Muskelrigidität, Atemdepression oder/und Apnoe verbunden. Das Vermeiden von Bolusgaben und schneller Änderung der Förderraten führte zu einer effektiveren Analgesie und reduzierte die Inzidenz unerwünschter Effekte deutlich.

Die kontinuierliche Infusion von Remifentanil setzt aber in jedem Fall eine entsprechende postoperative Überwachung voraus. Besonders die Gefahr einer Atemdepression erfordert ein kontinuierliches Monitoring der respiratorischen und kardiovaskulären Funktion durch entsprechend geschultes Personal, entweder im Aufwachraum oder auf der Intensivstation.

Spezielle klinische Anwendungsgebiete

Thorax-, Abdominal- und Extremitätenchirurgie

In der Thorax-, Abdominal- und Extremitätenchirurgie muß das Analgesieniveau schnell an Stimuli unterschiedlicher Intensität angepaßt werden, denn intraoperativ wechseln sich schmerzhafte Phasen (Periostpräparation, peritoneale- und pleurale Reize) mit weniger schmerzhaften (intestinale Präparation) ab.

Die Infusion von Remifentanil (0,25 µg/kg/min) in Kombination mit N_2O/O_2 konnte bei ▶ **abdomineller Hysterektomie** die hämodynamische Reaktion auf chirurgische Stimulation besser unterdrücken als die Infusion von Alfentanil, 0,5 µg/kg/ min. Während abdomineller Laparoskopien konnten die Höhe des Blutdrucks und der Herzfrequenz mit Remifentanil dosisabhängig eingestellt werden. In dieser Studie gelang die Streßabschirmung auf anästhesiologische und chirurgische Stimuli effektiver mit Remifentanil (1 µg/kg als Bolus, gefolgt von 0,1 oder 0,4 µg/kg/min) als mit Alfentanil (20 µg/kg als Bolus, gefolgt von 1 µg/kg/min). Nach Remifentanil wurden kürzere Aufwachzeiten als nach Alfentanil beobachtet.

Eine Multicenterstudie untersuchte Remifentanil (Loadingdosis 1 µg/kg, gefolgt von 0,5 µg/kg/min) im Vergleich zu Alfentanil (Loadingdosis 25 µg/kg, gefolgt von 1 µg/kg/min) während ▶ **großer abdominalchirurgischer Eingriffe**. Streßreaktionen auf die Intubation (28% versus 15%) und den Hautschnitt (17% versus 8%) wurden mit Alfentanil ca. doppelt so häufig registriert wie mit Remifentanil. Blutdruckabfall und Bradykardie wurden unter Remifentanil häufiger beobachtet, waren aber durch Reduktion der Infusionsrate reversibel. Die Zeiten bis zum Beginn einer suffizienten Spontanatmung und bis zu einer ersten verbalen Reaktion auf Ansprache sowie die Zeiten bis zur Verlegung aus dem Aufwachraum waren vergleichbar. Diese Ergebnisse zeigen, daß Remifentanil in der Abdominalchirurgie zu einer sehr guten hämodynamischen Stabilität auch während starker chirurgischer Stimuli beiträgt. Voraussetzungen dafür sind eine an die Situation adaptierte Dosierung und ein normales Blutvolumen.

Aufgrund seiner ultrakurzen Halbwertszeit ermöglicht Remifentanil eine nahezu ideale Anpassung der Narkosetiefe an Stimuli wechselnder Intensität, ohne daß nach hohen Dosierungen mit postoperativen Nebenwirkungen, insbesondere einer Atemdepression, gerechnet werden muß.

Neurochirurgie

Anästhetika für die Neuroanästhesie sollen keine pathologischen Veränderungen des zerebralen Perfusionsdrucks oder der Hirndurchblutung (CBF) auslösen und gleichzeitig eine schnelle, aber stabile Ein- und Ausleitung der Anästhesie ermöglichen, damit der Patient postoperativ frühzeitig einer neurologischen Untersuchung zugänglich ist.

Die ▶ **CO_2-Reaktivität der Hirngefäße** war unter einer Remifentanilinfusion während supratentorieller Eingriffe mit der unter Fentanyl/N_2O oder Isofluran/N_2O vergleichbar. Der intrakranielle Druck (ICP) veränderte sich bei neurochirurgischen Patienten nach Narkoseeinleitung (1 mg/kg/min) und Aufrechterhaltung mit Remifentanil (0,4 µg/kg/min plus N_2O/O_2) während einer durchschnittlichen Eingriffsdauer von 5,6 h nicht. Kein Patient benötigte mit dieser Dosierung zusätzlich Isofluran zur Unterdrückung einer hämodynamischen Reaktion auf Stimuli. Auch in einer randomisierten, plazebo-kontrollierten Doppelblindstudie blieb der ICP bei 30 Patienten während supratentorieller Eingriffe nach Einzelgaben von Remifentanil (0,5 oder 1 µg/kg) oder Alfentanil (10 oder 20 µg/kg) und Aufrechterhaltung mit Isofluran/N_2O/O_2 unverändert.

Hohe Opioidkonzentrationen können jedoch durch Abfall des mittleren arteriellen Blutdrucks zu einer dosisabhängigen Reduktion des ▶ **zerebralen Perfusionsdrucks (CPP)** führen. Die bisher vorliegenden Untersuchungen zeigen, daß Remifentanil die physiologischen Regulationsmechanismen der CBF nicht beeinträchtigt und keinen Anstieg des ICP auslöst. Gleichzeitig bleibt der Patient während stimulierender Interventionen (Laryngoskopie, Intubation, Mayfield-Klemme, Kraniotomie) hämodynamisch stabil. Die extrem kurze Aufwachphase gestattet eine rasche

▶ **Abdominelle Hysterektomie**

▶ **Große abdominalchirurgische Eingriffe**

Remifentanil ermöglicht rasche Anpassung der Analgesie an chirurgische Stimuli wechselnder Intensität, d. h. eine den volatilen Anästhetika vergleichbare Steuerbarkeit.

▶ **CO_2-Reaktivität der Hirngefäße**

Kein Anstieg des intrakraniellen Drucks durch Remifentanil.

▶ **Zerebraler Perfusionsdruck (CPP)**

Frühzeitige neurologische Einschätzung nach intrakraniellen Eingriffen aufgrund der extrem kurzen Aufwachphase nach Remifentanil-Anästhesie.

aus: Der Anaesthesist 10/97, S. 906

postoperative neurologische Untersuchung. Ein Abfall des MAP durch höhere Konzentrationen von Remifentanil muß jedoch vermieden werden.

Kardiochirurgie

Um während kardiochirurgischer Eingriffe eine ausreichende Analgesie zur Unterdrückung von Streßreaktionen auf anästhesiologische (Laryngoskopie) und chirurgische Stimuli (Hautschnitt, Sternotomie, Sternalspreizung) zu gewährleisten, werden häufig Opioide in hohen Konzentrationen infundiert. Diese Vorgehensweise führt auf der einen Seite zu hämodynamischer Stabilität, kann aber infolge Sedierung und Atemdepression die Aufwachphase verlängern.

In einer Untersuchung an herzchirurgischer Patienten waren bei Patienten mit einer Remifentanilanästhesie die Extubationszeiten um 2,5 h kürzer als mit Fentanyl, ohne daß die Dauer des Krankenhausaufenthaltes beeinflußt wurde. Anders als Fentanyl und Alfentanil, die nach hohen Dosierungen oder unter Dauerinfusion kumulieren, bleib die Halbwertszeit von Remifentanil unabhängig von der Infusionsdauer (s. oben).

Ophthalmologische Eingriffe

Remifentanil erhöht den ▶ **intraokulären Druck** ebensowenig wie den ICP, so daß die Substanz auch bei Patienten mit erniedrigter intraokulärer Compliance eingesetzt werden kann.

Hals-Nasen-Ohren Heilkunde (HNO)

Remifentanil empfiehlt sich besonders für kurzdauernde sehr schmerzhafte Eingriffe, bei denen der postoperative Schmerz fehlt oder nur sehr gering ausgeprägt ist. Dazu zählen z. B. Laryngoskopien, Pharyngoskopien oder Ösophagoskopien inklusive Laserchirurgie. Diese Patienten haben häufig einen erhöhten Medikamentenbedarf (Alkoholanamnese). Nach Prämedikation mit einem Benzodiazepin werden Remifentanil (0,25-0,3 µg/kg/min) und Propofol 5-6 mg/kg/h als TIVA oder Remifentanil mit Isofluran, Sevofluran oder Desfluran als balancierte Anästhesie eingesetzt. Selbst bei hohen Dosierungen von Remifentanil muß nicht mit einer verlängerten Aufwachphase gerechnet werden.

Ambulante Anästhesie

Im Rahmen der ambulanten Chirurgie werden bevorzugt kurzwirksame, gut steuerbare Anästhetika eingesetzt, um kurze Aufwachzeiten und frühzeitige sichere Entlassungszeiten zu erreichen. Zur Zeit ist Propofol für die ambulante TIVA das Hypnotikum der Wahl, häufig kombiniert mit Alfentanil als Analgetikum. Um eine verlängerte Aufwachzeit durch Kumulation zu vermeiden, muß allerdings die Alfentanildosierung beschränkt werden. Diese Nachteile können durch Verwendung von Remifentanil anstelle von Alfentanil vermieden werden.

Remifentanil als Supplement während Lokal- und Regionalanästhesie

Remifentanil (0,2 µ/kg/min) führte während ▶ **ambulanter Regionalanästhesien** zu einer besseren Sedierung und Analgesie bei der Anlage der Nervenblockade und damit zu höherer Akzeptanz durch die Patienten als Propofol (0,1 mg/kg/min). Remifentanil (0,2 µg/kg/min) gewährleistete als Adjuvanz während der Anlage einer Spinalanästhesie ebenso wie intraoperativ einen besseren Patientenkomfort (83 vs. 31% schmerzfreie Patienten) aber eine geringere intraoperative Sedierung als Propofol (0,1 mg/kg/min).

Patienten, die sich nach Prämedikation mit Midazolam (2 mg i.v) einer Mammaprobeexzision in Lokalanästhesie unterzogen, waren mit Propofol (0,075 mg/kg/min) zwar besser sediert als Patienten mit Remifentanil (0,1 µg/kg/ min), bedurften jedoch häufiger einer Supplementierung mit Fentanyl. Unter Propofol wurde bei 15 Patientinnen eine Dosisreduktion wegen Überdosierung vorgenommen. Unter

Remifentanil wurde bei 6 Patientinnen wegen beginnender Atemdepression die Dosis reduziert. Am gleichen Patientenkollektiv konnte gezeigt werden, daß eine Kombination von Midazolam (2 mg i. v.) und Remifentanil (0,08-0,13 µg/kg/min) zu einer optimalen Sedierung und Analgesie führte. Eine erhöhte Midazolamdosierung (4 mg i. v. oder 8 mg i. v.) führte zu Atemdepression und schlechter titrierbarer Remifentanilapplikation. Die supplementierende Gabe von Opioiden, Hypnotika oder Tranquilizern mag bei nur gering verbesserter Anästhesiequalität ein elegantes und am Patienten orientiertes Verfahren sein, um regionalanästhesiologische Techniken und die operativen Eingriffe noch besser zu tolerieren. Vor dem Hintergrund der Patientensicherheit sei jedoch dringend darauf hingewiesen, daß ein solches Vorgehen nicht ohne Risiko ist und eine professionelle Ausbildung des Klinikers im Umgang mit potenten Opioiden ebenso wie in der Behandlung spezifischer Nebenwirkungen erfordert.

Remifentanil in der Intensivmedizin

Untersuchungen zur Anwendung von Remifentanil auf Intensivstationen fehlen bislang. Bei Intensivpatienten kann Remifentanil als extrem kurz wirksames Analgetikum zusätzlich zu einer Basisanalgesie während schmerzhafter therapeutischer (bronchiale Absaugung) oder pflegerischer Maßnahmen (Verbandswechsel, Krankengymnastik) eingesetzt werden. Inwieweit die Metabolite von Remifentanil nach tagelanger Infusion bei Patienten im Organversagen klinische Effekte zeigen, ist unklar.

Fragen zur Selbstkontrolle

Remifentanil wird durch unspezifische und im Überschuß vorhandene Blut- und Gewebeesterasen metabolisiert und ist dabei völlig unabhängig von der Pseudocholinesterase. Die entstehenden Abbauprodukte besitzen nur noch eine minimale analgetische Potenz (1/300 - 1/4600), der Hauptmetabolit wird dann unverändert über die Nieren ausgeschieden.

Die übliche Eliminationshalbwertszeit beschreibt den Konzentrationsabfall einer Substanz nach Bolusinjektion, ist aber zur Beschreibung des Konzentrationsverlaufs nach längerer Infusionsdauer nicht geeignet. Für diesen Zusammenhang (Kontext = Infusionsdauer) wurde der Begriff „kontext-sensitive Halbwertszeit" entwickelt. Das ist diejenige Zeit, die nach einer bestimmten Infusionsdauer benötigt wird, um nach Infusionsende einen 50%igen Abfall der Substanzkonzentration zu erreichen.
Die kontext-sensitive Halbwertszeit wird mit zunehmender Infusionsdauer von Alfentanil, Sufentanil und besonders von Fentanyl immer länger, liegt aber bei Remifentanil auch noch nach mehrstündiger Zufuhr unverändert bei 3-4 min.

Untersuchungen an gesunden Probanden ergaben eine 16-30fach stärkere analgetische Potenz von Remifentanil in Vergleich zu Alfentanil. Die analgetische Potenz von Remifentanil und Fentanyl ist vergleichbar, während Sufentanil 6-10mal stärker analgetisch wirkt.

Bradykardie, Muskel-/Thoraxrigidität, Atemstillstand

Ähnlich wie Fentanyl reduziert auch Remifentanil den MAC-Wert volatiler Inhalationsanästhetika. Eine Remifentanil-Infusion von 0,1 µg/kg/min senkt den MAC-Wert für Isofluran um ca. 50%, bei 2 µg/kg/min um ca. 90%.

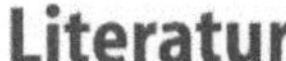

Literatur

1. Egan TD, Lemmens HJ, Fiset P, Hermann DJ, Muir KT, Stanski DR, Shafer SL (1993) **The pharmacokinetics of the new short-acting opioid remifentanil (GI87084B) in healthy adult male volunteers.** Anesthesiology 79:881-892
2. Egan TD (1995) **Remifentanil pharmacokinetics and pharmacodynamics. A preliminary appraisal.** Clinical Pharmacokinetics 29:80-94
3. Westmoreland CL, Hoke JF, Sebel PS, Hug CC Jr, Muir KT (1993) **Pharmacokinetics of remifentanil (GI87084B) and its major metabolite (GI90291) in patients undergoing elective inpatient surgery.** Anesthesiology 79:893-903
4. Crabb I, Thornton C, Konieczko KM, Chan A, Aquilina R, Frazer N, Dore CJ, Newton DE (1996) **Remifentanil reduces auditory and somatosensory evoked responses during isoflurane anesthesia in a dose-dependent manner.** Br J Anaesth 76:795-801
5. Egan TD, Minto CF, Hermann DJ, Barr J, Muir KT, Shafer SL (1996) **Remifentanil versus alfentanil: comparative pharmacokinetics and pharmacodynamics in healthy adult male volunteers.** Anesthesiology 84:821-833
6. Glass PS, Hardman D, Kamiyama Y, Quill TJ, Marton G, Donn KH, Grosse CM, Hermann D (1993) **Preliminary pharmacokinetics and pharmacodynamics of an ultra-short-acting opioid: remifentanil (GI87084B).** Anesth Analg 77:1031-1040
7. Wilhelm W, Huppert A, Brün K, Grüneß V, Larsen R (1997) **Remifentanil mit Propofol oder Isofluran - Ein Vergleich des Aufwachverhaltens bei arthroskopischen Eingriffen.** Anaesthesist 46:335-338
8. Schüttler J, Albrecht S, Breivik H, Osnes S, Prys-Roberts C, Holder K, Chauvin M, Viby-Mogensen J, Mogensen T, Gustafson I, Lof L, Noronha D, Kirkham AJT (1997) **A comparison of remifentanil and alfentanil in patients undergoing major abdominal surgery.** Anaesthesia 52:307-317

O. Detsch, E. Kochs • Institut für Anaesthesiologie, Klinikum rechts der Isar,
Technische Universität München

Perioperatives Neuromonitoring

► **Ungleichgewicht**

Im gesunden Hirngewebe determiniert die neuronale Funktion den zerebralen Metabolismus und dieser den Blutfluß.

► **Electric failure**
► **Membrane failure**

► **Irreversibler Neuronenuntergang**

► **Funktionsverlust**
Erfassung gestörter neuronaler Funktion durch elektrophysiologische Überwachungssysteme (EEG, evozierte Potentiale)

► **Neurologisches Outcome**

Warum Neuromonitoring?

Eine Vielzahl pathologischer Zustände oder operativer Maßnahmen können zu einem ► **Ungleichgewicht** zwischen zerebralem Substrat- und Sauerstoffangebot sowie -bedarf führen. In nicht pathologisch verändertem Hirngewebe determiniert die neuronale Funktion den Metabolismus und dieser den Blutfluß (Normalwert: >40-50 ml $\cdot$ 100 g^{-1} $\cdot$ min^{-1}). Das Ziel des Neuromonitorings ist die Überwachung zentralnervöser Strukturen, die durch Minderperfusion in ihrer Integrität gefährdet sind. Eine Minderperfusion führt zuerst zu einem Erliegen des Funktionsstoffwechsels (► **electric failure**) und erst dann zu einem morphologischen Neuronenschaden (► **membrane failure**), wenn der zerebrale Blutfluß (CBF) auf Werte unterhalb einer kritischen Schwelle abgesunken ist (Abb. 1). Sinkt der CBF auf etwa 16-20 ml $\cdot$ 100 g^{-1} $\cdot$ min^{-1}, so zeigen sich zwar progrediente EEG-Veränderungen bis hin zu hirnelektrischer Stille und bei einem CBF von etwa 12-15 ml $\cdot$ 100 g^{-1} $\cdot$ min^{-1} sind keine evozierten Hirnstammpotentiale mehr ableitbar, doch bedeutet dies noch nicht unbedingt den sofortigen ► **irreversiblen Neuronenuntergang** (<6 ml $\cdot$ 100 g^{-1} $\cdot$ min^{-1}). Mit Hilfe elektrophysiologischer Überwachungsverfahren (Elektroenzephalogramm, evozierte Potentiale) kann der ► **Funktionsverlust** erfaßt und die Perfusion dann im günstigen Fall durch geeignete Maßnahmen wiederhergestellt werden, bevor es zu einem irreversiblen Neuronenschaden mit einem postoperativen neurologischen Defizit kommt.

Eine Übersicht der Verfahren des Neuromonitorings bei operativen Eingriffen und auf der Intensivstation bietet Tabelle 1. Hier sind die in der klinischen Routine bewährten und wissenschaftlich validierten Verfahren besonders gekennzeichnet. Der Wert einiger Verfahren hat sich mittlerweile als gering erwiesen (z. B. Stumpfdruckmessung) und die Aussagekraft neuerer Verfahren muß noch durch weitere klinische Untersuchungen bestätigt werden (z. B. Laser-Doppler-Flowmetrie, jugularvenöse Sauerstoffsättigung, Nah-Infrarot-Spektroskopie). In einigen Bereichen muß nicht nur geklärt werden, welches Monitoringverfahren (oder welche Kombination von Verfahren) die zu erwartende zentralnervöse Störung mit der höchsten Sensitivität und Spezifität anzeigt, sondern auch, welche therapeutischen Konsequenzen gezogen werden können und sollen. Die klinisch entscheidende Frage, welche Verfahren zu einer Verbesserung des ► **neurologischen Outcomes** führen, ist noch Gegenstand von Kontroversen und soll an dieser Stelle nicht weiter erörtert werden.

Univ.-Prof. Dr. med. Eberhard Kochs • Institut für Anaesthesiologie, Klinikum rechts der Isar,
Technische Universität München, Ismaningerstraße 22, D-81675 München

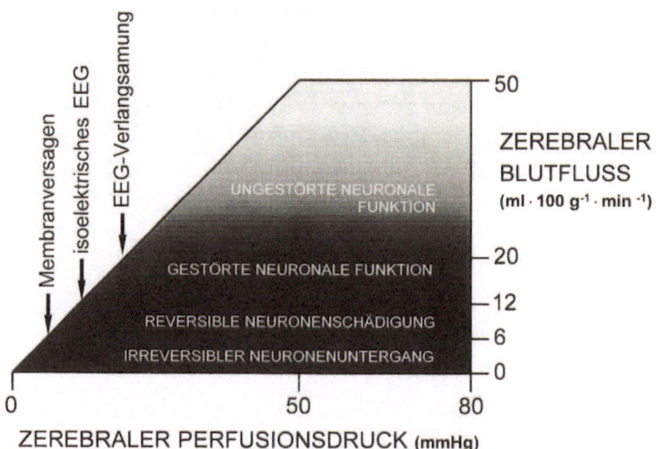

Abb. 1 ▲ **Beziehung zwischen zerebralem Blutfluß, Perfusionsdruck, zerebraler Funktion (EEG) und neuronaler Integrität. Die Schwellenwerte wurden an verschiedenen wachen bzw. anästhesierten Tierspezies ermittelt und können nur als grobe Richtwerte für den Menschen gelten (aus: Drummond JC, Shapiro HM (1994), Cerebral physiology. In: Miller DR (Hrsg) Anesthesia. Churchill Livingstone, New York, S 689-729)**

Überwachung der zentralnervösen Funktion

Elektroenzephalographie

Das ▶ **Elektroenzephalogramm** (EEG) erfaßt hauptsächlich die elektrische Aktivität von Teilen der kortikalen Hirnschichten. Die registrierbare EEG-Aktivität stellt hierbei die Summe synaptischer Potentialdifferenzen großer Pyramidenzellverbände dar. Allerdings wird diese bioelektrische Aktivität über Projektionsbahnen durch subkortikale Hirnschichten (Thalamus, Mesenzephalon, Formatio reticularis) beeinflußt und gesteuert. Der Kortex kann daher als eine Projektionsfläche des gesamten ZNS und das oberflächlich abgeleitete EEG als eine Widerspiegelung dieser komplexen zerebralen Gesamtaktivität verstanden werden. Deshalb führen auch dienzephale und infratentorielle Läsionen zu EEG-Veränderungen.

Roh- oder Original-EEG

Das sog. ▶ **Roh- oder Original-EEG** ist die kontinuierliche Spannungsänderung (durchschnittlich 20-100 µV) zwischen zwei auf die Kopfhaut gebrachten Elektroden. Damit ein intra- und interindividueller Vergleich von EEG-Ableitungen möglich ist, einigte man sich auf ein Schema zur Plazierung der Elektroden (international 10-20 system). Diese Elektrodenplazierung findet auch bei der Ableitung evozierter Potentiale in erweiterter Form Anwendung. Die Wellen des Roh-EEG werden in die willkürlich festgelegten ▶ **Frequenzbereiche** δ (0,5-4 Hz), θ (4-8 Hz), α (8-13 Hz) und β (>13 Hz) eingeteilt. In entspannter Ruhe herrscht beim Gesunden mit geschlossenen Augen ein α-Rhythmus vor, es können aber auch ein β-Rhythmus, θ-Rhythmus oder ein Mischbild vorkommen. Dieser relativ breite Normbereich erschwert die Trennung von Normvarianten und pathologischen EEG-Mustern. Neben der vorherrschenden Frequenz wird die Amplitude, Rhythmizität, Symmetrie und Reaktion auf externe Stimuli analysiert. Daneben werden bestimmte EEG-Muster wie Spikes/Waves (o.a. Graphoelemente) oder Burst-Suppression beurteilt. Dominierende δ-Aktivität kann im physiologischen Schlaf, bei zerebraler Ischämie, intrakranieller Hypertension, Hypothermie oder unter Narkose bzw. Analgosedierung gefunden werden: EEG-Befunde bzw. -Veränderungen müssen also immer anhand des klinischen Gesamtbildes interpretiert werden.

▶ **Elektroenzephalogramm**

▶ **Roh- oder Original-EEG**

▶ **Frequenzbereiche**
δ (0,5-4 Hz), θ (4-8 Hz), α (8-13 Hz)
und β (>13 Hz)

EEG-Veränderungen immer anhand des klinischen Gesamtbildes interpretieren!

Tabelle 1

Indikationen für das perioperative Neuromonitoring (mod. nach Dinkel, 1994; [5])

Gefäßchirurgie	Karotis-Thrombendarteriektomie	• EEG*
		• SSEP*
		• TCD*
		• SvjO$_2$
		• NIRS
		• Stumpfdruckmessung
	Aorteneingriffe	• SSEP
		• MEP
Orthopädie	Wirbelsäuleneingriffe	• SSEP*
		• MEP
Neurochirurgie	Rückenmarkeingriffe	• SSEP
		• MEP
	Epilepsiechirurgie	• EEG*
	Aneurysmaoperationen	• SSEP*
	Brückenwinkeleingriffe	• BAEP*
Intensivmedizin	Barbituratprotektion	• EEG*
	Prognosebeurteilung	• SSEP*
	Hirntoddiagnostik	• EEG*
		• BAEP*
	Intrakranielle Hypertension	• ICP-Drucksonden*
		• TCD
		• SvjO$_2$
		• NIRS
Anästhesie	Quantifizierung der	• EEG
	Narkosetiefe und	• MLAEP
	Analgosedierung	• Späte SSEP

EEG: Elektroenzephalographie; SSEP: somatosensorisch evozierte Potentiale; TCD: transkranielle Doppler-Sonographie; SvjO$_2$: jugularvenöse Sauerstoffsättigung; NIRS: Nah-Infrarot-Spektroskopie; MEP: motorisch evozierte Potentiale; AEP: akustisch evozierte Potentiale (BAEP: Hirnstamm-AEP; MLAEP: AEP mittlerer Latenz)

** Wissenschaftlich und klinisch hinreichend gesicherte Indikationen*

Prozessiertes EEG

Da die Analyse des Roh-EEG neurophysiologische Erfahrung voraussetzt und auf den EEG-Ausdrucken diskrete Veränderungen nur schwer erkannt werden, wurde dazu übergegangen, das Roh-EEG rechnergestützt zu verarbeiten (prozessiertes EEG). Ein verbreitetes Verfahren ist die Zerlegung des komplexen EEG-Signals mittels Fast-Fourier-Transformation und Spektralanalyse in die zugrunde liegenden spektralen Wellenanteile, d. h., es werden die Amplituden bzw. die Leistung (Einheit μV^2; Leistungsdichte: $\mu V^2/Hz$) definierter Frequenzbänder geschätzt. Das Prinzip gleicht einem Prisma, das einen Lichtstrahl in die verschiedenen konstituierenden Farben unterschiedlicher Frequenz und Intensität aufspaltet. Ähnlich dem Roh-EEG werden die Frequenzbänder δ, θ, α und β definiert. Bei der Spektralanalyse bleibt die gesamte Information des Roh-EEG mit Ausnahme der Phasenbeziehung erhalten. Durch Berechnung ► **uni- oder multivariater EEG-Parameter** (Monoparametrisierung: z. B. Median-Frequenz oder spectral edge frequency, SEF) wird versucht, die Verteilung des Leistungsspektrums eines EEG-Signals mit einem Lageparameter (Median-Frequenz: 50%-Perzentile; SEF: 90%- oder 95%-Perzentile) zu beschreiben. Die bispektrale EEG-Analyse (Bispektral-Index, BIS) stellt ein neueres Verfahren der Spektralanalyse dar, bei dem die Phasenbeziehung erhalten bleibt.

Aus der klinischen Frage ergibt sich die notwendige Anzahl und die ► **Plazierung der Ableitelektroden**. Sollen Medikamenteneffekte dargestellt werden, so

► **Uni- oder multivariate EEG-Parameter**

► **Plazierung der Ableitelektroden**

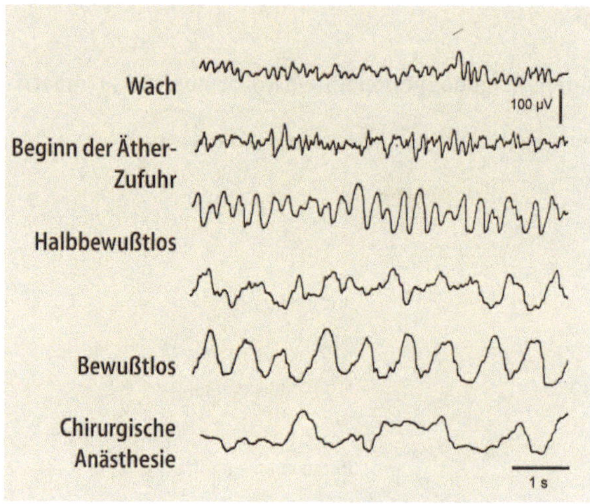

Abb. 2 ◄
Konzentrationsabhängige EEG-Veränderungen während Narkoseeinleitung mit volatilen Anästhetika: Äther. Übergang von hochfrequenter, niedrigamplitudiger Ausgangsaktivität hin zu hochgespannter, niederfrequenter Aktivität während tiefer Narkose ('surgical anesthesia') (mod. nach Gibbs FA, Gibbs EL, Lennox WG (1937) Effect on the electro-encephalogram of certain drugs which influence nervous activity. Arch Intern Med 60: 154-166)

bietet sich eine anteroposteriore Anordnung mit zwei bis vier Kanälen an. Sollen hingegen topographische EEG-Unterschiede erkannt werden, so müssen 12 bis 30 Elektroden verwendet werden. Für das intraoperative Monitoring reichen meistens zwei bis vier Kanäle aus, die entsprechend der zu überwachenden zerebralen Gefäßprovinz oder operativem Eingriff plaziert werden (Ischämiemonitoring).

Einflüsse von Anästhetika, Opioiden und Benzodiazepinen

Sämtliche Anästhetika beeinflussen das spontane EEG dosisabhängig. Hierdurch lassen sich Beziehungen zwischen der Dosis eines Medikamentes und seiner Wirkung herstellen. Dies stellt eine Grundlage für den Einsatz des EEG im Rahmen der Quantifizierung der Narkosetiefe dar. Äußerst vereinfacht können typische anästhetikabedingte EEG-Veränderungen anhand einer Arbeit aus dem Jahre 1937 veranschaulicht werden (Abb. 2). Der α-Rhythmus des wachen Patienten weicht bei der Narkoseeinleitung einem höherfrequenten β-Rhythmus (Desynchronisation). Mit Vertiefung der Narkose kommt es zu einer Synchronisation und Amplitudenvergrößerung bis schließlich δ-Wellen dominieren. Eine weitere Dosissteigerung würde typischerweise zu einem ► **Burst-Suppression-Muster** (Wechsel zwischen isoelektrischem EEG und kurzen Phasen von EEG-Aktivität, sog. Bursts) führen, das dann in ein ► **isoelektrisches EEG** (komplette Suppression) übergeht (nicht dargestellt). Diese EEG-Veränderungen können in ähnlicher Form bei den modernen volatilen Anästhetika oder intravenösen Hypnotika (Barbiturate, Etomidat, Propofol) beobachtet werden. Opioide und Benzodiazepine führen hingegen auch in supraklinischer Dosierung nicht zu Burst-Suppression-Mustern oder einem isoelektrischen EEG. Das isoelektrische EEG zeigt die maximale, durch Anästhetika induzierbare Suppression des zerebralen Metabolismus an. Das Burst-Suppression-EEG dient bei der ► **Barbituratbehandlung der intrakraniellen Hypertension** zur Therapiesteuerung. Bei der Beurteilung der Prognose von Komapatienten (z. B. nach Schädel-Hirn-Trauma (SHT) mit intrakranieller Hypertension) ist das EEG von untergeordneter Bedeutung, da EEG-Veränderungen durch Hirnschäden von Pharmawirkungen nicht unterschieden werden können. Zur Bestätigung des ► **Hirntodes** wird nach den Richtlinien der Bundesärztekammer ein isoelektrisches EEG (8-Kanal-Roh-EEG) über 30 Minuten gefordert, bei dem auch nach maximaler Verstärkung keine hirnelektrische Aktivität feststellbar ist.

Evozierte Potentiale

Das EEG kann in erster Näherung als stochastisch verteiltes Signal aufgefaßt werden, das die sog. spontane elektrische Aktivität des Kortex repräsentiert. Im Gegensatz hierzu spiegeln ► **evozierte Potentiale (EP)** reizbezogene elektrische Antworten des afferenten peripheren und zentralen Nervensystems auf spezifische Stimuli (elektrische Reize: somatosensorische EP (SSEP); akustische Reize: akustische EP (AEP); Lichtreize: visuelle EP (VEP)) wider. Aufgrund der geringen Amplituden

---

Dosisabhängige Veränderungen des EEG durch sämtliche Anästhetika.

► **Burst-Suppression-Muster**

► **Isoelektrisches EEG**

► **Barbituratbehandlung der intrakraniellen Hypertension**
Steuerung der Barbituratdosierung durch Burst-Suppression-EEG.

► **Hirntod**

► **Evozierte Potentiale**

aus: Der Anaesthesist 11/97, S. 1002

evozierter Potentiale (z. B. kortikales SSEP etwa 0,5-5 µV) gehen die elektrischen Antwortpotentiale in der spontanen elektrischen Aktivität (EEG 20-100µV) unter, so daß eine ► **triggersynchrone Registrierungstechnik** angewandt werden muß: Die unmittelbar auf den Reiz folgenden EEG-Segmente (z. B. SSEP: jeweils 100 ms-Segmente) werden nach Digitalisierung summiert und anschließend durch die Anzahl der Reizdurchläufe dividiert (► **Summations- und Mittelungstechnik**). Dabei ist die Verminderung des Rauschens proportional zur Quadratwurzel der Zahl der Reizdurchläufe. Diese Mittelungstechnik benötigt zur Darstellung eines Potentials allerdings eine gewisse Zeit (abhängig von der Reizwiederholungsfrequenz und der nötigen Zahl der Durchläufe), so daß das EP-Monitoring nur bedingt als 'real-time monitoring' betrachtet werden kann. So kann die Ableitung eines Medianus-Potentials bei einer Stimulationsfrequenz von 5,3 Hz und mindestens 250 Reizdurchgängen etwa 47 s dauern. Zur Qualitätskontrolle muß bei zweimaliger EP-Registrierung die Kurvenform reproduzierbar sein.

Zur Auswertung werden bei allen EP-Modalitäten die Latenzen (Zeit zwischen Reizbeginn und Maximum des Potentialgipfels in Millisekunden) und die Amplituden der charakteristischen Gipfel (Peaks) herangezogen. Im Gegensatz zu den SSEP, AEP und VEP, die sich als afferente EP beschreiben lassen, kann die Integrität afferenter Bahnsysteme durch die motorisch evozierten Potentiale (MEP) überwacht werden.

Somatosensorisch evozierte Potentiale

Nach ► **elektrischer Stimulation eines gemischten Nerven** (typischerweise des N. medianus oder des N. tibialis posterior) wird die afferente Erregung dem Hinterstrangsystem des Rückenmarks zugeleitet. Die Fasern ziehen zur Medulla oblongata, wo sie in den Hinterstrangkernen (Medianus-SSEP: N14; Tibialis-SSEP: N30; Abb. 3) umgeschaltet werden und im Lemniscus medialis zur Gegenseite kreuzen. Nach Verschaltung in lateralen Thalamuskernen werden die Signale zum Kortex geleitet. Der sog. kortikale Primärkomplex (Medianus-SSEP: N20/P25; Tibialis-SSEP: N33/P40) zeigt das Eintreffen der Erregung in der Postzentralregion an. Die Weiterverarbeitung erfolgt vorwiegend in den parietalen Assoziationsfeldern, was sich in den mittleren und späten kortikalen SSEP-Komponenten darstellt. Neben den Latenzen und

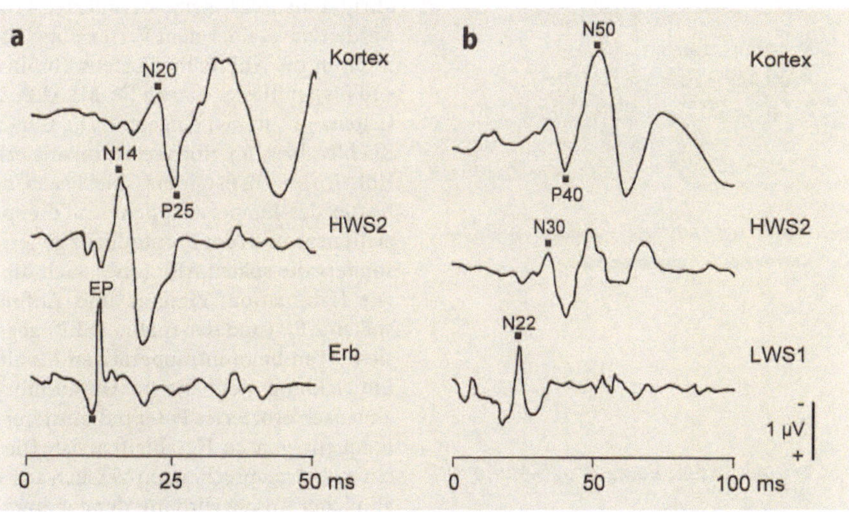

Abb. 3 ▲ **Somatosensorisch evozierte Potentiale. (a) Ableitung vom Kortex, Halsmark und Erbschen Punkt nach Stimulation des N. medianus. (b) Ableitung vom Kortex, Halsmark und Lumbalmark nach Stimulation des N. tibialis posterior. Die Gipfel werden nach ihrer Polarität (N: negativ; P: positiv) und ihrer mittleren Latenz benannt. Angegeben sind die wichtigsten Gipfel. Die Peaks werden nach der Latenz (Zeit nach elektrischem Stimulus; z. B. Latenz N20: 21,7 ms; Latenz N14; 15,8 ms) und der Interpeak-Amplitude (z. B. N20/P25: 1,6 µV) ausgewertet. Die zentrale Überleitungszeit (CCT) des Medianus-SSEP errechnet sich aus der Differenz der Latenzen von N20 (kortikaler Primärkomplex) und N14 (Halsmarkpotential) und beträgt in diesem Beispiel 5,9 ms. Der Normalwert der CCT bei wachen Probanden liegt bei etwa 5,6±0,6 ms (Mw±SD). Man beachte die unterschiedlichen Analysezeiten.**

Amplituden kann die ▶ **zentrale Überleitungszeit** (central conduction time, CCT), die ein Maß der intrakraniellen Leitungszeit (von den Hinterstrangkernen zum Kortex) darstellt, ausgewertet werden (Abb. 3).

Da nahezu sämtliche Anästhetika die kortikalen SSEP-Parameter dosisabhängig verändern, ist einerseits deren Einfluß bei der intraoperativen SSEP-Auswertung zu berücksichtigen, andererseits stellt dies die Grundlage für den Versuch der Quantifizierung der Narkosetiefe mittels SSEP dar. Deshalb sollte die Anästhesietiefe während besonders kritischer Phasen (z. B. Abklemmen der A. carotis bei der Karotis-TEA) nicht geändert werden. Das typische Grundmuster von ▶ **anästhetikabedingten SSEP-Veränderungen** besteht aus einer Latenzzunahme und einer Amplitudenreduktion, wie sie auch durch eine ▶ **Ischämie** verursacht werden. Dies gilt vor allem für die volatilen Anästhetika und die intravenösen Hypnotika. Im allgemeinen können jedoch unter 0,5 bis 1,0 MAC der volatilen Anästhetika auswertbare kortikale SSEP abgeleitet werden. Lachgas scheint dagegen nur zu einer Amplitudenabnahme zu führen. Die Opioide beeinflussen die SSEP nur wenig, so daß für das SSEP-Monitoring opioidbetonte Narkosen empfohlen werden. Die subkortikalen SSEP-Komponenten sind sehr viel stabiler gegenüber Anästhetika, weshalb sie sich besonders für die intraoperative Überwachung der Rückenmarkfunktion eignen. Die Anwendungen der SSEP im Rahmen des perioperativen Neuromonitorings sind in Tabelle 1 aufgelistet. Auf der Intensivstation eignen sich die Medianus-SSEP zur ▶ **Abschätzung der Prognose** bei komatösen Patienten, da sie zur Zeit die einzige elektrophysiologische Methode eine Funktionsbeurteilung des Hirnstammes und des Kortex erlauben.

Neben den Anästhetika ist der Einfluß der ▶ **Körpertemperatur** auf die SSEP-Parameter zu beachten. Bereits die isolierte Abkühlung des Stimulationsarmes kann zu SSEP-Änderungen führen. Allerdings kann auch hier durch Ableitung von Kontrollpotentialen (z. B. Halsmark-Ableitung und Berechnung der CCT) zwischen temperaturbedingten und ischämiebedingten SSEP-Veränderungen differenziert werden.

Akustisch evozierte Potentiale

Eine Grundvoraussetzung für die Ableitung akustisch evozierter Potentiale ist ein intakter Hörapparat. Über einen Kopfhörer oder Ohrstöpsel werden ein- oder beidohrig akustische Reize definierter Frequenz und Lautstärke angeboten. Die AEP werden meist über dem Vertex abgeleitet und nach ihrer Latenz und ihren Generatoren in die AEP früher Latenz (brain-stem evoked potentials, ▶ **BAEP**; Latenzen <10 ms), mittlerer Latenz (▶ **MLAEP**; Latenzen 10-50 ms) und in die ▶ **späten AEP** (Latenzen >50 ms) eingeteilt. Die Generatoren der Wellen I, II der BAEP sind in der Kochlea bzw. im Hörnerven lokalisiert, die der Wellen III bis V in verschiedenen Höhen des Hirnstamms. Die Peaks der MLAEP werden im primären auditiven Kortex des Temporallappens und die späten Komponenten in den akustischen Assoziationszentren des Frontalhirns generiert. Ähnlich den späten SSEP unterliegen besonders die späten AEP (aber auch die MLAEP) psychophysiologischen Einflüssen wie Habituation, Vigilanz und Aufmerksamkeit. Die hohe Empfindlichkeit der späten AEP (und der späten SSEP) gegenüber Anästhetika ist der Grund dafür, daß sie derzeit beim intraoperativen Monitoring kaum eingesetzt werden. Eine neuere Entwicklung stellt die 40 Hz auditory steady state response dar, ein kortikales akustisch evoziertes Potential mittlerer Latenz, das nach einer Stimulation mit einer Frequenz von 40 Hz ableitbar ist. Die 40 Hz auditory steady state response stellt einen vielversprechenden Versuch zur ▶ **Quantifizierung der Narkosetiefe** dar. Ein ähnlicher Ansatz wird mit der coherent frequency, die aus dem AEP extrahiert wird, verfolgt.

In der klinischen Diagnostik werden die BAEP zur objektiven Beurteilung der Hörbahn bei Kleinkindern (meist in Narkose) oder bei komatösen Patienten eingesetzt. Die ▶ **intraoperative Ableitung von BAEP** wird zur Überwachung bei Eingriffen in der hinteren Schädelgrube (Kleinhirnbrückenwinkel) oder bei Operationen am N. vestibulocochlearis (Akustikusneurinome) angewandt. Insgesamt verändern Anästhetika oder andere zentral wirksame Substanzen die BAEP im Gegensatz zu den mittleren und späten AEP-Komponenten nur relativ wenig.

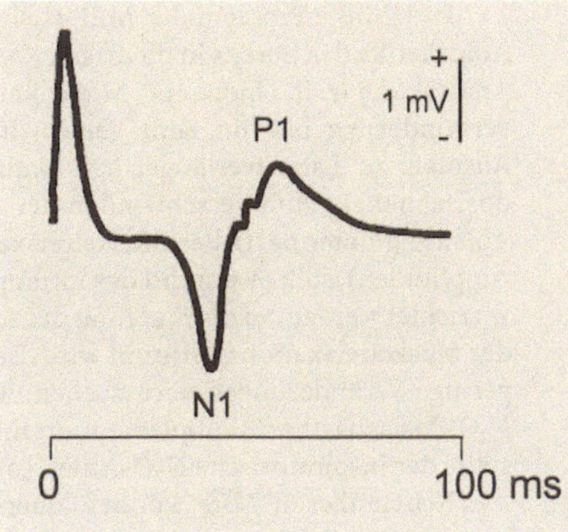

Abb. 4 ◄ **Motorisch evozierte Potentiale. MEP nach transkranieller elektrischer Stimulation des Kortex, abgeleitet als Muskelsummenaktionspotential vom M. tibialis ant. Beim intraoperativen Monitoring wird die Amplitude des Potentials (N1/P1) beurteilt (mit freundlicher Genehmigung von J. Klasen, Klinikum der Justus-Liebig-Universität Gießen)**

▶ **Anästhetikabedingte MLAEP-Veränderungen** Typischerweise dosisabhängige Latenzzunahmen und Amplitudenreduktionen.

VEP weisen eine große Sensibilität gegenüber Anästhetika und intraoperative Variabilität auf.

▶ **Indikationen**

▶ **MEP:**
- Transkraniell elektrische oder magnetische Stimulation des motorischen Kortex und Ableitung von Muskelsummen aktionspotentialen;
- elektrische Stimulation sehr schmerzhaft;
- noch fehlende Definition von Warnkriterien

Die ▶ **mittleren Komponenten der AEP** zeigen bei vielen Anästhetika eine typische, dosisabhängige Zunahme der Latenzen und Abnahme der Amplituden (vergleichbar den kortikalen SSEP). Beispielsweise sind bei 1 MAC Isofluran die MLAEP nahezu supprimiert, so daß auf eine Blockierung der Signalverarbeitung bereits auf Höhe des primären akustischen Kortex geschlossen werden kann. Dagegen führen Opioide, Benzodiazepine oder Ketamin zu keinen deutlichen MLAEP-Latenzverlängerungen. Aus der erhaltenen akustischen Primärantwort wird eine funktionell intakte Reizperzeption abgeleitet (siehe unten).

Visuell evozierte Potentiale

Visuell evozierte Potentiale werden beim wachen Patienten durch Stimulation mit kurzzeitig erscheinenden Schachbrettmustern erzeugt. Diese definierten optischen Reize werden über Retina, N. opticus, Tractus opticus und nach Umschaltung im Corpus geniculatum laterale via Gratiolet'scher Sehstrahlung zum primären visuellen Kortex im Okzipitallappen geleitet. Da der Patient die angebotenen Schachbrettmuster fixieren muß, kann diese Form der Stimulation während des perioperativen Neuromonitorings nicht angewendet werden. Hier erfolgt die Stimulation mittels Lichtblitzen über eine Leuchtdiodenbrille durch die geschlossenen Augenlider. Diese Problematik, der Einfluß der Pupillenweite (Opioide, Atropin etc.) auf die VEP-Amplituden und die große Sensibilität gegenüber Anästhetika tragen zur intraoperativen Variabilität der VEP bei. Darüber hinaus sind keine subkortikalen Kontrollableitungen möglich, wie z. B. beim SSEP-Monitoring die Halsmarkableitung, so daß das VEP-Neuromonitoring heute nur selten angewandt wird. ▶ **Indikationen** können Eingriffe im Bereich des Chiasma opticum, der Sehbahn oder der Hypophyse sein.

Motorisch evozierte Potentiale

Die SSEP-Überwachung erfaßt nur das Hinterstrangsystem des Rückenmarks, so daß die Ableitung von ▶ **MEP** (motorische Bahnen: Vorderseitenstrang) einen Fortschritt darstellen könnte. Hierzu wird der motorische Kortex transkraniell elektrisch oder magnetisch stimuliert und die induzierten Aktionspotentiale führen dann bei intakten Leitungsbahnen zu einer Antwortzuckung des Zielmuskels. Die Antwort wird in der Regel als Muskelsummenaktionspotential vom M. tibialis anterior oder von den Handmuskeln abgeleitet und vor allem bezüglich der Amplitude beurteilt (Abb. 4). Beim wachen Patienten sind die Antwortpotentiale meist deutlich ausgebildet (mV-Bereich), so daß auf eine Mittelungstechnik verzichtet werden kann. Die Antwortpotentiale können auch über dem Rückenmark oder von peripheren Nerven abgeleitet werden. Die elektrische Stimulation ist sehr schmerzhaft, weshalb sie bei wachen Patienten kaum einsetzbar ist. Im Vergleich zur schmerzlosen magnetischen Stimulation scheinen die elektrischen MEP gegenüber Anästhetika weniger empfindlich zu sein, so daß sie bevorzugt beim intraoperativen Monitoring verwendet werden. Noch nicht geklärt sind die Warnkriterien, die eine kritische Minderperfusion der Leitungsbahnen anzeigen und entsprechende Maßnahmen veranlassen sollten.

Das größte Problem der MEP stellt die ► **extreme Empfindlichkeit gegenüber
Anästhetika** dar. Bereits in niedrigen Konzentrationen bzw. Dosen führen die meisten
Anästhetika (z. B. Thiopental, Midazolam, Propofol, Isofluran, N_2O) zu Amplituden-
verminderung bis hin zum Verschwinden der Reizantwort und in geringerem
Ausmaß zu Latenzverlängerung. Naturgemäß führt auch die Muskelrelaxation
dosisabhängig zum Verschwinden der Muskelaktionspotentiale. Obwohl die MEP-
Ableitung unter partieller Muskelrelaxation möglich ist (allerdings mit geringeren
Amplituden), sollte während des intraoperativen MEP-Monitorings auf Relaxantien
verzichtet werden, da die Stabilität der Amplitudenhöhe vom gleichbleibenden Grad
der Muskelrelaxation bestimmt wird. Da die Opioide, Etomidat und Ketamin relativ
geringe Veränderungen verursachen, wird von vielen Untersuchern eine Opioid/
N_2O-Basisanästhesie, supplementiert mit Etomidat oder Ketamin, empfohlen. Dabei
sollte der inspiratorische N_2O-Anteil 50% nicht übersteigen.

Neben diesen MEP können über ► **epidurale Stimulationselektroden** die
motorischen Bahnen direkt erregt werden und die Antworten über zentrifugalen
Abschnitten des Rückenmarks oder von peripheren Nerven abgeleitet werden.
Diese Verfahren werden zur Zeit aber kaum eingesetzt.

Überwachung des zerebralen Blutflusses mit transkranieller Doppler-Sonographie

In der klinischen Routine ist es perioperativ nicht möglich, den zerebralen Blutfluß
zu messen. Hier schien die von Aaslid zu Beginn der 80er Jahre in die Klinik einge-
führte ► **transkranielle Doppler-Sonographie** (TCD) neue Möglichkeiten zu eröffnen. Für die TCD werden gepulste 2-MHz-Sonden verwendet, deren emitierter
Schall in unterschiedlichen Tiefen fokussiert werden kann (z. B. A. cerebri media bei
45-55 mm). Der Ultraschall-Doppler-Shift (Frequenzverschiebung) wird durch die
Geschwindigkeit bewegter Erythrozyten bestimmt und ist damit der Blutflußgeschwindigkeit proportional. Die Einhüllende des reflektierten Frequenzspektrums
entspricht der höchsten Blutflußgeschwindigkeit. Hieraus werden die ► **mittlere
(Vmean), systolische (Vsyst) und diastolische Blutflußgeschwindigkeit (Vdia)**
bestimmt (Abb. 5). Der Normalbereich für Vmean der A. cerebri media (etwa 38-
86 cm/s) ist relativ groß. Diese Tatsache erklärt, warum TCD-Meßwerte nicht als
Absolutwerte, sondern nur im Verlauf interpretiert werden sollen. Der dimensionslose
► **Pulsatilitätsindex** (PI = (Vsyst-Vdia)/Vmean) kann als ein grobes Maß des
zerebralen Gefäßwiderstands aufgefaßt werden. Die Widerstandsindizes müssen
immer unter Berücksichtigung systemischer Variablen (z. B. p_aO_2, p_aCO_2, Herzfrequenz und arterieller Blutdruck) interpretiert werden. Einige Autoren lehnen den PI
wie auch weitere Widerstandsindizes grundsätzlich ab.

Messung der Flußgeschwindigkeit des Blutes

Mit der TCD können die ► **Blutflußgeschwindigkeiten der basalen Hirnarterien**
kontinuierlich und nichtinvasiv bestimmt werden. Im Rahmen des anästhesiologischen Monitorings (z. B. Karotis-Desobliteration, s. u.) wird in der Regel die A. cerebri

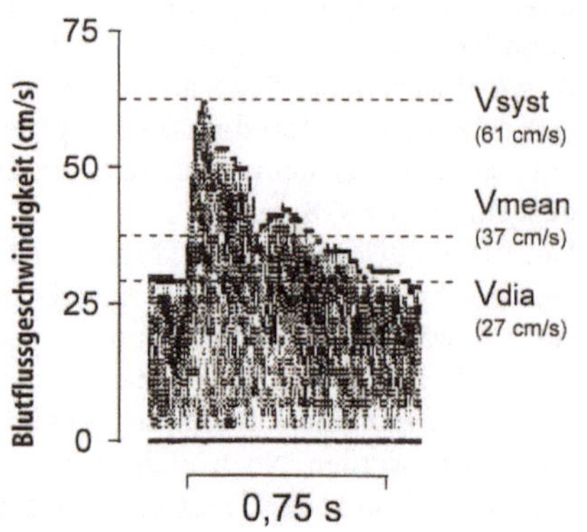

Abb. 5 ◄
**Transkranielle Doppler-Sonographie: Beispiel
eines Frequenzspektrums der A. cerebri media.
Anhand der Einhüllenden des Frequenzspektrums werden die Blutflußgeschwindigkeiten
vom Gerät errechnet: systolische (Vsyst),
mittlere (Vmean) und diastolische Blutflußgeschwindigkeit (Vdia)**

aus: Der Anaesthesist 11/97, S. 1006

media, die etwa 70% der Blutversorgung einer Hemisphäre liefert, untersucht. Die Arteria cerebri media kann durch die dünne temporale Knochenlamelle (transkraniell) unmittelbar über dem Jochbeinfortsatz beschallt werden.

Aufgrund der Beziehung F ≈ d · V (F: Blutfluß; d: Gefäßdurchmesser; V: Blutflußgeschwindigkeit) kann mit der TCD nur die Blutflußgeschwindigkeit bestimmt werden. Da der Durchmesser der beschallten Hirnarterie nicht bekannt ist, ist eine Bestimmung des zerebralen Blutflusses also nicht möglich. Allerdings führt unter der Voraussetzung eines konstanten Gefäßdurchmessers eine Änderung des zerebralen Blutflusses zu einer proportionalen Änderung der Blutflußgeschwindigkeit. Ein Problem stellt der Beschallungswinkel dar, da der Fehler proportional zum Cosinus des Beschallungswinkel ist. Dieser Fehler ist bei Gesunden mit normaler intrakranieller Anatomie bei Winkelgradänderungen unter 20° allerdings zu vernachlässigen. Unabhängig hiervon ist auf einen konstanten Insonationswinkel zu achten, so daß der sicheren Sondenplazierung größter Wert zukommt. Für das perioperative Monitoring haben sich spezielle Halterungssysteme bewährt. Bei 10-30% aller Patienten kann die A. cerebri media nicht beschallt werden. Bei der Beurteilung von TCD-Befunden muß auch der Einfluß von Hämatokritänderungen auf die Flußgeschwindigkeit berücksichtigt werden.

Abschätzung des zerebralen Perfusionsdruckes

Mit der TCD kann der ▶ **zerebrale Perfusionsdruck** (CPP) bei Patienten mit intrakranieller Hypertension abgeschätzt (nicht gemessen) werden. Das ▶ **diastolic-zero-flow**-Muster (Verlust des diastolischen Anteils im TCD-Spektrum) soll als Warnkriterium eines kritisch verminderten CPP gelten und weiterführende Diagnostik (intrakranielle Druckmessung etc.) veranlassen. Entsprechendes gilt für Vmean-Werte >100 cm/s oder <30 cm/s und PI >1,5. Das Über- oder Unterschreiten dieser TCD-Grenzwerte muß jedoch in der Praxis sehr vorsichtig interpretiert werden (Verlaufsbeurteilung!).

Nachweis von Emboli oder Luft

Neben der Messung der Blutflußgeschwindigkeit können mit der TCD ▶ **embolisierte Partikel** (Atheromplaques, Thromben, Fett etc.) **oder Luft** nachgewiesen werden. Diese Mikroemboli zeigen sich im Doppler-Spektrum als kurze (30-100 ms) unidirektionale Signale hoher Intensität, sog. ▶ **HITS** (**high intensity transient signals**), die sich mit entsprechenden Algorithmen von Artefakten unterscheiden lassen. Die Wertigkeit dieser intraoperativ nachgewiesenen HITS wird gegenwärtig diskutiert. Jedoch läßt sich beispielsweise eine positive Korrelation zwischen neuropsychologischen Ausfällen und dem Auftreten sowie der Anzahl von HITS nach kardiochirurgischen Eingriffen darstellen.

Überwachung der zerebralen Oxygenierung

Zur Überwachung der zerebralen Oxygenierung stehen mittlerweile zwei kontinuierliche und klinisch relativ einfach anzuwendende Verfahren, die ▶ **jugularvenöse Sauerstoffsättigung** und die ▶ **Nah-Infrarot-Spektroskopie**, für den klinischen Einsatz zur Verfügung. Sie könnten sich besonders für Patienten mit intrakranieller Druckerhöhung (z. B. nach SHT) eignen. Die ▶ **Messung des Gewebesauerstoffpartialdrucks** und die ▶ **zerebrale Mikrodialyse** befinden sich derzeit noch in der experimentellen Erprobung.

Jugularvenöse Sauerstoffsättigung

Mit der Messung der ▶ **zerebrovenösen Sauerstoffsättigung (SvjO$_2$)** können Veränderungen des zerebralen Sauerstoffverbrauchs (cerebral metabolic rate of oxygen, CMRO$_2$) und des zerebralen Blutflusses (CBF) abgeschätzt werden. Der Bestimmung der SvjO$_2$ liegt das Fick'sche Prinzip zugrunde, nach dem die ▶ **arteriojugularvenöse Sauerstoffgehaltsdifferenz** (AvjDO$_2$; Normalwert etwa 5-9 ml/dl) gleich dem Quotienten aus CMRO$_2$ und CBF ist. Diese Beziehung spiegelt die enge physio-

Die TCD mißt die zerebrale Blutflußgeschwindigkeit und nicht den zerebralen Blutfluß!

aber: Änderung des zerebralen Blutflusses führt zu proportionaler Änderung der Blutflußgeschwindigkeit.

▶ **Zerebraler Perfusionsdruck**
▶ **Diastolic-zero-flow**

TCD-Warnkriterien eines kritisch verminderten CPP: Vmean >100 cm/s oder <30 cm/s und PI >1,5.

▶ **Embolisierte Partikel oder Luft: HITS**

▶ **HITS**

▶ **Jugularvenöse Sauerstoffsättigung**
▶ **Nah-Infrarot-Spektroskopie**

▶ **Gewebesauerstoffpartialdruck**
▶ **zerebrale Mikrodialyse**

▶ **Zerebrovenöse Sauerstoffsättigung**
SvjO$_2$: Abschätzung des zerebralen Sauerstoffverbrauchs und Blutflusses.
▶ **Arteriojugularvenöse Sauerstoffgehaltsdifferenz**

logische Kopplung zwischen Metabolismus ($CMRO_2$) und Blutfluß (CBF) wider. Unter pathologischen Verhältnissen (z. B. intrakranielle Hypertension) kann diese Kopplung aufgehoben sein, so daß der Blutfluß vom metabolischen Bedarf unabhängig wird. Allerdings unterliegt die Beziehung aus CBF, $CMRO_2$ und $SvjO_2$ vielen Einflußfaktoren (p_aO_2, p_aCO_2, Hämoglobingehalt, ICP, CPP, Temperatur etc.), die dieses Gleichgewicht verändern können. Unter der Voraussetzung unveränderter Werte der arteriellen O_2-Sättigung, des arteriellen pO_2 und des Hämoglobingehaltes kann die obige Gleichung zu folgender Beziehung vereinfacht werden: ▶ $SvjO_2 \approx$ **$CBF/CMRO_2$**. Die $SvjO_2$ beträgt bei Hirngesunden etwa 55-70%. Ein Absinken der $SvjO_2$ (▶**Desaturation**) auf Werte von 40-50% kann eine relative zerebrale Minderperfusion (Angebot < Bedarf) und Werte <40% (häufig begleitet von einem Anstieg der zerebrovenösen Laktatkonzentration) eine globale zerebrale Ischämie anzeigen (Angebot << Bedarf). $SvjO_2$-Werte unter etwa 50% gelten als therapiebedürftig. Hingegen bedeuten Anstiege der $SvjO_2$ auf über 75% entweder eine relative Hyperämie (Angebot > Bedarf) oder eine globale Infarzierung (massiver Verlust von stoffwechselaktivem Hirngewebe).

Zur Bestimmung der $SvjO_2$ wird ein ▶ **Katheter über die V. jugularis interna** retrograd in den Bulbus venae jugularis eingeführt und die korrekte Lage an der Schädelbasis mittels seitlicher Röntgenaufnahme verifiziert. Die Sättigung des hirnvenösen Blutes kann intermittierend durch Blutgasanalysen oder kontinuierlich mit fiberoptischen Kathetern gemessen werden. Die fiberoptischen Katheter eignen sich in der Regel nur für anästhesierte oder analgosedierte bzw. komatöse Patienten, da Kopfbewegungen leicht zu Fehlmessungen führen. Weiter ist bei diesen Kathetern auf regelmäßige Kalibration (ca. 12stündlich) zu achten. Die ▶ **Katheteranlage** sollte sich nach der Seite der dominierenden hirnvenösen Drainage richten, die nach seitengetrennter Kompression der V. jugularis int. und entsprechendem ICP-Anstieg bestimmt werden kann. Einige Autoren empfehlen die Messung der $SvjO_2$ zur Steuerung und Überwachung der forcierten Hyperventilationstherapie bei Patienten mit intrakranieller Hypertension. Mit der $SvjO_2$ kann das Ausmaß der Hyperventilation titriert werden, so daß der intrakranielle Druck ohne gleichzeitige kritische Einschränkung des CBF und der zerebralen Oxygenierung gesenkt wird.

Nah-Infrarot-Spektroskopie

Die Nah-Infrarot-Spektroskopie (NIRS) mißt die Konzentrationen von Oxyhämoglobin, Desoxyhämoglobin und oxidiertem Cytochrom aa_3 im durchstrahlten Gewebe. Hierzu wird ein Optoden-Pad in der Regel auf die frontale Kopfschwarte aufgeklebt. Das Licht im Nah-Infrarot-Bereich (700-1000 nm) durchstrahlt Kutis und Subkutis, Kalotte sowie das unmittelbar darunter liegende Hirngewebe. Zwei Empfänger-Optoden erfassen die Abschwächung des Lichts und ein Rechner ermittelt aus diesen Werten eine arbiträre regionale Sauerstoffsättigung des Hirngewebes. Die NIRS scheint zum einen das zerebrale Sauerstoffangebot und damit den regionalen zerebralen Blutfluß und zum anderen die mitochondriale Sauerstoffverfügbarkeit (Cytochrom aa_3-Redoxstatus) nichtinvasiv und kontinuierlich zu erfassen. Es können jedoch nur relative Veränderungen der regionalen Gewebesauerstoffsättigung gemessen werden, da diese Methode keine absoluten Werte liefert. Allerdings müssen noch kontrollierte klinische Studien die Validität dieses Verfahrens bestätigen und insbesondere kritische Grenzwerte evaluieren, so daß ein breiter Einsatz noch nicht empfohlen werden kann.

Überwachung des intrakraniellen Drucks

Beim Gesunden herrscht ein mittlerer ▶ **intrakranieller Druck** (ICP) von etwa 10 bis 15 mmHg. Bei Patienten mit intrakranieller Druckerhöhung, wie z. B. nach schwerem SHT, bestimmt der ICP den ▶ **zerebralen Perfusionsdruck** (CPP) nach der Beziehung: CPP = MAP - ICP. Dabei ist der CPP zusammen mit dem ▶ **zerebrovaskulären Widerstand** (CVR) eine wichtige Determinante des zerebralen Blutflusses (CBF). Hier gilt das Ohmsche Gesetz: CBF = CPP/CVR. Da der CVR derzeit klinisch nicht zuverlässig ermittelt werden kann, bietet nur die Bestimmung des CPP die Möglichkeit zur Abschätzung des CBF. Die Bedeutung eines

▶ $SvjO_2 \approx CBF/CMRO_2$
$SvjO_2$-Normalwert: etwa 55-70%
▶ **Desaturation:**

Interventionsgrenze: $SvjO_2$ <50%

▶ **Katheter über die V. jugularis interna**

▶ **Katheteranlage**

Steuerung der forcierten Hyperventilation durch $SvjO_2$.

Messung der Konzentrationen von Oxyhämoglobin, Desoxyhämoglobin und oxidiertem Cytochrom aa_3.

▶ **Intrakranieller Druck (ICP)**
ICP-Normalwert: etwa 10 bis 15 mmHg

▶ **Zerebraler Perfusionsdruck (CPP)**
CPP = MAP-ICP

▶ **Zerebrovaskulärer Widerstand (CVR)**
CBF = CPP/CVR

aus: Der Anaesthesist 11/97, S. 1008

Tabelle 2

Vor- und Nachteile von intrakraniellen Druckmeßsonden (mod. nach Pfenninger, 1994, [5]; Schweitzer et al., 1994, [2]; Bunegin, 1997, [1]; Jantzen, 1997, [3])

Lokalisation	Vorteile	Nachteile
• Supratentoriell		
Epidural	Relativ einfach durchführbar, sehr geringe Infektionsgefahr (intakte Dura)	Technische und methodische Meßfehler häufig, nicht rekalibrierbar
Subdural	Ausweichverfahren, wenn andere Verfahren nicht möglich sind	Technische und methodische Meßfehler häufig, nicht rekalibrierbar
Subarachnoidal	Rekalibrierung möglich	Infektionsgefahr, Gefahr des Verschlusses des kommunizierenden Systems
Intraparenchymatös	Läsionsnahe Plazierung möglich	Nicht rekalibrierbar, Infektionsgefahr, teuer
Ventrikulär	'Goldstandard': Rekalibrierung möglich, diagnostische und therapeutische Liquorentnahme, lokale Antibiotikagabe, preiswert	Infektionsgefahr, Gefahr des Verschlusses des kommunizierenden Systems, schwierige Plazierung (bes. bei verstrichenen Ventrikeln)
• Infratentoriell		
Subdural		Schwieriger operativer Zugang, Hirnstammnähe (Kreislaufzentrum etc.) Pseudomeningozelenbildung
• Lumbal		
Subarachnoidal	Einfach durchführbar	Liquorverlust ($\rightarrow$ Hirneinklemmung), falsch niedrige Werte (läsionsferne Messung), Infektion

►**Adäquater Perfusionsdruck**

CPP bei Kindern >40-50 mmHg und bei Erwachsenen >70 mmHg. Interventionsgrenze: ICP >20-25 mmHg.

►**Intraventrikuläre Messung**

Falsche ICP-Werte durch Drift des Meßsystems möglich!

► **adäquaten Perfusionsdruckes** und damit auch eines adäquaten Blutflusses ist bei Patienten mit intrakranieller Hypertension mittlerweile nicht mehr umstritten. Strittig ist allerdings die Höhe eines adäquaten CPP. Nach neuesten Empfehlungen sollte der CPP bei Kindern >40-50 mmHg und bei Erwachsenen >70 mmHg betragen. Als Interventionsgrenze der intrakraniellen Hypertension gilt ein ICP von 20-25 mmHg.

Voraussetzung für die sinnvolle Therapiesteuerung bei Patienten mit erhöhtem intrakraniellen Druck ist, neben der obligaten Messung des arteriellen Mitteldrucks, die Bestimmung des ICP. Hierzu eignen sich verschiedene Verfahren, die sich hinsichtlich der Meßgenauigkeit, der Schwierigkeit der Implantation und ihrer Risiken unterscheiden. Die Wahl eines Verfahrens sollte außer von der klinischen Indikation auch von der Erfahrung des Operateurs bestimmt werden. Hinsichtlich der Genauigkeit gilt die ► **intraventrikuläre Messung** als Goldstandard. Tabelle 2 faßt die gängigen ICP-Meßsonden zusammen. In neuerer Zeit wurden elektronische fiberoptische Meßsysteme entwickelt, die extra- und subdural sowie intraparenchymatös bzw. ventrikulär eingebracht werden können.

Ein besonderes Problem stellt die sog. Drift dar, die zwar jedes System aufweist, die aber nur bei der ventrikulären Messung (und z. T. auch bei neueren Systemen) durch eine erneute Kalibration in situ korrigiert werden kann. Die Folge können falsch hohe bzw. niedrige ICP-Werte sein. Bei Patienten mit fokalen Läsionen kann der intrakranielle Druck im pathologisch veränderten Hirngewebe deutlich über dem

Druck des nicht betroffenen Gewebes liegen, so daß hier läsionsnahe Messungen angestrebt werden sollten. Die ▶ **Infektionsgefahr** durch Meßsonden wird von deren Liegedauer bestimmt und nimmt nach dem 5. Tag deutlich zu.

Karotis-Thrombendarteriektomie

Risiken

Der Patient, der sich einer ▶ **Thrombendarteriektomie der A. carotis** (Karotis-TEA) unterzieht, ist durch die Abklemmung der A. carotis (ungenügende Kollateralzirkulation über die kontralaterale A. carotis) und durch Mikroluftembolisation gefährdet. Da auch die Einlage eines ▶ **intraluminalen Shunts** Risiken beinhaltet (Mikroemboli-sationen, Verletzung der Gefäßintima mit postoperativer Restenose), wird ein generelles Shunting nicht allgemein empfohlen, obwohl es die wirksamste Maßnahme zur Verhinderung einer abklemmbedingten Ischämie darstellt. Die shuntbedingt erhöhte Emboliерate dürfte den fehlenden Unterschied im neurologischen Outcome zwischen Kliniken, die immer einen Shunt und Kliniken, die niemals einen Shunt einlegen, erklären. Als seltene ▶ **postoperative Komplikation** nach Karotis-TEA kann eine intrakranielle Blutung als Folge einer postischämischen Hyperperfusion auftreten.

Das Risiko eines perioperativen Schlaganfalls (Inzidenz etwa 2-3%) sollte also die Apoplexinzidenz bei konservativer Therapie unterschreiten. Jedoch ist es präoperativ nicht möglich, die Patienten mit einem hohen Risiko für eine intraoperative zerebrale Minderperfusion eindeutig zu identifizieren. Deshalb wird durch das intraoperative Monitoring versucht, die Patienten, die das Abklemmen der A. carotis nicht ohne kritische Hypoperfusion tolerieren, zu erkennen und entsprechende Maßnahmen zur Wiederherstellung des zerebralen Blutflusses (selektives Shunting, kontrollierte Hypertension etc.) einzuleiten. Diese Maßnahmen beinhalten ihre eigenen Risiken, so daß sie nur bei nachgewiesener Ischämie oder Embolisation eingesetzt werden sollten. Das Monitoring kann auch die korrekte Funktion eines eingelegten Shunts nachweisen, darüber hinaus ermöglicht es dem Operateur einen streßärmeren Eingriff.

Neuromonitoring

Das einfachste Neuromonitoring ist der wache und kooperative Patient bei Eingriffen in ▶ **Lokal- oder Regionalanästhesie** (z. B. Blockade des Plexus cervicalis). Von den apparativen Verfahren werden das EEG, das Medianus-SSEP und die TCD am häufigsten eingesetzt. Die ▶ **Stumpfdruckmessung** (Blutdruck im distalen Karotis-stumpf, der durch die Kollateralzirkulation aufrecht erhalten wird) sollte besonders wegen der geringen Spezifität nicht mehr als ausschließliches Kriterium zur Shunt-Anlage verwendet werden.

Für das ▶ **EEG-Monitoring** reicht in der klinischen Routine die Ableitung von zwei Kanälen aus. Die Elektroden sollten bihemispheriell über dem Versorgungsgebiet der A. cerebri media angebracht werden. Auf diese Weise können EEG-Veränderungen im direkten Seitenvergleich beurteilt werden (Asymmetrie der EEG-Muster). Die ▶ **EEG-Zeichen einer Minderperfusion** bestehen aus Amplitudenabflachungen rascher Wellen und Amplitudenzunahmen langsamer Frequenzen. Das EEG kann auch über ein Burst-Suppression-Muster in ein isoelektrisches EEG übergehen. Ischämiebedingte EEG-Veränderungen können von anästhetikainduzierten Veränderungen meist durch ihre Asymmetrie unterschieden werden. In der Regel treten die EEG-Veränderungen innerhalb von 60 s nach Beginn der Ischämie auf. Zur Vereinfachung der Interpretation hat sich das ▶ **prozessierte EEG** bei der Karotis-TEA bewährt. Von manchen Autoren werden EEG-Grenzwerte (z. B. spectral edge frequency <7 Hz) empfohlen, die eine Shunt-Anlage oder andere protektive Maßnahmen veranlassen sollten. In der Literatur herrscht aber über diese Grenzen von EEG-Veränderungen keine Einigkeit. Darüber hinaus können auch unveränderte EEG-Muster bei Patienten mit postoperativen Defiziten auftreten.

Die Aussagekraft der ▶ **SSEP** hinsichtlich postoperativer Defizite und die Verhinderung dieser Defizite durch die SSEP-geleitete Indikation zur Shunteinlage ist

aus: Der Anaesthesist 11/97, S. 1010

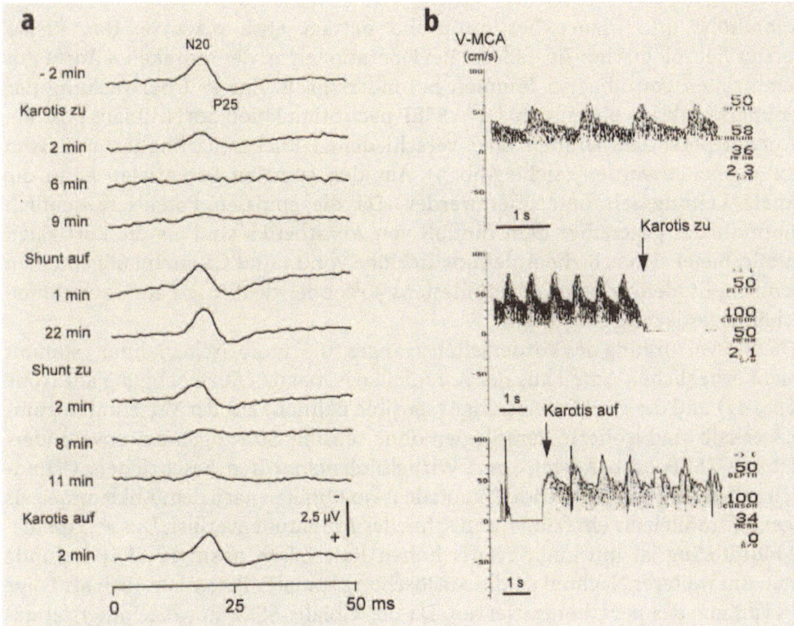

Abb. 6 ◄

Neuromonitoring während Karotis-Thrombendarteriektomie: SSEP und TCD.
(a) Verlust des kortikalen Medianus-SSEP während des Abklemmens der A. carotis, Erholung nach Shunt-Anlage, erneute Amplitudenreduktion nach Entfernung des Shunts und vollständige Erholung nach Freigabe der Karotisstrombahn (postoperative passagere Hemiparese über 12 Stunden) (mod. nach Dinkel, 1994, in [5]).
(b) Komplette Unterbrechung der Blutflußgeschwindigkeit in der A. cerebri media nach Abklemmen der A. carotis und Wiederherstellung des Flusses nach Öffnen der Klemme (kein intraluminaler Shunt). Nach Wiederherstellung des Flusses tritt keine postischämische Hyperperfusion auf (kein neues postoperatives neurologisches Defizit). (Mod. nach Thiel A, Russ W, Zeiler D, Dapper F, Hempelmann G (1990) Transcranial Doppler sonography and somatosensory evoked potential monitoring in carotid surgery. Eur J Vasc Surg 4: 597-602)

▶ **Zeichen kritischer Minderperfusion**
50%ige Amplitudenreduktion (N20/P25) oder kompletter Potentialverlust, Verlängerung der CCT um mehr als 20% oder um 1 ms

▶ **Indikation für den Shunt**

▶ **Transkranielle Doppler-Sonographie**

▶ **Mikroembolien**

▶ **Abfall von Vmean**

▶ **Zerebrale Hyperperfusion: Vmean-Zunahme >200% (und PI <0,6)**

▶ **Jugularvenöse Sauerstoffsättigung**

▶ **Nah-Infrarot-Spektroskopie**

▶ **Eingriffe an der thorakoabdominellen Aorta**

allgemein akzeptiert. Steht ein Zweikanal-Monitor zur Verfügung, so sollte das Halsmarkpotential (C2) und (operationsseitig) das kortikale Potential abgeleitet werden. Stehen mehrere Kanäle zur Verfügung, dann sollte eine kontralaterale kortikale Kontrollableitung durchgeführt werden. Als ▶ **Zeichen kritischer Minderperfusion** (Abb. 6A) gelten Veränderungen folgender SSEP-Parameter: 1. Latenzen und Amplituden des kortikalen Potentials (N20/P25), 2. Latenz des zervikalen Potentials N14 und 3. zentrale Überleitungszeit (CCT). Einige Autoren sehen die ▶ **Indikation zur Shunt-Einlage** bereits bei einer 50%igen Amplitudenreduktion von N20/P25 gegeben, andere fordern den kompletten Potentialverlust. Eine Verlängerung der CCT um mehr als 20% des Ausgangswertes oder generell um 1 ms wird als kritisch eingestuft.

Mit der ▶ **transkraniellen Doppler-Sonographie** der operationsseitigen A. cerebri media können nicht nur die Abklemmfolgen direkt dargestellt (Abnahme der Blutflußgeschwindigkeit, Abb. 6B), sondern auch ▶ **Mikroembolien** (Luft oder Partikel) und eine Hyperämie nach Freigabe der Karotisstrombahn erfaßt werden. Nach neueren Untersuchungen korreliert die Dauer der Emboliesignale (HITS) nach Freigabe des Shunts bzw. der A. carotis mit passageren postoperativen Defiziten. Über die Grenzwerte von Vmean, die eine kritische Perfusionseinschränkung anzeigen, gibt es kaum Übereinkunft. Nach neueren Untersuchungen soll ein ▶ **Abfall von Vmean** in der ersten Minute nach dem Abklemmen auf 0-15% des Ausgangswerts eine schwere Ischämie und auf 16-40% eine mäßige Ischämie anzeigen. Beträgt die mittlere Flußgeschwindigkeit über 40%, so sei mit keiner Minderperfusion zu rechnen. Als Zeichen einer ▶ **zerebralen Hyperperfusion** nach Öffnen der Klemme wird eine Vmean-Zunahme um über 200% angesehen (vor allem in Kombination mit einem niedrigen Pulsatilitätsindex, PI <0,6). Der Blutdruck sollte bei einer Hyperperfusionsdauer von mehr als zwei Minuten gesenkt werden. Die Korrelation von TCD-Befunden mit dem EEG und den SSEP ist sehr hoch.

Die Messung der ▶ **jugularvenösen Sauerstoffsättigung** bietet gegenüber den genannten Verfahren keine zusätzlichen Hinweise auf eine zerebrale Ischämie, da hiermit anscheinend nur Ischämien größerer Hirnvolumina erfaßt werden. Auch die ▶ **Nah-Infrarot-Spektroskopie** hat sich zur Überwachung der Karotis-TEA bislang bewährt.

Aorten- und Wirbelsäuleneingriffe

Die Häufigkeit von postoperativen neurologischen Defiziten (Paraparesen etc.) nach ▶ **Eingriffen an der thorakoabdominellen Aorta** wird entscheidend von der

Abklemmhöhe und -dauer bestimmt und beträgt etwa 0,2-24%. Das Risiko schwerster neurologischer Ausfälle ist bei Operationen an der thorakalen Aorta mit Abklemmzeiten von über 30 Minuten besonders groß. Zur ▶ **Überwachung der Rückenmarkfunktion** bieten sich die ▶ **SSEP** nach Stimulation des N. tibialis post. an. Die Antwortpotentiale können über verschiedenen Rückenmarkhöhen und vom Kortex abgeleitet werden (siehe Abb. 3). Aus den spinalen Potentialen kann die ▶ **spinale Leitungszeit** berechnet werden. Da die spinalen Potentiale deutlich unempfindlicher gegenüber dem Einfluß von Anästhetika sind als die kortikalen Potentiale, bietet sich z. B. die Ableitung in Höhe von L1 und C2 an. Im allgemeinen werden Amplitudenverluste von mindestens 50% oder deutliche Latenzzunahmen als ischämieverdächtig eingestuft.

Die Blutversorgung des Vorderseitenstranges (u. a. motorische Bahnen) stammt zu einem erheblichen Anteil aus der A. radicularis magna (Aortenabgang auf Höhe von Th 9-12) und die der Hinterstränge (sensible Bahnen) aus der Vertebralisstrombahn. Deshalb sind isolierte Paraplegien ohne sensible Störungen bei unveränderten Tibialis-SSEP nach Aorten- und Wirbelsäuleneingriffen beschrieben. Grundsätzlich gelten langsam abfallende Potentiale 15-30 Minuten nach dem Abklemmen als weniger bedrohlich als ein früher und schneller Amplitudenverlust. Das ▶ **Tibialis-SSEP-Monitoring** ist mit einer relativ hohen Rate falsch positiver SSEP-Befunde belastet. Ein weiterer Nachteil ist die Auslöschung spinaler Potentiale auch als Folge einer Ischämie des peripheren Nerven. Da die Tibialis-SSEP nur die Integrität des Hinterstrangsystems überwachen, wird versucht, durch die technisch schwierige Ableitung von ▶ **MEP** auch die Funktion des Vorderseitenstranges zu erfassen.

Bei ▶ **Eingriffen an der Wirbelsäule** ist das Rückenmark entweder durch eine Ischämie (s. oben) oder durch direkte Traumatisierung gefährdet. Im Rahmen der Skoliosenchirurgie kann z. B. die Distraktion zu einem unerwünschten Abdrücken der radikulären Blutversorgung des Rückenmarks führen, die sich dann als eine Potentialveränderung darstellt. Entsprechend den Ergebnissen des SSEP- und MEP-Monitorings kann dann das Ausmaß der Distraktion vermindert werden.

Überwachung der Narkose- und Analgosedierungstiefe

Das Ziel einer Narkose ist vor allem die Verhinderung von Schmerzperzeption (▶ **Analgesie**), die Ausschaltung des Bewußtseins (▶ **Hypnose**) und der Erinnerung (▶ **Amnesie**) (sog. Anästhesie-Triade) sowie von nozizeptiv vermittelten, überschießenden autonomen Reflexen. Um diese Ziele zu erreichen, muß die jeweils ▶ **adäquate Narkosetiefe** gefunden werden, die auch heute noch vorwiegend anhand autonomer Reaktionen (Blutdruck, Herzfrequenz, Schwitzen, Tränenfluß etc.) beurteilt wird. Hier stehen die Reaktionen des Patienten auf Schmerzreize im Vordergrund, so daß die Führung einer Narkose häufig das Nachregeln der Dosis anhand der bereits eingetretenen Reaktion ist. Die Häufigkeit von Erinnerungen nach Allgemeinanästhesien wird abhängig vom Krankengut und Eingriff auf 0,2-2% (bis hin zu 4%) geschätzt.

Objektivierung der Narkosetiefe

Mittlerweile wurde eine Vielzahl elektrophysiologischer Untersuchungsmethoden zur ▶ **Objektivierung der Narkosetiefe** vorgeschlagen, so z. B. das spontane EEG, die evozierten Potentiale (MLAEP, SSEP), das EMG des M. frontalis oder auch die Aktivität der Ringmuskulatur der unteren Speiseröhre. Da in üblichen klinischen Dosierungen alle Anästhetika die hirnelektrische Aktivität beeinflussen, schien die Messung der Narkosetiefe aus einer einfachen EEG-Darstellung der Pharmakodynamik zu bestehen. Die Bestimmung der Narkosetiefe ist aber auch die Erfassung der hirnelektrischen Aktivitätsveränderung, ausgelöst durch sensorische und noxische Stimuli. Als Endziel sollten elektrophysiologische Parameter Reaktionen eines Patienten auf Schmerzreize vorhersagen, damit die Narkose bereits vor dem Reiz entsprechend "vertieft" und somit eine ungenügende Narkosetiefe verhindert werden kann.

Es konnte gezeigt werden, daß ▶ **hämodynamische Reaktionen** während der Intubation bei Unterschreiten bestimmter EEG-Werte (SEF <14 Hz) deutlich abgeschwächt sind. Eine Median-Frequenz von 2-4 Hz gilt als ein EEG-Frequenzbereich,

aus: Der Anaesthesist 11/97, S. 1012

in dem das Auftreten von klinisch faßbaren Zeichen einer unnötig tiefen oder einer zu flachen Narkose minimiert ist, so daß auch unter klinischen Bedingungen die Median-Frequenz eine rechnergestützte Dosierung von Anästhetika ermöglicht. Nach der Bildung von pharmakokinetisch-pharmakodynamischen Modellen gelingt die closed-loop Feedback-Steuerung von Narkosen anhand der Median-Frequenz. Bei einer Median-Frequenz von etwa 6 Hz ist die rechnerische Wahrscheinlichkeit für das Auftreten von Zeichen einer zu flachen Narkose etwa 50%.

Trotzdem betonen andere Arbeitsgruppen jedoch die seltene Übereinstimmung von EEG-Parametern mit klinischen Zeichen. Dies kann zum einen, insbesondere bei Betrachtung eines einzelnen EEG-Parameters, durch zum Teil gegensinnige EEG-Veränderungen der Anästhetika erklärt werden. Zum anderen bedeutet der Vergleich klinischer Zeichen der Narkosetiefe mit EEG-Parametern aber auch ein grundsätzliches Problem. So wird beispielsweise die Vorhersagbarkeit einer gerichteten Abwehrbewegung infolge eines Schmerzreizes mit EEG-Parametern verglichen, obwohl bekannt ist, daß die untersuchte Reaktion hauptsächlich auf spinalen Mechanismen beruht, während mit dem EEG überwiegend Großhirnaktivität erfaßt wird. Der Begriff 'Anästhesietiefe' muß also als ein vieldimensionales Objekt verstanden werden, von dem jede einzelne Meßmethode (z. B. EEG, MLAEP, klinische Beurteilung) jeweils eine Dimension auf eine Ebene (z. B. kortikale hirnelektrische Spannungsänderung, Bewegung oder Blutdruckanstieg) projiziert – diese verschiedenen Projektionen müssen also nicht unbedingt kongruent sein.

▶ **Maße der hypnotischen Komponente einer Narkose: EEG und MLAEP**
▶ **Bispektral-Index (BIS)**

Mit Einschränkungen können daher aus dem prozessierten EEG sowie aus den MLAEP ▶ **Maße der hypnotischen Komponente** einer Narkose abgeleitet werden. Zu den neueren Entwicklungen gehört der ▶ **Bispektral-Index (BIS)**, der als ein multivariater nichtlinearer Index mittels Bispektral- und Powerspektral-Analyse sowie Burst-Suppression-Analyse aus dem EEG berechnet wird und Aussagen über den Sedierungs- bzw. Hypnosegrad zulassen soll. Der BIS (eine Zahl zwischen 0 und 100) korreliert beispielsweise mit dem Verlust und dem Wiedererlangen des Bewußtseins nach Thiopental oder mit der Sedierungstiefe.

▶ **MLAEP**
Korrelation von MLAEP und Wahrnehmungs-, Gedächtnis- sowie Bewußtseinsfunktionen unter Narkose.

Die ▶ **MLAEP** sind ein Abbild primärer kortikaler Informationsverarbeitung und unterliegen einer dosisabhängigen Unterdrückung (Amplitudenabnahmen und Latenzzunahmen) durch viele Anästhetika, während die nozizeptive Stimulation zu einer Amplitudenzunahme führt. Darüber hinaus wurden Beziehungen zwischen MLAEP-Parametern und intraoperativen Wachheitszuständen sowie expliziten und impliziten Gedächtnisfunktionen beschrieben. Zum Beispiel wurde bei kardiochirurgischen Patienten gezeigt, daß intraoperativ präsentierte akustische Informationen in einem postoperativen Interview unbewußt erinnert werden konnten, wenn die MLAEP während der Narkose nahezu unverändert ableitbar waren. Die Verknüpfung von MLAEP mit Wahrnehmungs-, Gedächtnis- sowie Bewußtseinsfunktionen unter dem Einfluß von Anästhetika konnte mittlerweile durch zahlreiche Probandenuntersuchungen und klinische Studien belegt und es konnten sogar Grenzwerte für einzelne MLAEP-Parameter gefunden werden. Diese Grenzwerte sollten jedoch noch nicht in die Praxis übertragen werden, da sie bislang nur für spezielle Untersuchungsbedingungen (Probanden etc.) gelten und durch größere klinische Studien abgesichert werden müssen.

▶ **analgetische Komponente**

▶ **Medianus-SSEP**

▶ **Schmerzkorrelierte SSEP**

Die ▶ **analgetische Komponente** einer Allgemeinanästhesie läßt sich möglicherweise mit den SSEP erfassen. So konnte eine enge Beziehung zwischen der Amplitudenhöhe der frühen kortikalen Peaks des ▶ **Medianus-SSEP** und der Intensität chirurgischer Stimulation dargestellt werden. Diese SSEP-Amplitudenzunahmen sind im Sinne einer unspezifischen kortikalen Aktivierung zu interpretieren. Neben der elektrischen Nervenstimulation können auch, nach definierten Schmerzreizen, evozierte Potentiale (▶ **schmerzkorrelierte SSEP**) vom Kortex abgeleitet werden. Diese späten, sog. kognitiven Potentiale korrelieren in hohem Maße mit subjektiven Schmerzangaben und eignen sich zur Beurteilung der analgetischen Potenz von Analgetika. Als definierte Stimuli wurden die Reizung der Nasenschleimhaut durch CO_2 oder der Haut durch schwache intrakutane elektrische Ströme oder durch Argon-Laser eingesetzt. Die Laser-Stimulation führt zu einer relativ selektiven Erregung der schmerzleitenden Aδ- und C-Fasern. Unter einer Halothannarkose waren die schmerzkorrelierten SSEP zunächst vollständig supprimiert. Eine Erhöhung der Intensität des Schmerzreizes führte zu ableitbaren Potentialen und gleichzeitig zu

▶ Bestimmung der Analgosedierungstiefe bei Intensivpatienten

Herzfrequenz- und Blutdruckanstiegen. Auch nach Ketamingabe konnten schmerz-korrelierte SSEP während der Dauer der Bewußtlosigkeit registriert werden. Dies könnte bedeuten, daß die kortikale Verarbeitung nozizeptiven Inputs auch während der Bewußtlosigkeit nicht unterdrückt wurde. Aus der Tatsache der Bewußtlosigkeit kann also nicht auf eine ausreichende Suppression des nozizeptiven Inputs geschlossen werden. Trotzdem kann heute noch nicht abschließend beurteilt werden, ob das Auftreten der schmerzkorrelierten SSEP ein Substrat der Wahrnehmung des nozizeptiven Inputs oder vielmehr der vorbewußten Verarbeitung des nozizeptiven Inputs darstellt.

Die Variabilität hirnelektrischer Signale während einer Narkose mit unterschiedlichen Anästhetika erschwert eine statistisch begründete Klassifizierung mit Festlegung von Schwellenwerten für die 'inadäquate' Narkosetiefe. Die bislang fehlende elektrophysiologische Definition der Narkosetiefe ist aber nicht nur die Folge einer mangelnden Spezifität der Signale, sondern auch in einer grundsätzlich fehlenden allgemeingültigen Definition der Tiefe einer Narkose begründet. Zum gegenwärtigen Zeitpunkt bedeutet dies für die anästhesiologische Praxis, daß das intraoperative elektrophysiologische Monitoring zwar Hinweise auf die Funktion von Teilstrukturen des ZNS liefert, eine zufriedenstellende und allgemein akzeptierte Bestimmung der Narkosetiefe aber noch nicht möglich ist. Die hier dargestellten Überlegungen gelten auch für die ▶ **Bestimmung der Analgosedierungstiefe** bei Intensivpatienten. Auch hier ist die elektrophysiologische Überwachung der Sedierungstiefe noch nicht fester Bestandteil der klinischen Routine.

Fragen zur Selbstkontrolle

Das abgeleitete Roh-EEG wird rechnergestützt verarbeitet. Ein verbreitetes Verfahren ist die Zerlegung des komplexen EEG-Signals mittels Fast-Fourier-Transformation und Spektralanalyse in die zugrundeliegenden spektralen Wellenanteile.

$CPP = MAP - ICP$. Nach neuesten Empfehlungen sollte der CPP bei Kindern > 40-50 mmHg und bei Erwachsenen > 70 mmHg betragen.

Auch der Bispektral-Index (BIS) ist eine neuere Variante des prozessierten EEG und soll Aussagen über den Sedierungs- bzw. Hypnosegrad zulassen. Der BIS wird als Zahlenwert zwischen 0 und 100 ausgedrückt.

Literatur

1. Albin MS (Hrsg) (1997) **Textbook of neuroanesthesia with neurosurgical and neuroscience perspectives.** McGraw-Hill Companies, New York St. Louis
2. Cottrell JE, Smith DS (Hrsg) (1994) **Anesthesia and neurosurgery.** Mosby, St. Louis Baltimore
3. Expertenforum Intensivmedizin (1997) **Monitoring und Therapiekonzepte bei erhöhtem intrakraniellem Druck.** Anästhesiol Intensivmed 38: 343-436
4. Pichlmayr I, Jeck-Thole S (1990) **EEG-Leitfaden für Anästhesisten.** Thieme, Stuttgart New York
5. Rügheimer E, Dinkel M (Hrsg) (1994) **Neuromonitoring in Anästhesie und Intensivmedizin.** Klinische Anästhesiologie und Intensivmedizin. Springer, Berlin Heidelberg New York
6. Schramm J, Moller AR (Hrsg) (1991) **Intraoperative electrophysiological monitoring.** Springer, Berlin Heidelberg New York
7. Schulte am Esch J, Kochs E (Hrsg) (1994) **Central nervous system monitoring in anesthesia and intensive care.** Springer, Berlin Heidelberg New York
8. Stanski DR (1994) **Monitoring depth of anesthesia.** In: Miller DR (Hrsg) Anesthesia. Churchill Livingstone, New York, S 1127-1159
9. Stöhr M, Dichgans J, Buettner UW, Hess CW, Altenmüller E (Hrsg) (1996) **Evozierte Potentiale: SEP-VEP-AEP-EKP-MEP.** Springer, Berlin Heidelberg New York
10. Tsubokawa T, Marmarou A, Robertson C, Teasdale G (Hrsg) (1995) **Neurochemical monitoring in the intensive care unit.** Springer, Tokyo Berlin Heidelberg New York

---

Derzeit fehlt eine allgemeingültige Definition der Narkosetiefe.

1. Was versteht man unter einem prozessierten EEG ?

2. Bei Patienten mit intrakranieller Druckerhöhung (z.B. nach SHT) bestimmt der intrakranielle Druck (ICP) den zerebralen Perfusionsdruck (CPP). Wie kann der zerebrale Perfusionsdruck ermittelt werden; welche Mindestwerte sollten bei Hirndrucksteigerung nicht unterschritten werden ?

3. Was versteht man unter den Bispektral-Index ?

K. Engelbrecht · Klinik für Anästhesiologie und operative Intensivmedizin,
Martin-Luther-Universität Halle-Wittenberg, Halle/Saale

Anästhesie bei Patienten mit Herzschrittmachern und automatischen, implantierten Defibrillatoren

Durch die ständige Weiterentwicklung der Schrittmacheraggregate und die Möglichkeit des gezielteren Einsatzes von Herzschrittmachern expandiert der Schrittmachermarkt weiterhin. Allein in Deutschland wurden 1996 etwa 47000 Schrittmacher implantiert, wobei die Tendenz noch steigend ist. Beinahe die Hälfte der 6000 im Jahr 1996 in Europa verkauften automatischen implantierten Defibrillatoren wurden in Deutschland implantiert. Dies bedeutet für den Anästhesisten, daß er zunehmend mit der Narkoseführung bei Schrittmacherträgern konfrontiert wird. Er muß sich somit auch mit dieser Technik auseinandersetzen. Es sollen hier die unterschiedlichen Schrittmachertypen vorgestellt und auf spezifische anästhesiologische Komplikationen während einer Narkoseführung bei Schrittmacherpatienten hingewiesen werden

Geschichte der Herzschrittmacher

▶ **Erste elektrische Stimulation**

Die ▶ **erste elektrische Stimulation** des Herzens wurde 1774 beschrieben. 1882 wurde von Zeimssen das Herz eines Patienten (nach einer Thoraxwandresektion im Rahmen einer Tumorresektion) transkutan mit Hilfe einer Batterie und eines Metronoms bis zu einer Frequenz von 180 Schlägen pro Minute stimuliert. Lidman konnte in Sydney 1929 mit einer perkutan plazierten, isolierten Nadel, welche an einen Herzschrittmacher angeschlossen war, ein Neugeborenes wiederbeleben. Ein etwa acht Kilo schweres, aber schon transportables Aggregat entwickelte Hyman im Jahre 1932. Hiermit konnte über eine perkutane rechtsatriale Sonde das Herz mit einer Frequenz von 30, 60 und 120 Schlägen pro Minute stimuliert werden.

▶ **Subkutan plazierter Schrittmacher**

Der erste ▶ **subkutan plazierbare Herzschrittmacher** wurde 1958 in Stockholm von Senning und Elmqvist implantiert. Hier bestanden aber noch erhebliche Probleme mit der Elektrode und der Lebensdauer des Aggregates, das nur wenige Wochen funktionierte. Seit 1962 sind ▶ **transvenöse, subkutan implantierbare Herz-**

▶ **Transvenöse subkutane Schrittmacher**

schrittmacher mit einer Lebensdauer von zunächst knapp zwei Jahren auf dem Markt. In den 70er Jahren kamen Lithium-Akkus auf den Markt, welche die Lebensdauer der Aggregate auf fünf bis zehn Jahre und mehr verlängerten.

▶ **Zwei-Kammer-System**

Das ▶ **Zwei-Kammer-System** kam in den 80er Jahren auf den Markt und führte zu einer deutlichen Verbesserung des Lebensstandards für Schrittmacherträger. Mit der Entwicklung von ▶ **automatischen, implantierbaren Kardioverter/Defibrillator-Systemen** (AICD) wurde die Palette der Indikationen für den Einsatz elektrischer

▶ **Automatische implantierbare Kardioverter/Defibrillatoren**

Hilfsmittel in der Kardiologie noch erweitert.

Dr. K. Engelbrecht · Klinik für Anästhesiologie und operative Intensivmedizin,
Martin-Luther-Universität Halle-Wittenberg, Ernst-Grube-Straße 40, D-06097 Halle/Saale

Klassifikation und Funktion von Herzschrittmachern

Der Typ des Herzschrittmachers bzw. der eingestellte Funktionsmodus wird mit dem NASPE/BPEG Generic (NBG) ▶ Schrittmacher-Code (North American Society of Pacing and Electrophysiology, British Pacing and Electrophysiology Group Generic Pacemaker Code) verschlüsselt.

In diesem Fünf-Buchstabensystem beschreiben die ersten drei Buchstaben die antibradykarde Funktion des Schrittmachers, die letzten zwei Ziffern bezeichnen die Programmierbarkeit und die antitachykarde Funktion.

Tabelle 1

Der NASPE/BPEG Generic (NBG) Schrittmacher-Code

Position Kategorie	I Stimulierte Kammer(n)	II Gesenste Kammer(n)	II Sensingantwort	IV Programmierbarkeit	V Antitachykarde Funktion
	O = Keine	O = Keine	O = Keine	O = Keine	O = Keine
	A = Vorhof	A = Vorhof	T = getriggert	P = einfach programmierbar	P = Pacing
	V = Ventrikel	V = Ventrikel	I = inhibiert	M = mehrfach programmierbar	S = Schock
	D = Doppelt (A+V)	D = Doppelt (A+V)	D = Doppelt (T+I)	C = Telemetrie	D = Doppelt (P+S)
				R = Frequenz adaptiert	

Einkammer-Schrittmachersysteme

▶ **Starrfrequente oder asynchrone Modi** sind VOO, AOO. Der Schrittmacher stimuliert, ohne den Ventrikel oder den Vorhof zu detektieren. Bei diesen Schrittmachern hat das Aggregat nur über eine Sonde Verbindung zu einer Herzkammer. Dies kann zu Interaktionen mit dem jeweiligen Eigenrhythmus des Patienten führen. Auf Vorhofebene wird möglicherweise Vorhofflattern oder -flimmern induziert, während im Ventrikel bei dieser Einstellung ein R auf T-Phänomen auftreten kann. Bei Myokardischämien oder Elektrolytverschiebungen führt dies zu höhergradigen Herzrhythmusstörungen. Der Energieverbrauch des Aggregates ist in diesem Modus sehr hoch.

▶ **Bedarfs- bzw. Synchronmodi** detektieren den Vorhofimpuls (P-Welle) oder den Ventrikelimpuls (R-Zacke). Der Schrittmacher wird über die minimale Eigenfrequenz des Patienten gesteuert.

Im AAI- und AAT-Modus wird der Vorhof vom Schrittmacher stimuliert, während der Ventrikel den elektrischen Impuls über das intakte AV-Überleitungssystem des Patienten erhält. Diese Modi können bei Sinusknotendysfunktionen wie Sinus-Arrest oder sick sinus-Syndrom eingesetzt werden. Eine intakte AV-Überleitung ist Voraussetzung für diese Schrittmacherart. Ein Sensingdefekt kann zu Vorhofflattern oder Vorhofflimmern führen.

▶ **Kammergesteuerte Schrittmacher** im VVI-Modus stimulieren den Ventrikel bei Absinken der Spontanfrequenz unter die Basisfrequenz des Schrittmachers. Der R-Wellen synchronisierte Schrittmacher im VVT-Modus detektiert über die ventrikuläre Stimulationssonde das intrakardiale Elektrogramm und gibt den Stimulus zeitgleich mit der R-Welle ab, wodurch er in in die absolute Refraktärphase des Myokards fällt und wirkungslos bleibt. Der Schrittmacher stimuliert festfrequent, sobald die Spontanfrequenz des Herzens unter die Basisfrequenz des Schrittmachers fällt. Nicht eingesetzt werden diese Modi bei Patienten, die von einer koordinierten linksventrikulären Füllung durch eine synchronisierte Vorhofkontraktion abhängig sind.

Das Aggregat ist über zwei getrennte Sonden mit dem rechten Ventrikel und Vorhof verbunden. Der asynchrone Modus DOO wird kaum genutzt. Die hier zur Verfügung stehenden Modi VAT, VVD, DVI und DDD ermöglichen eine AV-synchronisierte Herzaktion. Der Ventrikel wird mit adäquatem AV-Intervall nach der Detektion der regelrechten Vorhofaktion im VAT und VDD Modus stimuliert. Diese Modi sind bei erhaltener Sinusknotenfunktion mit gestörter AV-Überleitung wertvoll, da mit ihm bei ausreichender Sinusknotenfunktion die autonome Regulation der Herzfrequenz erhalten bleibt. Bei retrograder Vorhoferregung können diese Modi zu schrittmacherassoziierter Tachycardie führen. Sequentielles, atrioventrikuläres Pacing wird durch den DVI-Modus möglich. Hierbei werden Vorhof und Ventrikel mit adäquater AV-Verzögerung stimuliert, das Sensing erfolgt allerdings nur über den Ventrikel. Dieser Modus kann zum Beispiel bei Sinusbradykardien mit und ohne intakter AV-Überleitung eingesetzt werden.

Im DDD-Modus können Vorhof und Kammer sequentiell stimuliert werden. Bei Vorhofeigenaktion wird der Vorhofimpuls des Schrittmachers unterdrückt, der ventrikuläre Impuls jedoch dazu getriggert abgegeben. Eigenaktionen werden auf Vorhof- und Ventrikelebene erkannt. Eingesetzt werden kann dieser Modus bei variierenden Vorhof und Ventrikelfrequenzen. Der Schrittmacher arbeitet dann je nach Grundrhythmus des Patienten im AAI (Vorhofbradykardie mit normaler AV-Überleitung), DVI (Vorhofbradykardie mit gestörter AV-Überleitung) oder VDD-Modus (Normaler Vorhofrhythmus mit gestörter AV-Überleitung). Dieser Schrittmachertyp wird bei tachykarden Rhythmusstörungen des Vorhofs eher nicht eingesetzt, da hierdurch ventrikuläre Tachykardien induziert werden können. Auch aus diesem Grund sind bei diesem Schrittmachertyp maximale Pacerfrequenzen programmierbar.

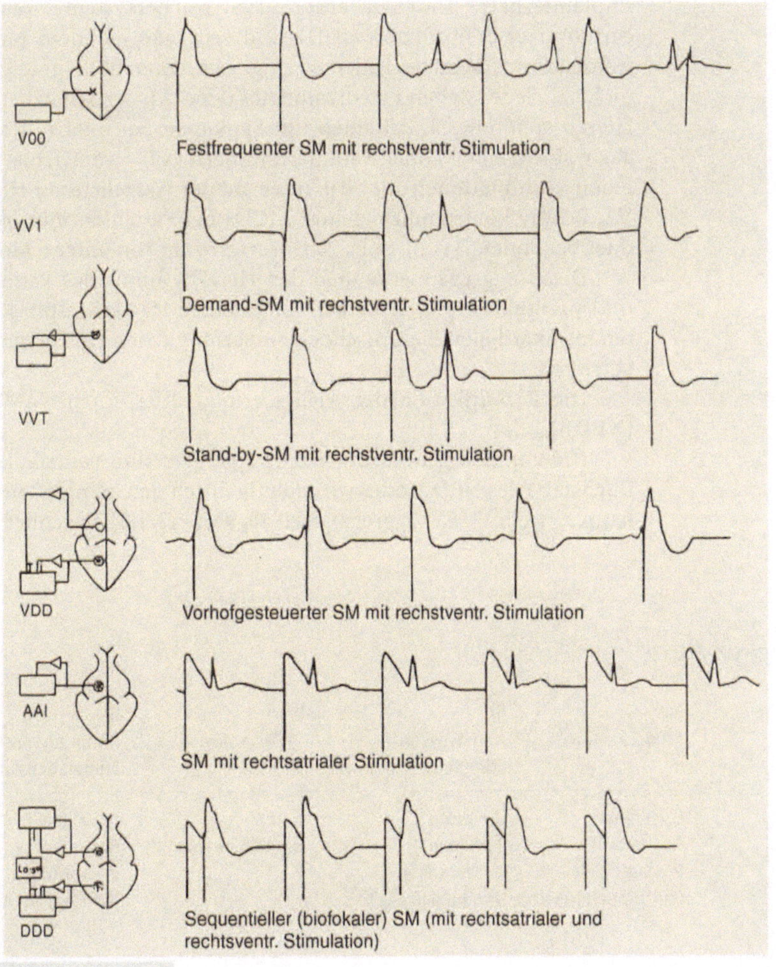

Abb.1 ◄
Verschiedene Schrittmachertypen mit den zugehörigen Elektrokardiogrammen (0 = Sensing, x = Pacing, ⊗ = Sensing und Pacing) (nach: Heinecker und Gonska [7])

Frequenzadaptierte Schrittmachersysteme

Neben der normalen Pacing- und Sensingfunktion können diese Systeme noch unterschiedliche andere Stimuli zur Regulierung der Herzfrequenz nutzen. Die vorgesehenen Modi sind zum Beispiel VVIR, DVIR und DDDR. Der Vorteil dieser Systeme ist eine zeitgerechte und bedarfsorientierte Anpassung der Hämodynamik an die körperliche Belastung über eine Erhöhung der Herzfrequenz. Hierzu werden zusätzliche Sensoren benötigt, welche verschiedene Veränderungen des Organismus unter Belastung erkennen und in der Schrittmacherlogik zu einer angepaßten Frequenzveränderung führen.

Die nutzbaren Sensoren sind:
- Vibration/Bewegung (Piezo-Elektrokristall),
- Kerntemperatur/zentralvenöse Bluttemperatur (Thermistor),
- transthorakale Impedanzänderungen/AMV (Elektrode),
- QT-Intervall (Elektrode),
- Intraventrikuläre Impedanz/rechtsventrikuläres Schlagvolumen (Elektrode),
- SvO_2 (Reflexspektrophotometrie),
- $\Delta P/\Delta t$/rechtsventrikulärer Druck (Piezo-Elektrokristall in der Schrittmachersonde)
- Kombination aus verschiedenen Sensoren.

Da bei diesen Sensoren zahlreiche Möglichkeiten der Interaktionen bestehen, wird empfohlen, die Frequenzadaptation schon präoperativ zu inaktivieren.

Implantierbare antitachykarde Schrittmachersysteme

Implantierbare antitachykarde Schrittmachersysteme (automatic implantable cardioverter-defibrillator/AICD) sind seit 1986 auf dem Markt. Diese Aggregate werden zunehmend bei Patienten eingesetzt, deren höhergradige Rhythmusstörungen nicht zufriedenstellend medikamentös oder chirurgisch beherrscht werden können. Hierzu gehören z.B. Patienten mit Synkopen bei intermittierenden ventrikulären Tachykardien (VT) oder Kammerflimmern (VF = ventricular fibrillation), abgelaufenen Reanimationen oder Patienten auf der Warteliste zur Herztransplantation mit VT. Relativ kontraindiziert sind AICDs bei Patienten mit asymptomatischen VTs, oder bei Patienten mit einer Lebenserwartung von unter 6 Monaten.

Diese Aggregate erkennen den Herzrhythmus des Patienten, detektieren VTs und VF, applizieren nach einer eingestellten Detektionsphase einen programmierten intrakardialen Elektroschock und ermöglichen ein Pacing nach der Elektrokonversion.

Die Klassifikation der AICDs erfolgt über einen NASPE/BPEG-Defibrillator (NBD)-Code.

Die zur Zeit gebräuchlichsten Aggregate sind ventrikuläre AICDs. Der vierte Buchstabe des NBD-Codes wird häufig durch den kompletten NBG-Code ersetzt. So kann z. B. ein VVEV Aggregat auch als VVE-VVIR bezeichnet sein.

Tabelle 2
Der NBD-Code

Position	I	II	II	IV
	Schockkammer	Antitachykarde Stimulationskammer	Tachykardiedetektion	Antibradykarde Stimulationskammer
	O = Keine	O = Keine	E = EKG	O = Keine
	A = Vorhof	A = Vorhof	H = Hämodynamik	A = Vorhof
	V = Ventrikel	V = Ventrikel		V = Ventrikel
	D = Doppelt (A+V)	D = Doppelt (A+V)		D = Doppelt (A+V)

aus: Der Anaesthesist 12/97, S. 1120

Alle Herzschrittmacher, die zur Zeit implantiert werden, sind programmierbar. Die Variabilität der Programmierbarkeit hängt vom jeweilig verwendeten Aggregat ab.

Mögliche programmierbare Parameter:
- Frequenz (niedrigste oder Basisfrequenz und Maximalfrequenz bei vorhofgetriggerten Systemen)
- Ausgangsspannung (Volt, mA)
- Impulsbreite (msec)
- Schwellenspannung des Eingangsfilters / Sensing (mV)
- Refraktärzeit (msec)
- ► Hysterese (Differenz zwischen Stimulationsfrequenz und Interventionsfrequenz. Dies ist von Nutzen, wenn die Eigenfrequenz des Patienten ein Sinusrhythmus ist und in der Regel knapp unter der eingestellten Minimalfrequenz des Schrittmachers liegt. Die Vorhofaktion kann somit hämodynamisch ausgenutzt werden.)
- Stimulationsmodus (AAI, VVI, DDD, etc.)
- Polarität (Wechsel von bipolarer zu unipolarer Stimulation)
- Frequenzadaption (Dieser kann z.B. an- oder ausgeschaltet sein, und bei mehreren Sensoren kann der führende Stimulus bestimmt werden.)
- Antitachykarde Funktion (Detektion und Kardioversion)

Präoperative Vorbereitung von Herzschrittmacherpatienten

Bei der ► **präoperativen Visite** ist der Allgemeinzustand und die Belastbarkeit des Patienten der wichtigste Gesichtspunkt. Für Schrittmacherpatienten gelten die gleichen Voraussetzungen für elektive Operationen wie für Nicht-Schrittmacherpatienten. Es ist die allgemeine kardiale Belastbarkeit (KHK, Herzklappenfehler) zu beurteilen, die begleitenden Erkrankungen wie arterieller Hypertonus, Diabetes mellitus und unabhängige Erkrankungen anderer Organsysteme, wie z.B. der Lunge. All diese Vorerkrankungen sollten in der perioperativen Phase optimal eingestellt werden.

Tabelle 3

Präoperative Diagnostik von Herzschrittmacherpatienten vor elektiven Eingriffen

Minimal	Erweitert
• Anamnese	• Magnet-EKG
• körperliche Untersuchung	• Kardiologisches Konsil
• Schrittmacherausweis	
- Implantationsdatum	
- Implantationsgrund	
• EKG	
• Röntgenbild des Thorax	
• Elektrolyte	

Die minimale ► **präoperative Diagnostik** sollte neben der sonst üblichen Vorgehensweise auf jeden Fall ein EKG, ein Röntgenbild des Thorax und die Bestimmung der Elektrolyte umfassen. Das EKG gibt Aufschluß darüber, ob der Patient komplett schrittmacherabhängig ist. Bei dem geringsten Zweifel an der prinzipiellen Funktion des Schrittmachers kann er durch Auflegen eines Magneten auf das Aggregat mit dem asynchronen Modus VOO aktiviert werden. Diese Vorgehensweise ist aber nur in Zusammenarbeit mit einem Kardiologen zu empfehlen, damit ungewollte Umprogrammierungen des Aggregates umgehend behoben werden können. Zusätzlich ist noch der Grund der Schrittmacherimplantation und die letzte Überprüfung durch den behandelnden Kardiologen zu erfragen. Wichtige Informationen hierüber liefert der ► **Schrittmacherausweis**, den jeder Patient bei sich tragen sollte. Hier können auch der Typ, das Modell, der derzeitig eingestellte Modus und die

---

Europäischer Herzschrittmacher-Paß

1. PATIENTEN-DATEN
PATIENT-DATA

Identifikations-Nr. _______________________
Identification-No.

Name _______________________
Name

Adresse _______________________
Address

PLZ / Stadt / Land _______________________
City / Zip / Country

Tel.-Nr. _______________________
Tel.-No.

Geburtsdatum | Jahr | Monat | Tag | M ☐ W ☐
Date of birth   Year   Month   Day   M   F

Datum der Erstimplantation
Date of 1st implantation | Jahr | Monat | Tag
                             Year   Month   Day

Symptom ☐☐ EKG ☐☐☐ Ätiologie ☐☐☐
Symptom   ECG   Aetiology

Herzschrittmacher abhängig   Ja ☐ Nein ☐
Pacemaker dependent   Yes   No

2. SCHRITTMACHER(SM)-ZENTRUM
PACEMAKER CENTRE

Arzt / Abteilung _______________________
Doctor / Department

Krankenhaus _______________________
Hospital

Adresse _______________________
Address

PLZ / Stadt / Land _______________________
City / Zip / Country

Tel.-Nr. _______________________
Tel.-No.

3. SM
IPG

Frequenz ______ min   Mode ☐☐☐☐
Rate   min   Mode

Impulsdauer ______ ms
PW   ms

Implantationsdatum | Jahr | Monat | Tag
Date of implantation Year   Month   Day

Hersteller: _______________________
MFG

Modell _______________________ Serien-Nr. ______
Type   Serial-No.

4. ELEKTRODEN
LEAD

Vorhof Elektrode
Atrial lead

Datum der Implantation | | | | | | |
Date of implantation

Hersteller _______________________ IS.1 ☐ Uni. ☐ Bi. ☐
MFG

Modell _______________________ Serien-Nr. ______
Type   Serial-No.

Ventrikel Elektrode
Ventricular lead

Datum der Implantation | | | | | | |
Date of implantation

Hersteller _______________________ IS.1 ☐ Uni. ☐ Bi. ☐
MFG

Modell _______________________ Serien-Nr. ______
Type   Serial-No.

HAUSARZT:

Name _______________________

Adresse _______________________

_______________________ Tel. ______

HERZSPECIALIST:

Name _______________________

Adresse _______________________

_______________________ Tel. ______

CODE-ERKLÄRUNG FÜR IMPLANTATION

① **SYMPTOM**

KATEGORIE-CODE		SPEZIFIZIERUNG
KEINE ANGABEN	A1	Keine Angaben
	A2	Symptom nicht kodifiziert
SYNKOPE	B1	Synkope
	B2	Schwindelzustände o.ä.
	B3	Bradycardie
TACHYCARDIE	C1	Tachycardie
ANDERE	D1	Prophylaktisch
	D2	Herzinsuffizienz
	D3	Cerebrale Dysfunktion

② **EKG INDIKATIONEN**

KATEGORIE-CODE		SPEZIFIZIERUNG
KEINE ANGABEN	A 1	Keine Angaben über Rhythmus
	A 2	Rhythmus nicht kodifiziert
SINUS-RHYTHMUS	B 1	Normaler sinusrhythmus
AV-BLOCK	C 1	AV-Block 1. Grades
	C 2	AV-Block 2. Grades ohne Angaben
	C 3	AV-Block 2. Grades Wenckebach
	C 4	AV-Block 2. Grades Mobitz
	C 5	AV-Block 3. Grades - QRS ohne Angaben
	C 6	AV-Block 3. Grades - schmales QRS
	C 7	AV-Block 3. Grades - breites QRS
SCHENKEL-BLOCK (BBB)	D 1	BBB ohne Angaben
	D 2	Rechter (R) BBB inkomplett
	D 3	RBBB komplett
	D 4	Linker (L) BBB komplett
	D 5	Linksanteriorer Hemiblock (LAHB)
	D 6	Linkspost. Hemiblock (LPHB)
	D 7	RBBB + LAHB - norm. PR-Intervall
	D 8	RBBB + LPHB - norm. PR-Intervall
	D 9	RBBB + LAHB - langes PR
	D10	RBBB + LPHB - langes PR
	D11	LBBB - langes PR-Intervall
S(ICK) S(INUS) S(YNDROM)	E 1	SSS ohne Angaben
	E 2	SSS - SA exit block
	E 3	SSS - SA arrest
	E 4	SSS - Bradycardie
	E 5	SSS - Brady-Tachycardie
	E 6	Vorhof-Flatt. / Flimm. - Bradycardie
VORHOF-TACHYCARDIE	F 1	Vorhof-Tachycardie
	F 2	Praexcitationssyndrom
VENTRIK. TACHYCARDIE	G 1	Ventrik. Extrasystolen
	G 2	Ventrik. Tachycardie
	G 3	Paroxysmales Ventrikelflattern

③ **ÄTIOLOGIE**

KATEGORIE-CODE		SPEZIFIZIERUNG
KEINE ANGABEN	A1	Keine Angaben
	A2	Nicht kodifiziert
UNBEKANNT	B1	Ätiologie unbekannt
	B2	Fibrose d. Reizleitungssystems
ISCHAEMISCH	C1	Ischaemisch
	C2	Nach Infarkt
ANGEBOREN	D1	Angeboren
IATROGEN	E1	Chirurgische Komplication
	E2	Chirurgisch
	E3	Ablation
KAROTIS-SINUS SYNDROM	F1	Karotis-Sinus-Syndrom
ANDERE	G1	Kardiomyopathie
	G2	Myocarditis
	G3	Klappenerkrankung

Abb. 2 ◄ **Der europäische Herzschrittmacher-Paß mit Zahlencode zur Verschlüsselung der Implantationsindikation**

eingestellte Grundfrequenz des Schrittmachers nachgelesen werden. Der Grund der Implantation, die Ätiologie der zu den behandlungsbedürftigen Herzrhythmusstörungen führenden Grunderkrankung und das zur Zeit der Implantation des Schrittmachers vorherrschende EKG sind über einen Zahlencode im Ausweis deklariert. Liegt die letzte kardiologische Untersuchung länger als 12 Monate zurück, so sollte vor elektiven Eingriffen ein kardiologisches Konsil eingeholt werden. Wenn aus dem Schrittmacherausweis hervorgeht, daß das Aggregat vor einem elektiven Wechsel steht, sollte es vor der geplanten OP ausgetauscht werden.

Sind nach der Schrittmacherimplantation neue kardiale Symptome (Angina pectoris, Dyspnoe, Synkopen, etc.) bei dem Patienten aufgetreten, so sollte der Patient vor einer elektiven OP einem Kardiologen vorgestellt werden.

Lage des Aggregates und Sondenverlauf

Der Anästhesist muß sich bereits bei der präoperativen Visite über die Lage des Aggregates und den Verlauf der Sonde informieren. Üblicherweise liegt das Aggregat in einer Pektoralistasche und die intrakardiale Sonde läuft über die V. cephalica oder direkt über die V. subclavia zum rechten Ventrikel. Abweichend hiervon kann die Schrittmachersonde aus der Pektoralistasche auch supraclavikulär verlaufen und über die V. jugularis interna in das venöse System geführt sein. Wenn epikardiale Elektroden verwendet wurden (hierfür ist keine komplette Sternotomie notwendig), können die Aggregate auch in der Bauchdecke plaziert sein. Bei deutlicher Verschieblichkeit des Aggregates in der Schrittmachertasche kann es nützlich sein, eine

aus: Der Anaesthesist 12/97, S. 1122

Funktionskontrolle des Schrittmachers mit verschobenem Aggregat durchzuführen, um mögliche Fehlfunktionen aufdecken zu können.

Das Röntgenbild des Thorax gibt neben den üblichen Informationen noch Aufschluß über die Anzahl, den Verlauf, die Lage und Kabelintegrität der Schrittmachersonden. Wenn kein Schrittmacherausweis vorliegt, kann anhand der röntgendichten Struktur des Schrittmachers der Typ und das Modell erkannt werden.

Perioperatives Monitoring

Für das intraoperative ▶ **Monitoring** kann jeder übliche Anästhesiemonitor genutzt werden. Er sollte das übliche Minimalmonitoring mit EKG, SaO₂, NIBP, Narkosegasmonitoring und endexpiratorischem CO_2 beinhalten. Sicher erforderlich ist ein indirektes Verfahren zur Bestimmung des Blutflusses wie manuelle Pulskontrolle, oder besser kontinuierliche Pulsoxymetrie. Akustisch kann die mechanische Aktivität des Herzens durch ein Oesophagusstethoskop überwacht werden. Die Herzfrequenz ist günstigerweise elektronisch über die Pulswellenkurve der Pulsoxymetrie zu erfassen. Hiermit ist die Fehlinterpretation eines myokardial nicht beantworteten Schrittmacher-Spikes als Herzaktion ausgeschlossen. Erweitertes Monitoring wie arterielle Druckmessung, zentraler Venendruck oder Überwachung der rechtsventrikulären Funktion mit einem Swan-Ganz-Katheter ist vom Allgemeinzustand des Patienten und der geplanten OP abhängig.

Mit der Situation des Schrittmacherausfalls sollte immer gerechnet werden und für eine alternative Stimulationsmöglichkeit des Myokards, in Form eines ▶ **externen Schrittmachers**, muß Vorsorge getroffen sein. Hierfür eignen sich zum Beispiel häufig an externe Defibrillatoren gekoppelte transthorakale Schrittmacher mit aufklebbaren Elektroden, transoesophageale Schrittmachersonden mit assoziiertem externem Aggregat, transvenös einschwemmbare temporäre Schrittmachersonden oder einen Swan-Ganz-Katheter mit integrierter Schrittmachersonde mit jeweils passendem externem Aggregat. Extern aufklebbare Schrittmacherelektroden müssen je nach Operationsgebiet und Gesamtsituation gegebenenfalls auch präoperativ plaziert werden. An Patienten angeschlossene externe Schrittmacher und besonders deren Sonden müssen durch Isolation (Gummihandschuhe, trockene Tücher) vor Kriechströmen geschützt werden. Bei schlechter Isolierung kann sonst ein Kammerflimmern provoziert werden.

Kommt es zu einem ▶ **intraoperativen Myokardinfarkt** im Bereich der Implantationsstelle der Schrittmachersonde, so versagt der Schrittmacher, denn infarziertes Myokard reagiert nicht auf elektrische Impulse.

Abb.3 a, b ▼ **Röntgenologische Darstellung eines Zweikammerschrittmachers** (a) **und epikardial angebrachter Elektroden eines abdominal verlagerten AICD** (b)

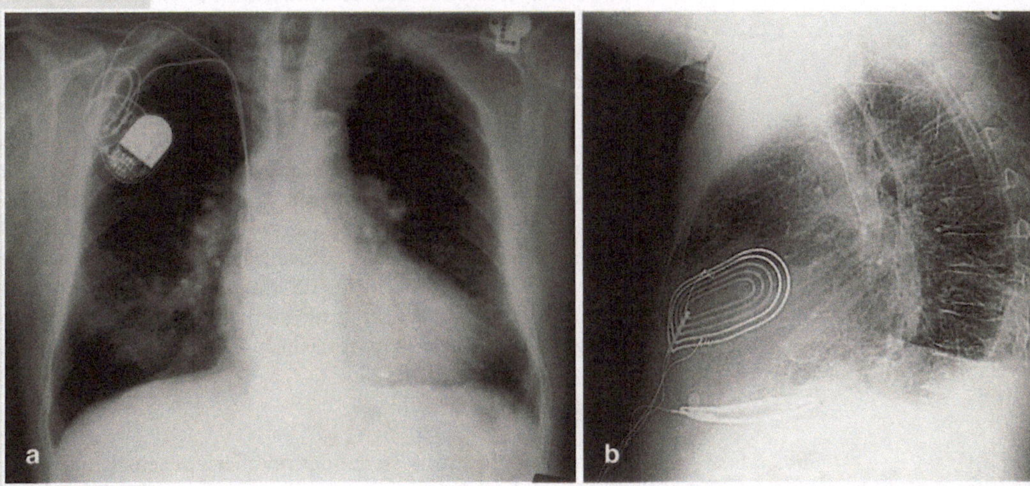

Zentrale Venenkatheter

Vor der ▶ **Punktion einer zentralen Vene** sollte der Verlauf der Schrittmachersonde mit Hilfe des Röntgenbildes des Thorax geklärt sein. Absolut zu vermeiden ist die direkte Punktion der Vene, welche die Schrittmachersonde führt. Bevorzugt sollte auf der kontralateralen Seite des implantierten Aggregates punktiert werden, denn die Schrittmachersonden werden in der Regel auf der ipsilateralen Seite verlegt. Bei Beschädigung der Isolation der Schrittmachersonde durch die Punktionsnadel können Funktionsbeeinträchtigungen im Pacing und Sensing auftreten. Macht die Gesamtsituation des Patienten das Plazieren eines Swan-Ganz-Katheters nötig, muß mit einer Luxation der Sonde gerechnet werden. Besonders groß ist die Gefahr der Sondenluxation in den ersten vier Wochen nach Implantation der Schrittmachersonde.

Bei der Beurteilung des intravasalen Volumens kann es zu Fehleinschätzungen kommen, da bei ▶ **Hypovolämien** keine Frequenzanstiege zur Aufrechterhaltung des Herzzeitvolumens auftreten.

Wahl des Anästhesieverfahrens

Das ▶ **Anästhesieverfahren** sollte auf die allgemeinen medizinischen Belange des Patienten abgestimmt sein. Es kann unter Beachtung einiger Besonderheiten jedes gewünschte Anästhesieverfahren angewandt werden.

Es besteht keine Kontraindikation für die Anwendung von ▶ **Regionalanästhesien**. Beachtet werden muß die Möglichkeit der medikamentösen Beeinflussung der Reizschwelle des Myokards durch die verwendeten Lokalanästhetika. Dieses Phänomen tritt aber erst bei akzidenteller Verabreichung toxischer Dosen auf. Der beim Plazieren von Plexusanästhesien gegebenenfalls verwendete Nervenstimulator kann zu Störungen der Schrittmacherfunktion führen. Der Schrittmacher kann die Impulse als myokardiale elektrische Aktivität detektieren, was über ein Sensing zu einer Asystolie führen kann.

Nur von wenigen anästhesiespezifischen Medikamenten, die zur ▶ **Allgemeinanästhesie** genutzt werden, ist bisher eine Interaktion mit der Schrittmacherfunktion beschrieben. Selbst Halothan, Enfluran und Isofluran zeigen trotz ihres Einflusses auf die Membranpotentiale des Myokards keine Interaktion mit der Schrittmacheraktivität. Die durch ▶ **Etomidate** gelegentlich ausgelösten Myoklonien können ebenfalls die Schrittmacheraktivität in unten beschriebener Weise beeinflussen. Nach Vorgabe von Opioiden oder Benzodiazepinen zur Vermeidung der Myoklonien kann Etomidate, bei bekannt günstigen kardiovaskulären Eigenschaften, zur Narkoseinduktion genutzt werden.

Muskelrelaxanzien

Bei der Relaxation des Schrittmacher-Patienten mit depolarisierenden ▶ **Muskelrelaxantien** während der Narkoseeinleitung muß mit Asystolien gerechnet werden. Die Muskelfaszikulationen können vom Schrittmacher im Rahmen eines „oversensing" als Kammeraktivität detektiert werden und vom AICD gar als Kammerflimmern, was eine interne Defibrillation einleiten würde. Bei frequenzadaptierten Schrittmacher-Systemen, die über ein Piezo-Kristall gesteuert werden, könnten die Muskelfaszikulationen als gesteigerte Aktivität gewertet werden und eine Tachykardie auslösen. Hierüber gibt es aber bisher keine Berichte. Es sollten möglichst nichtdepolarisierende Muskelrelaxantien verwendet werden. Ist dies nicht möglich, muß der Patient ausreichend „praecurarisiert" werden, um Faszikulationen sicher zu vermeiden. Das Monitoring der Muskelrelaxation mit transkutanen Nervenstimulatoren kann zur Blockierung der Demandfunktion des Schrittmachers oder bei vorhofgesteuerten Schrittmachern zur Ventrikelstimulation führen.

Lachgas

Bei frisch implantiertem oder revidiertem Schrittmacher kann ▶ N_2O durch Diffusion in die Schrittmacher-Tasche zum partiellen Kontaktverlust des Aggregates und

aus: Der Anaesthesist 12/97, S. 1124

somit zum intermittierenden Ausfall der Schrittmacherfunktion führen. Der gleiche Pathomechanismus ist auch bei sehr mobilen Schrittmachern denkbar. Lachgas sollte deshalb bei diesen Patientengruppen vermieden werden.

Maschinelle Beatmung

Durch den Wechsel von Spontanatmung auf ▶ **maschinelle Beatmung** verändert sich die Impedanz des Thorax. Bei frequenzadaptierten Schrittmachern, welche über das AMV und somit die Thoraximpedanz gesteuert werden, verursacht die maschinelle Beatmung über eine Veränderung dieser Parameter eine Tachykardie. Zu therapieren ist diese durch eine Reduktion des Atemminutenvolumens.

Postoperatives Muskelzittern

Da postoperatives ▶ **Shivering** dieselben Störungen wie Etomidate oder depolarisierende Muskelrelaxantien bei Schrittmacher-Patienten hervorrufen kann, ist auf perioperative Normothermie zu achten und aufgetretenes Shivering umgehend zu therapieren. Intraoperative Hypothermie kann bei temperaturgesteuerten frequenzadaptierten Schrittmachern zu Herzrhythmusstörungen führen.

Einfluß von Medikamenten

Verschiedene ▶ **Antiarrhythmika** können über Beeinflussung der Membranpotentiale die Pacingfunktion beeinträchtigen. Hierzu gehört das auch als Lokalanästhetikum verwendete ▶ **Lidocain.** ▶ **Beta-Blocker** führen bei frequenzadaptierten Schrittmachern, die über das QT-Intervall gesteuert werden, über die Verkürzung der QT-Zeit zu einer inadäquaten Frequenzänderung.

▶ **Kortikoide** verändern die Reizschwelle des Myokards. Glukokortikoide senken die Reizschwelle etwa um 25% und Mineralokortikoide steigern die Reizschwelle etwa um denselben Prozentsatz. Dies kann zu Pacingdefekten des Schrittmachers führen.

Der transmembranöse ▶ **Kalium**gradient hält das Ruhemembranpotential von Myokardzellen aufrecht. Durch akuten Abfall des Serumkaliumspiegels, z.B. im Rahmen von Hyperventilation oder Diuretikatherapie, wird das Ruhemembranpotential noch negativer und die Stimulationsschwelle wird erhöht. Die Pacingfunktion des Schrittmachers kann versagen. Im Gegensatz dazu sinkt die Stimulationsschwelle des Myokards bei Hyperkaliämien. Dies kann zu Kammertachycardien und Kammerflimmern führen, wenn der Schrittmacherimpuls auf repolarisierendes Myokard trifft.

Evozierte Potentiale

Das Monitoring von ▶ **evozierten Potentialen** kann bei VDD oder DDD-Schrittmachern zu Tachykardien führen, wenn der Schrittmacher den Stimulationsimpuls als Vorhofaktion detektiert und an die Kammer weiterleitet. Hier kann eine präoperative Umprogrammierung auf einen VVI-Modus Interferenzen vermeiden.

Elektrokautering

Das im OP häufig angewandte ▶ **Elektrokautering** führt immer wieder zur Beeinflussung der Schrittmacherfunktion. Das Kautering kann von synchronisierten antibradykarden Schrittmachersystemen als eigene Herzaktion detektiert werden und so zum Pacingausfall führen.

Bei antitachykarden Schrittmachern kann es trotz mittlerweile verfeinerter Detektionsalgorhythmen zum Erkennen von Kammerflimmern führen und eine Defibrillation auslösen. Die Energieabgabe des Kauters sollte auf unter 5 Sekunden begrenzt werden, da das Erkennen einer Rhythmusstörung durch ein AICD mindestens 5 Sekunden dauert. Aus diesem Grund sollte bei Schrittmacherpatienten das bipolare Kautering genutzt werden, denn hier fließt der Strom hauptsächlich zwischen den beiden Polen der Pinzette. Ist das unipolare Kautering unumgänglich, so

▶ **Maschinelle Beatmung**

Thoraximpedanz: Elektrischer Scheinwiderstand des Brustkorbes.

▶ **Shivering**

▶ **Antiarrhythmika**

▶ **Lidocain**
▶ **Betablocker**

▶ **Kortikoide**

▶ **Kalium**

▶ **Evozierte Potentiale**

▶ **Elektrokautering**

Möglichst bipolares Elektrokautering benutzen.

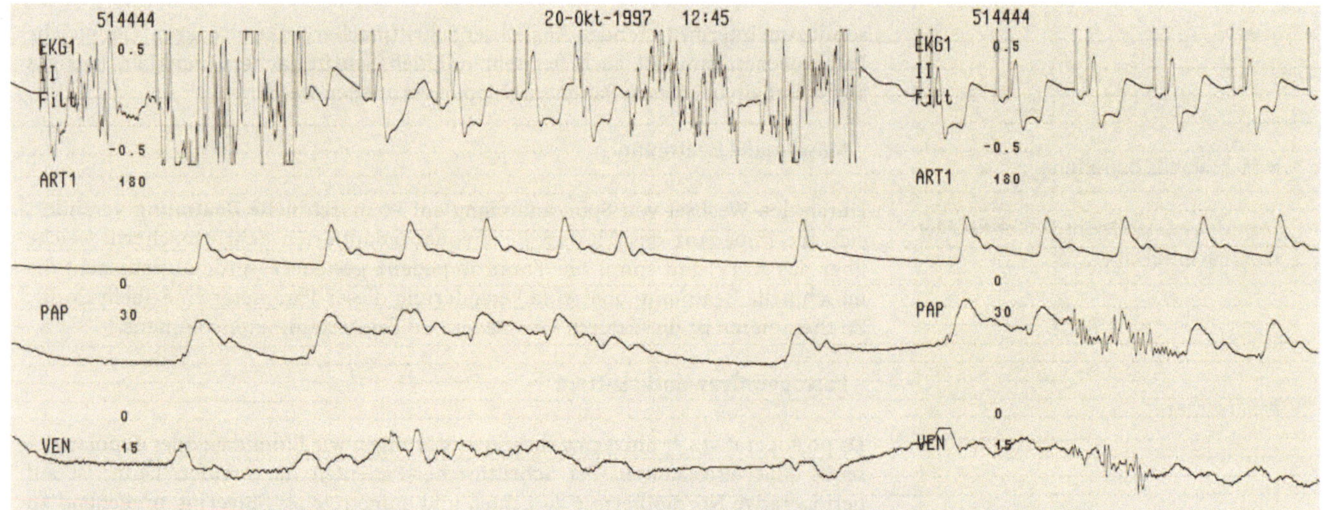

Abb. 4 ▲ Hämodynamische Auswirkungen von Störungen in der Funktion eines DDD-Schrittmachers, verursacht durch unipolares Kautering (Kurven v.o.n.u.: EKG, invasiver Blutdruck in der A. radialis, pulmonalarterieller Blutdruck, zentraler Venendruck)

muß die indifferente Elektrode so weit wie möglich weg vom Aggregat (mehr als 15 cm) und so nah wie möglich am OP-Feld angebracht werden. Weiterhin sollte darauf geachtet werden, daß der Stromfluß möglichst im rechten Winkel zur Lage der Schrittmachersonde verläuft. Die Stromstärke ist so gering wie möglich zu halten. Verläuft der Stromfluß durch die Schrittmachersonde, so kann dies Kammerflimmern oder Verbrennungen des Myokards an der Sondenspitze mit Verlust der Pacingfunktion hervorrufen. Der Diathermieimpuls kann den Radiofrequenzimpuls, der zum Programmieren des Schrittmachers genutzt wird, simulieren und so zu einer ▶ **„Phantomprogrammierung"** führen. Auf Nutzung des Elektrokauters in unmittelbarer Nähe des Aggregates oder der Sonde sollte auch wegen der möglichen Beschädigungen unbedingt verzichtet werden. Wenn das Aggregat starken elektromagnetischen Interferenzen ausgesetzt wurde oder gar perioperativ eine externe Kardioversion, bzw. Defibrillation nötig war, ist eine postoperative Schrittmacherkontrolle obligat.

Umprogrammierung durch Magneten

Bei einer Operation an einem Schrittmacherpatienten sollte ein ▶ **Magnet** im Operationssaal erreichbar sein, jedoch sollte der Magnet nicht prophylaktisch während einer Narkose auf das Schrittmacheraggregat gelegt werden. Der Magnet löscht die vorgesehene Programmierung und ermöglicht dem Schrittmacher nur den asynchronen VOO-Modus, antitachykarde Funktionen werden deaktiviert. Dies kann bei nun fehlendem Sensing und erhaltenem Eigenrhythmus des Patienten zu Parasystolien (d.h. herzeigene und Schrittmacheraktionen treten nebeneinander auf), bis hin zu Kammerflimmern führen, wenn der Schrittmacherspike in die vulnerable Phase des Myokards trifft. Dennoch kann der Magnet bei elektrischen Interferenzen des Schrittmachers mit elektrischen Geräten im OP sowohl bei antibradykarden, wie auch bei antitachykarden Schrittmachern den Sicherheitsstandard für den Patienten erhöhen. Der Magnet sollte nur bei nicht beherrschbaren hämodynamischen Auswirkungen von unvermeidbaren elektrischen Interferenzen zum Einsatz kommen.

Es sei noch erwähnt, daß einige Schrittmacher nur dann umzuprogrammieren sind, wenn ein Magnet aufliegt. Dies kann eine „Phantomprogrammierung" durchaus erleichtern. Auch aus diesem Grund sollte der Magnet nur bei Bedarf und nach strenger Indikationsstellung verwendet werden. Der Patient muß, nach Anwendung eines Magneten, postoperativ einem Kardiologen zur Neuprogrammierung des Schrittmachers vorgestellt werden.

▶ **„Phantomprogrammierung"**

▶ **Magnet**

Ein Magnet ist unbedingt im OP bereitzuhalten, das Magnet läßt nur den asynchronen VOO-Modus zu.

aus: Der Anaesthesist 12/97, S. 1126

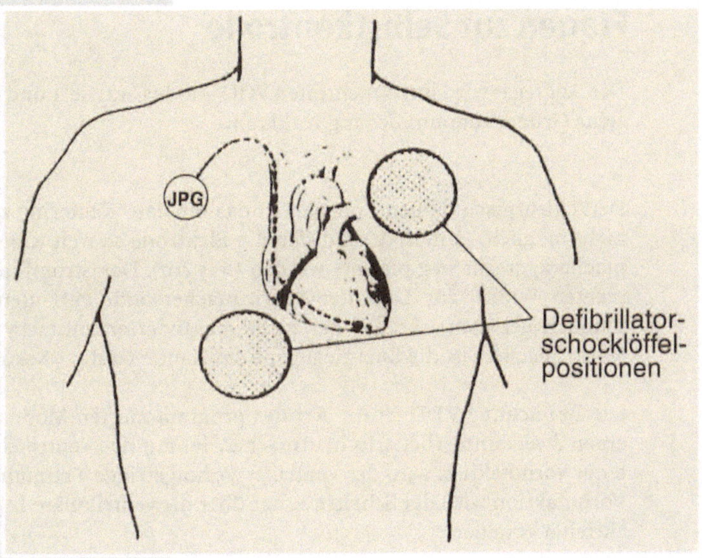

Abb. 5 ◀ **Korrektes Anlegen des Defibrillators bei Patienten mit implantiertem Herzschrittmacher [Nach Bourgeois et al., in Atlee et al. (1992), pp70-82]**

▶**Ionisierenden Strahlung**

Im Rahmen der Strahlentherapie ist zu beachten, daß das Schrittmacheraggregat nicht im direkten Strahlengang der ▶ **ionisierenden Strahlung** plaziert ist. Die kann zu irreversiblen Schäden in der Elektronik mit Aggregatausfall führen.

Externe Defibrillation

▶ **Defibrillation**

Bei der Durchführung der externen ▶ **Defibrillation** muß beachtet werden, daß die Elektroden nicht direkt auf dem Schrittmacheraggregat plaziert werden. Dies führt zu Veränderungen in der Programmierung. Eine Kardioversion oder Defibrillation sollte trotzdem mit der geringstmöglichen elektrischen Energie durchgeführt werden.

Kernspintomographie bei Schrittmacherpatienten?

▶**MRT**

MRT ist absolut kontraindiziert!

Eine Untersuchung eines Schrittmacherpatienten im ▶ **MRT** ist absolut kontraindiziert. Kernspin-Tomographen erzeugen starke Gleichstrommagnetfelder, die eine signifikante mechanische Kraft auf das Aggregat aufgrund seiner ferromagnetischen Komponenten ausüben können. Diese Kraft kann zu Verletzungen des Patienten führen und die Programmierung des Aggregates kann verändert werden. Ist eine Diagnostik trotzdem zwingend notwendig und der Patient nicht Schrittmacherabhängig, so muß das Aggregat ausgestellt (Modus OOO) werden oder besser explantiert und nach der Untersuchung wieder implantiert werden.

Stoßwellenlitotripsie

▶**Stoßwellenlitotripsie**

Die externe ▶ **Stoßwellenlitotripsie** kann bei Schrittmacherpatienten angewandt werden. Die Litotripterimpulse sollten allerdings mit dem EKG synchronisiert werden. Das Schrittmacheraggregat sollte möglichst nicht im direkten Impulsverlauf liegen. Besondere Beachtung müssen hier abdominal verlagerte Aggregate finden.

1. Was bewirkt das Auflegen eines Magneten auf das Schrittmacheraggregat?

2. Wie ist der Umgang mit chirurgischem Elektrokautering bei Herzschrittmacherpatienten zu managen?

3. Was sagt die Bezeichnung VDD über einen Schrittmacher aus?

4. Wo sollte die Punktion einer zentralen Vene bei Schrittmacherpatienten nicht erfolgen?

5. Welches Elektrolyt beeinflußt die Schrittmacherfunktion am stärksten und in welcher Form?

Fragen zur Selbstkontrolle

Das Aggregat wird im asynchronen VOO-Modus aktiviert und kann möglicherweise seine Grundprogrammierung verlieren.

Den chirurgisch tätigen Kollegen ist das bipolare Kautering zu empfehlen. Ist dies nicht möglich, so muß die indifferente Elektrode so weit wie möglich vom Schrittmacheraggregat weg plaziert werden (>15 cm). Der Stromfluß sollte möglichst im rechten Winkel zur Lage der Schrittmachersonde verlaufen und so gering wie möglich gehalten werden. Bei nicht inaktivierter antitachycarder Funktion des Schrittmachers ist die Energieabgabe des Kauters unter 5 Sekunden zu halten.

Die Bezeichnng VDD ist die Art des programmierten Modus. Es handelt sich um einen Zweikammerbedarfschrittmacher, der nur den Ventrikel stimuliert. Bei erhaltener Vorhofaktion wird der Ventrikel vorhofgetriggert stimuliert und bei fehlender Vorhofaktion wird der Schrittmacher über die ventrikuläre Inhibition durch Eigenaktivität gesteuert.

Es sollte möglichst vermieden werden, die sondenführende Vene zu punktieren. Es besteht die Gefahr der Sondenbeschädigung durch die Nadelspitze.

Kalium. Durch Hypokaliämien wird die Stimulationsschwelle des Myokards erhöht und durch Hyperkaliämien erniedrigt.

Literatur

1. Atlee JL (1993) **Cardiac pacing and electroversion.** In: Kaplan JA (ed) Cardiac anesthesia, 3rd edn. Saunders, Philadelphia London Toronto, pp 877-904
2. Bloomfield P, Bowler GM (1989) **Anaesthetic management of the patient with a permanent pacemaker.** Anaesthesia 44 : 42-46
3. Bourke ME (1996) **The patient with a pacemaker or related device.** Can J Anaesth 43:5 pp R24-R32
4. Fischer W, Ritter P (1997) **Praxis der Herzschrittmachertherapie.** Springer, Berlin Heidelberg New York
5. Georgieff M, Schirmer U (1995) **Klinische Anästhesiologie.** Springer, Berlin Heidelberg New York
6. Gombotz H (1997) **Schrittmacherpatienten.** In: List WF, Osswald PM (Hrsg) Komplikationen in der Anästhesie. Springer, Berlin Heidelberg New York, pp40-60
7. Heinecker R, Gonska BD (1992) **EKG in Praxis und Klinik.** Thieme, Stuttgart New York
8. Kalusche D (1996) **Grundlagen der Schrittmachertherapie.** In: Roskamm H, Reindell H (Hrsg) Herzkrankheiten. Springer, Berlin Heidelberg New York, pp1257-1265
9. Kemnitz J, Peters J (1993) **Herzschrittmacher und implantierbare Kardioverter-Defibrillatoren in der perioperativen Phase.** Anästhesiol Intensivmed Notfallmed Schmerzther 28:239-248
10. Knobelsdorf von G, Goerig M, Nägele H, Scholz J (1996) **Interaktion von frequenzadaptiven Herzschrittmachern und anästhesiologischem Management.** Anaesthesist 45: 856-860
11. Larsen R (1995) **Anästhesie und Intensivmedizin in Herz-, Thorax- und Gefäßchirurgie.** 4.Aufl. Springer, Berlin Heidelberg New York
12. Tscheliessnigg KH, Gombotz H, Atlee JL (1992) **Guidelines for the perioperative management of pacemaker and automatic internal cardioverterdefibrillator patients.** In: Atlee JL, Gombotz H, Tscheliessnigg KH (eds) Perioperative Management of pacemaker patients. Springer, Berlin Heidelberg New York, pp146-152

aus: Der Anaesthesist 12/97, S. 1128

Th. Bein · Klinik für Anästhesiologie, Universitätsklinikum Regensburg

Patientenlagerung – Kinetische Therapie in der Intensivmedizin

Die akute respiratorische Insuffizienz ist gekennzeichnet durch eine arterielle Hypoxämie, die in der Regel die Intubation und maschinelle Beatmung erforderlich macht.
Zu den intensivtherapeutischen Strategien zählen neben der Behandlung des Grundleidens und speziellen Beatmungskonzepten die Überwachung und gezielte Substitution von Flüssigkeit und Energiesubstraten. Darüber hinaus wird in den letzten Jahren zunehmend die Patientenlagerung (Kinetische Therapie) als additive Maßnahme propagiert, deren Ziel es ist, die pathophysiologischen Veränderungen des Lungenversagens zu mindern und den pulmonalen Gasaustausch zu verbessern. Zur Kinetischen Therapie zählen die intermittierende Beatmung in Bauchlage und der kontinuierliche axiale Lagerungswechsel mittels eines speziellen motorgetriebenen Bettsystems.
Der sinnvolle Einsatz solcher Maßnahmen, die pflegerisch aufwendig sind und Kosten verursachen, setzt nicht nur detaillierte Kenntnisse der pathophysiologischen Mechanismen beim Lungenversagen voraus, sondern erfordert auch ein Verständnis für die Ansatzpunkte von Lagerungstherapie und ihre möglichen Komplikationen. Auf der Grundlage dieser Kenntnisse sollte über den Einsatz der kinetischen Therapie im individuellen Fall entschieden werden.

Pathophysiologie der respiratorischen Insuffizienz

► Mechanismen der Hypoxämie
- **Hypoventilation**
- **$\dot{V}_A/\dot{Q}$-Störung**
- **Shunt**
- **Diffusionsstörung**

Die Einschränkung der arteriellen Oxygenierung und/oder die beeinträchtigte Kohlendioxidelimination sind charakteristisch für die respiratorische Insuffizienz. Entsprechend der zugrundeliegenden Erkrankung bestehen die ► **vier prinzipiellen Mechanismen einer Hypoxämie**

1) in einer Störung des Atemantriebs (= Hypoventilation) durch zerebrale oder neuromuskuläre Erkrankungen,
2) in einer Störung des Verhältnisses zwischen Ventilation ($\dot{V}_A$) und Perfusion ($\dot{Q}$) der Lunge („$\dot{V}_A/\dot{Q}$-mismatch") bei chronisch-obstruktiver Lungenerkrankung,
3) in einer erhöhten intrapulmonalen Shunt-Fraktion und
4) in einer Einschränkung der Diffusion der Atemgase durch die alveolo-kapilläre Einheit bei Lungenfibrosen.

Die häufigsten Grunderkrankungen von Patienten, die wegen respiratorischer Insuffizienz auf Intensivstationen behandelt werden, sind Pneumonien, generalisierte durch andere Organsysteme ausgelöste Inflammationssyndrome, traumatisch bedingte Lungenkontusionen sowie die – durch verschiedene Noxen hervorgerufene

Priv.-Doz. Dr. Thomas Bein · Klinik für Anästhesiologie, Universitätsklinikum, D-93042 Regensburg

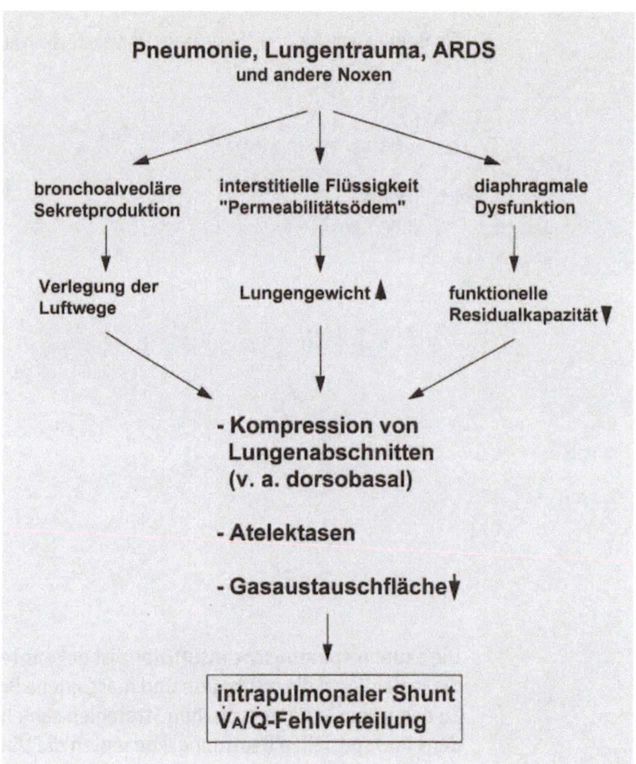

Abb. 1 ◄ **Intrapulmonaler Shunt und VA/Q-Fehlverteilung beim akuten Lungenversagen**

► **Hypoxämie bei beatmeten Intensivpatienten: intrapulmonaler Shunt und V̇A/Q̇-Störung**

► **Kompressionsatelektasen als Ursache für Shunt**

– besonders schwere Form des Lungenversagens des Erwachsenen („acute respiratory distress syndrome" [ARDS]). Bei diesen Erkrankungen ist die ► **Hypoxämie** hauptsächlich bedingt durch eine erhöhte intrapulmonale Shunt-Fraktion, nicht selten kombiniert mit „$\dot{V}_A/\dot{Q}$-mismatch".

Der pathophysiologische Mechanismus ist vielschichtig und heute recht gut untersucht (Abb. 1). In der Initialphase eines Lungenversagens kommt es typischerweise zur erhöhten bronchoalveolären Sekretion, zur Ausbildung eines Permeabilitätsödems sowie zur sedierungs- und relaxierungsbedingten Verschiebung des Diaphragmas in Richtung der Lunge. Durch diese Mechanismen wird die Ausbildung von meist dorsobasal gelegenen ► **Atelektasen** gefördert, welche die Gasaustauschfläche verkleinern und erheblich zum intrapulmonalen Shunt beitragen. Durch den ventralen, mit Sekret und Ödem gefüllten Lungenanteil wird auf die dorsobasalen Abschnitte ein so großer hydrostatischer Druck ausgeübt, daß nicht einmal die Anwendung von positiv-endexpiratorischem Druck (PEEP) diese Lungenkompartimente eröffnen kann.

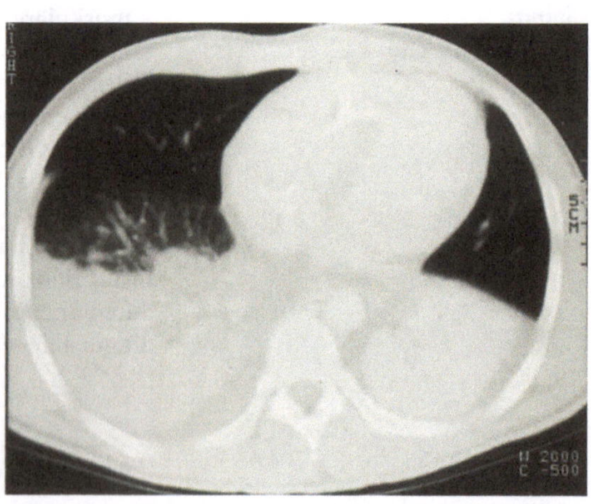

Abb. 2 ► **Computertomographischer Querschnitt durch den Thorax bei einem Patienten mit Lungentrauma. Beatmungsdauer zum Zeitpunkt der CT-Untersuchung: 3 Tage. Beatmung im druckunterstützten Verfahren, PEEP = 12 mbar. Arterielle Oxygenierung: PaO_2 = 72 mmHg, FiO_2 = 0,8. Errechneter intrapulmonaler Shunt = 44%**

aus: Der Anaesthesist 1/98, S. 75

▶ Physiologische Mechanismen

Tabelle 1
Effekte der Beatmung in Bauchlage: Physiologische Mechanismen

Effekt	Kommentar
Recruitment von Gasaustauschfläche durch Eröffnung von Atelektasen, Reduktion von Shunt	Entscheidender Mechanismus: Erhöhung des transpulmonalen Drucks und damit Überschreiten des „closing volume" in vormals dorsalen Lungenabschnitten
Reduktion der globalen $\dot{V}_A/\dot{Q}$-Fehlverteilung	Im Tierexperiment nachgewiesen: generalisierte Reduktion von „VA/Q-mismatch" in allen Lungenabschnitten durch Bauchlagerung
Veränderung der diaphragmalen Geometrie	Im Tierexperiment nachgewiesen: Dekompression der dorsalen Lunge durch „Strecken" des Diaphragma
Drainage tracheobronchialen Sekrets	Bisher hypothetisch, keine systematischen Studien vorhanden

Computertomographische Untersuchungen haben gezeigt, daß die Kompression dorsobasaler Lungenabschnitte ein typischer Befund bei beatmeten Intensivpatienten ist. Abbildung 2 zeigt die computertomographische Untersuchung der Lunge eines Patienten nach pulmonalem Trauma.

Die Beatmung in Bauchlage: Vergrößerung der Gasaustauschfläche durch Wiedereröffnung dorsobasaler Atelektasen

Seit 2 Jahrzehnten wird in verschiedenen Untersuchungen über den Effekt der Beatmung in Bauchlage auf den pulmonalen Gasaustausch berichtet; dieses Verfahren hat sich zunehmend als Routineverfahren bei der Behandlung des akuten Lungenversagens etabliert. In den bisherigen Studien wird die Rate derjenigen Patienten, die auf die Bauchlagerung mit einer Verbesserung der arteriellen Oxygenierung reagieren, mit 60%-100% angegeben. Die von Studie zu Studie sehr unterschiedliche
▶ „Responder-Rate" hängt wohl am ehesten mit der Inhomogenität des Patientenkollektivs und der Problematik der Diagnose „ARDS" zusammen. Der Mechanismus der Bauchlage ist durch computertomographische Studien und im Tierexperiment weitgehend, aber noch nicht völlig geklärt (Tabelle 1).

Der wesentliche Mechanismus der Beatmung in Bauchlage beruht also auf der
▶ **Wiedereröffnung vormals dorsaler, durch hydrostatische Kräfte verschlossener Lungenareale** in nunmehr hochgelagerter, „ventraler" Position. Die übrigen in Tabelle 1 aufgeführten Mechanismen sind eher untergeordnet bzw. hypothetisch.

Bisher gibt es noch keine eindeutigen prognostischen Faktoren, welche bei beabsichtigter Bauchlagerung von Patienten mit respiratorischer Insuffizienz die Verbesserung der Oxygenierung vorhersagen. Nach den vorliegenden Daten scheinen Anamnese und Art des Lungenversagens eine Rolle zu spielen: Patienten mit progressivem ARDS, deren Beatmungsdauer länger als eine Woche beträgt und die nur noch mit „invasivem" Beatmungsmuster (z. B. PEEP > 14 mbar) ausreichend zu oxygenieren sind, scheinen von der Bauchlage weniger zu profitieren als Patienten mit kürzerer Anamnese und mäßigem bis mittelgradigem Lungenversagen.

Darüber hinaus ist der Effekt der Bauchlage bei etwa 50% der Patienten nach Rücklagerung auf den Rücken wieder aufgehoben, so daß sich der Ausgangswert der eingeschränkten Oxygenierung oft wieder einstellt. Bei diesen Patienten werden mehrere Intervalle in Bauch- und Rückenlage (6-8 Stunden im Wechsel) propagiert.

▶ Responder-Rate

▶ Wirkmechanismus: Wiedereröffnung verschlossener Lungenareale

Erfolg der Bauchlage nicht vorhersagbar !

Meist mehrere Intervalle in Bauch- und Rückenlage erforderlich.

Beatmung in Bauchlage: Praktische Aspekte

Entscheidung zur Bauchlage auf der Basis klinischer und radiologischer Kriterien.

Die Beatmung in Bauchlage sollte bei Vorliegen einer schweren respiratorischen Insuffizienz (Oxygenierungs-Index [PaO_2/FiO_2-ratio] < 250 mmHg]) erwogen werden. Die Entscheidung sollte sich auf klinische (Sekretproduktion, Lungencompliance) und radiologische (Röntgen-Thorax, Thorax-Computertomogramm) Kriterien stützen. Die Lagerung erfolgt üblicherweise auf einem speziellen Matratzen-Lagerungssystem und kann nach entsprechender Vorbereitung (Verlängerung von Beatmungsschläuchen, Infusionsleitungen und Meßsystemen für das hämodynamische Monitoring) meist durch 3 bis 4 Helfer durchgeführt werden. Eine Person sollte dabei die Drehung des Kopfes und die Unversehrtheit des künstlichen Luftweges überwachen. Durch Einbringen von Kissen unter den Thorax und den Beckenbereich muß für eine ▶ **Dekompression des Abdomens** gesorgt sein. Die ▶ **Dauer der Bauchlage** sollte 12 Stunden nicht überschreiten, da es nach längerer Zeit zu erheblichen Ödemen in den abhängigen Gesichtspartien und zu Lagerungsschäden kommen kann. Bei klinischem Erfolg der Maßnahme kann ein mehrfacher Wechsel Bauch-Rückenlage im 8-12 stündigen Intervall erwogen werden. Als Zwischenform der Bauchlage eignet sich die „135°-überdrehte Seitenlage", die leichter zu realisieren ist und möglicherweise den Gastrointestinaltrakt mehr entlastet.

▶ **Dekompresson des Abdomens**
▶ **Dauer der Bauchlage ≤ 12 Stunden**

Komplikationsmöglichkeiten und Kontraindikationen

Komplikationen durch den Lagerungsvorgang selbst (Extubation, Entfernen von zentralem Venenkatheter etc.) sind durch sorgfältige Vorbereitung und Durchführung weitgehend vermeidbar. Komplikationen während der Lagerungszeit sind nicht immer vermeidbar und müssen frühzeitig entdeckt werden. Die Lagerung des Kopfes ist – insbesondere bei adipösen Patienten mit kurzem Hals – nicht immer einfach. Hier muß auf druckfreie Lagerung von Augen, Kinn und Nase geachtet werden. Auch Knie und Füsse müssen ohne Druck aufliegen, da innerhalb weniger Stunden Nekrosen induziert werden können. Bei Patienten mit ausgeprägter gastraler Parese und Reflux kann die Bauchlagerung zur Regurgitation an der Magensonde vorbei führen; hier besteht die Gefahr der Aspiration. Ebenso kann bei Vorliegen von massivem tracheobronchialem Sekret oder einem Lungenödem Sekret in das Schlauch- oder sogar Befeuchtungssystem des Ventilators austreten und zu Beatmungsschwierigkeiten führen. Die Kontraindikationen der Beatmung in Bauchlage sind in Tabelle 2 aufgeführt.

Cave: Druckfreie Lagerung von Kopf, Knien, Füßen!

Keine Hyperextension der HWS!

Cave: Gastrale Parese und Reflux!

Tabelle 2
Kontraindikationen zur Beatmung in Bauchlage

Kontraindikation	Kommentar
Akutes Schädel-Hirntrauma	Entscheidung von Art und Ausmaß abhängig: z. B. absolute Kontraindikation bei frontalen Kontusionsblutungen
Akuter Schock, bradykarde Herzrhythmusstörungen	Kardiopulmonale Reanimation in Bauchlage erschwert!
Peritonitis, Pankreatitis, massiver gastraler Reflux	Kontraindikation individuell nach Stadium der Erkrankung
Instabiler Thorax	Unterschiedliche Meinung unter Unfallchirurgen
Instabile Wirbelsäule	Absolute Kontraindikation

Der kontinuierliche axiale Lagerungswechsel: Physiologische Effekte

Bereits 1967 wurde von Keane über ein motorgetriebenes Bett berichtet, das den kontinuierlichen axialen Lagerungswechsel erlaubt und ursprünglich für immobilisierte Patienten auf neurologischen Intensivstationen („stroke units") entwickelt wurde. Durch ein solches Bett sollten die Schäden der Immobilisation (Dekubitus, Thromboseneigung) gemindert werden. Später wurde dieses Bett auch bei Patienten mit respiratorischer Insuffizienz erprobt unter der Vorstellung, durch kontinuierliche Drehung der erkrankten Lunge tracheobronchiales Sekret zu mobilisieren und den pulmonalen Gasaustausch zu verbessern. In mehreren prospektiven Studien wurde insbesondere eine Reduktion der Inzidenz nosokomialer Pneumonien bei beatmeten Intensivpatienten belegt: Patienten, die im Gefolge eines Traumas, einer Sepsis oder einer neurologischen Störung nach Aufnahme auf die Intensivstation für mehrere Tage im kinetischen Bett behandelt wurden, entwickelten signifikant weniger Pneumonien im Vergleich zu Patienten, die im konventionellen Bett behandelt wurden.

Der zugrundeliegende physiologische Mechanismus des kontinuierlichen Lagerungswechsels ist in Tabelle 3 dargestellt.

Nach den bisherigen Untersuchungen besteht der ▶ **Effekt** des kontinuierlichen Lagerungswechsels in der Mobilisierung von Lungensekret sowie in der mäßiggradigen Reduktion von $\dot{V}_A/\dot{Q}$-Fehlverteilungen und intrapulmonalem Shunt. Dementsprechend findet sich bei der Anwendung bei Patienten mit akutem Lungenversagen meist keine prompte und deutliche Steigerung der Oxygenierung wie bei der Bauchlage. Ein zusätzlicher Effekt findet sich in der Reduktion von interstitieller pulmonaler Flüssigkeit („extravasales Lungenwasser"), die pathophysiologisch bei Sepsis, Pneumonie oder Lungentrauma durch eine Permeabilitätsstörung der Lungenkapillaren bedingt ist. Die kontinuierliche axiale Drehung vermag offensichtlich zur rascheren pulmonalen Clearance beizutragen. Der Mechanismus ist nicht vollständig geklärt. Aus Tierexperimenten ist bekannt, daß das lymphatische System der Lunge durch systematische Kompression und Dekompression zu größerer Drainageleistung angeregt wird. Der Beatmung in ausschließlicher Bauchlage vergleichbar fehlt bei der kinetischen Lagerungstherapie ein positiver Effekt auf den Gasaustausch (oder wird abgeschwächt), wenn sie bei Patienten mit langer Beatmungs-Anamnese und fortgeschrittenem, schwerem Lungenversagen, eingesetzt wird.

Praktische Aspekte des kontinuierlichen axialen Lagerungswechsels

Die Lagerung des Patienten im kinetischen Bett erfordert besondere Sorgfalt, da zum einen auf eine ▶ **symmetrische Lagerung** zu achten ist, zum anderen eine akkurate Fixierung erfolgen muß, um in extremer Seitenlage ein „Verrutschen" des Patienten zu verhindern. Besonders „neuralgische" Punkte stellen die Fixierung des Kopfes durch verstellbare Stützen und die Stabilisierung der Beckenkämme durch Platten

Tabelle 3

Effekte des kontinuierlichen axialen Lagerungswechsels

Effekt	Kommentar
Drainage von bronchopulmonalem Sekret	Klinisch evident, aber nicht systematisch untersucht
Reduktion von $\dot{V}_A/\dot{Q}$-Fehlverteilung	Mechanismus: $\dot{V}_A/\dot{Q}$-Verbesserung in allen Lungenabschnitten, an kleiner Patientengruppe gezeigt
Reduktion extravasaler Lungenflüssigkeit („Permeabilitätsödem")	Mechanismus: Stimulation der Drainageleistung des lymphatischen Systems der Lunge durch ständige Kompression-Dekompression, bei Patienten mit Pneumonie gezeigt

(Dekubitusgefahr!) dar. Darüber hinaus sollte für eine ausreichende ▶ **Verlängerung von Beatmungsschläuchen, Infusionsleitungen und Drucksystemen** gesorgt werden. Nach Lagerung und „Probebetrieb" sollte das Bett möglichst ununterbrochen in kontinuierlicher Drehung gehalten werden, da bei längerem Stillstand die Gefahr von Druckulzera der abhängigen Körperpartien besteht. Hämodynamisch instabile Patienten können in extremer Seitenlage mit Blutdruckabfällen reagieren. In solchen Fällen muß der Rotationswinkel kleiner gewählt werden. Der Therapieerfolg (Sekretdrainage, Verbesserung des Gasaustausches) des kontinuierlichen Lagerungswechsels ist am größten, je kürzer die Anamnese der respiratorischen Insuffizienz besteht. Bei Erreichen eines „steady state" in der klinischen Besserung sollte der Patient wieder in ein konventionelles Bett umgelagert werden.

Zusammenfassung: Welche Lagerung für welchen Patienten?

Grundsätzlich ist die Lagerungstherapie als wichtige Behandlungsstrategie bei akuter respiratorischer Insuffizienz (PaO_2/FiO_2-ratio <250 mmHg) empfehlenswert und weitgehend etabliert. Das Ziel solcher Lagerungsverfahren ist es, die durch intrapulmonalen Shunt und $\dot{V}_A/\dot{Q}$-Fehlverteilung eingeschränkte Gasaustauschleistung der Lunge zu verbessern. Die ▶ **Auswahl des geeigneten Lagerungsverfahrens** hängt von der Anamnese, dem pathophysiologischen Mechanismus des Lungenversagens sowie von den Kontraindikationen ab, die mit einem Verfahren spezifisch verbunden sind. Unter Berücksichtigung bisheriger wissenschaftlicher Erkenntnisse können Empfehlungen zum differenzierten Einsatz von Lagerungstherapien ausgesprochen werden (Tabelle 4).

Der sinnvolle Einsatz von Lagerungsmaßnahmen erfordert nicht nur das pathophysiologische Verständnis der zu behandelnden Lungenerkankung, sondern auch

Tabelle 4

Differenzierter Einsatz von Lagerungstherapien bei verschiedenen Lungenerkrankungen

Radiologisch-klinisch dominierender Befund	Lagerungsverfahren	
	Bauchlage	**Kontinuierlicher axialer Lagerungswechsel**
Tracheobronch. Sekretproduktion ↑, EVLW ↑(„capillary leak") - akute Pneumonie (< 3 d) - akute Lungenkontusion	(+)	++
Respiratorische Insuffizienz bei chronisch-obstruktiver Lungenerkrankung	+	++
Atelektasen ↑, EVLW ≈ - Resp. Insuffizienz >3 d - Adipositas	++	(+)
Progressives ARDS	++	(+)
ARDS im Spätstadium, Lungenfibrosierung	+	-
Respiratorische Insuffizienz bei neurologisch/neuro-chirurgischen Patienten	(+)	++
Bradykarde Rhythmusstörung, kardiozirkulatorisches Schocksyndrom	-	(+)
Gastroparese, Ileus, akute Pankreatitis	<-	+

aus: Der Anaesthesist 1/98, S. 79

das Wissen um den Mechanismus der anzuwendenden Lagerungstherapie, da solche Maßnahmen personalaufwendig sind und Kosten verursachen. Allerdings sind bisher wissenschaftlich noch nicht alle Aspekte geklärt, so daß es trotz sorgfältiger Überlegung und Planung immer wieder „non-responder" geben wird, die auf die entsprechende Therapie nicht in erhofftem Maße reagieren. Dennoch ist es unstrittig, daß die Lagerungstherapie – neben den aktuellen Beatmungskonzepten – erhebliche Fortschritte zur Behandlung des Lungenversagens beigetragen hat.

Fragen zur Selbstkontrolle

Als absolute Kontraindikationen gelten akute zerebrale Läsionen, insbesondere Blutungen im Frontalbereich, die Instabilität der Wirbelsäule, sowie das akute Schock-Syndrom. Relative Kontraindikationen sind instabile Thoraxverletzungen sowie die ausgeprägte gastrointestinale Parese.

Die Steigerung der Oxygenierung beruht auf der Wiedereröffnung zuvor dorsal gelegener, durch hydrostatische Kräfte verschlossener Lungenareale.

Bei der Lagerung im Rotationsbett ist besonders auf die symmetrische Lagerung des Patienten zu achten, des weiteren auf Schutz vor Lagerungsschäden an „neuralgischen Punkten" (Beckenkämme!) und auf die Verlängerung von Beatmungsschläuchen und Infusionsleitungen.

Durch Sedierung, Relaxierung und Beatmung kommt es zu einem diaphragmalen Shift Richtung Lunge. Diese Veränderung der Diaphragma-Geometrie begünstigt die Entstehung oder Vergrößerung basaler Atelektasen.

Als Parameter eignen sich die Anamnese des Lungenversagens, der Oxygenierungsindex (PaO_2/FiO_2-ratio) sowie bildgebende Verfahren (Röntgen-Thorax, Thorax-CT).

Die größte Bedeutung für den eingeschränkten Gasaustausch bei Pneumonie und Lungentrauma haben die erhöhte intrapulmonale Shunt-Fraktion und das Ventilations-Perfusions-Mißverhältnis.

1. Welche Erkrankungen müssen als Kontraindikation zur Beatmung in Bauchlage angesehen werden?

2. Durch welchen hauptsächlichen Mechanismus wird in der Bauchlage der pulmonale Gasaustausch verbessert?

3. Welche Besonderheiten sind bei der Lagerung im Rotationsbett zu beachten?

4. Welche Bedeutung kommt dem Diaphragma beim pathophysiologischen Mechanismus des Lungenversagens zu?

5. Welche Parameter eignen sich zur Einschätzung des Schweregrades der akuten respiratorischen Insuffizienz?

6. Welche Mechanismen der Hypoxämie haben bei akuter Pneumonie und beim Lungentrauma die größte Bedeutung?

Literatur

1. Albert RK (1996) **Positioning and the patient with acute respiratory distress syndrome.** Curr Opin Crit Care 2: 67-72
2. Bein Th, Reber A, Stjernström H, Metz Ch, Taeger K, Hedenstierna G (1996) **Ventilations-Perfusions-Verhältnisse bei Patienten mit akuter respiratorischer Insuffizienz.** Anaesthesist 45: 337-342
3. Bein Th, Metz Ch, Sembach M, Taeger K (1996) **Verbesserung des pulmonalen Gasaustausches mit Hilfe der kinetischen Therapie.** Anästhesiol Intensivmed Notfallmed Schmerzther 31: 391-394
4. Broccard AF, Marini JJ (1997) **Position and posture in acute illness.** Sem Resp Crit Care Med 18: 19-32
5. Chatte G, Sab JM, Dubois JM, Sirodot M, Gaussorgues P, Robert D (1997) **Prone position in mechanically ventilated patients with severe acute respiratory failure.** Am J Respir Crit Care Med 155: 473-478
6. Choi SC, Nelson LD (1992) **Kinetic therapy in critically ill patients: combined results based on meta-analysis.** J Crit Care 7: 57-62
7. Gattinoni L, Pelosi P, Vitale G, Pesenti A, D'Andrea L, Mascheroni D (1991) **Body position changes redistribute lung computed-tomographic density in patients with acute respiratory failure.** Anesthesiology 74: 15-23
8. Lamm WJ, Graham MM, Albert RK (1994) **Mechanism by which the prone position improves oxygenation in acute lung injury.** Am J Respir Crit Care Med 150: 184-193

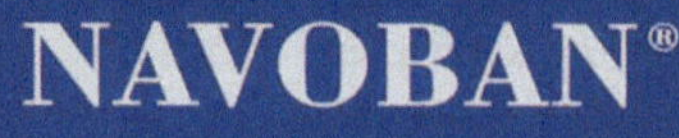

Nausea und Emesis gehören zu den unangenehmsten Begleiterscheinungen von operativen Eingriffen. Rund ein Viertel der Patienten ist davon betroffen. In klinischen Studien erwies sich der Serotoninantagonist Navoban® als hochwirksam bei Prophylaxe und Therapie von Übelkeit und Erbrechen nach Operationen. Navoban® hilft den physischen und psychischen Allgemeinzustand des Patienten entscheidend zu stabilisieren. Geben Sie Ihren Patienten ein Stück mehr Lebensqualität. Geben Sie ihnen Navoban®.

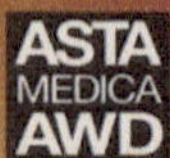

NOVARTIS   Mehr Kraft gegen die Krankheit.

A. Biedler · W. Wilhelm · Klinik für Anaesthesiologie und Intensivmedizin, Universitätskliniken des
Saarlandes, Homburg / Saar

Postoperative Übelkeit und Erbrechen

Übelkeit und Erbrechen nach operativen Eingriffen sind ein seit langem bekanntes Problem. Bereits 1848 publizierte John Snow eine erste Beschreibung dieses Beschwerdebildes und empfahl zur Therapie Wein und Opiumtinktur. Als Hauptursache wurde damals – wie auch heute fälschlicherweise noch weit verbreitet – die Anästhesie angesehen. Erst später erkannte man, daß es sich bei postoperativer Übelkeit und Erbrechen um das Resultat eines multifaktoriellen Geschehens handelt, für das neben der Anästhesie insbesondere die Art des chirurgischen Eingriffs und auch individuelle Faktoren verantwortlich sind. Die Inzidenz von Übelkeit und Erbrechen nach Operationen liegt heute im Mittel bei 20 - 30%, kann aber in einzelnen Risikogruppen bis über 80% betragen. Ungeachtet dessen wird dieses „Big little problem" erst in den letzten Jahren vermehrt wissenschaftlich untersucht.

Begriffe und Definitionen

▶ **Übelkeit** ▶ **Übelkeit**, das Gefühl, erbrechen zu müssen, beschreibt ein subjektives, nicht schmerzhaftes Mißempfinden im Pharynx und Oberbauch, das von vegetativen Symptomen wie Tachykardie, Speichelfluß und Schwitzen begleitet sein kann. Übelkeit kann in ▶ **Würgen** und **Erbrechen** übergehen. Durch eine Kontraktion von Zwerchfell und abdomineller Wandmuskulatur steigt der intraabdominelle Druck auf bis zu 300 cmH$_2$O an und führt schließlich zur explosionsartigen retrograden Magenentleerung. Würgen und Erbrechen werden als ▶ **Emesis** zusammengefaßt. Treten diese Beschwerden innerhalb der ersten 24 Stunden nach einem operativen Eingriff auf, wird dies als ▶ **„PONV"** (postoperative nausea and vomiting) oder ▶ **„PÜWE"** (postoperative Übelkeit, Würgen und Erbrechen) bezeichnet.

▶ **Würgen und Erbrechen**

▶ **Emesis**

▶ **PONV und PÜWE**

Anatomische und physiologische Grundlagen

Übelkeit und Erbrechen sind phylogenetisch Bestandteile eines Schutzreflexes vor Vergiftungen. Auch wenn die Aktivierung dieses Reflexes in der postoperativen Phase unnötig ist, so erklärt sich daraus doch der nachhaltige Eindruck bei den betroffenen Patienten.

▶ **Koordination des Brechreflexes in der Formatio reticularis** Die ▶ **Koordination des Brechreflexes** erfolgt im Bereich der Formatio reticularis der Medulla oblongata. Hier sind verschiedene anatomische Strukturen

Dr. A. Biedler · Klinik für Anaesthesiologie und Intensivmedizin, Universitätskliniken des Saarlandes, D-66421 Homburg/Saar

aus: Der Anaesthesist 2/98, S. 145

funktionell zum sogenannten Brechzentrum zusammengefaßt: u.a motorische Vaguskerne, Nucl. ambiguus, Nucl. tractus solitarii und präsympathische Neurone.

Der afferente Schenkel des Brechreflexes besteht aus zwei Anteilen, einem zentralen und einem peripheren. Wesentlicher ► zentraler Stimulationsort des Brechzentrums ist – in dessen unmittelbarer anatomischer Nähe – die Area postrema. Sie liegt im unteren Teil der Rautengrube am Boden des 4. Ventrikels. Hier befindet sich die Chemorezeptor-Triggerzone, in deren Bereich etwa 30 verschiedene Rezeptoren differenziert werden konnten, u.a für Dopamin, Muskarin, Histamin, Opiate und Serotonin, aber auch für andere in Blut oder Liquor zirkulierende Substanzen. Die ► periphere Stimulation des Brechzentrums erfolgt im wesentlichen über vagale Afferenzen, z.B. im Bereich des Gastrointestinaltraktes über Mechanorezeptoren und über enterochromaffine Zellen. Vagale Afferenzen können aber auch von anderen Organen kommen: von Herz (Myokardinfarkt), Leber oder Ohr (bereits den Römern war bekannt, daß über Federkitzeln am Trommelfell Erbrechen ausgelöst werden kann).

Eine Vielzahl weiterer Faktoren kann den Brechreflex beeinflussen: Alle Sinnesorgane haben Verbindungen zum Brechsystem; es bestehen direkte Afferenzen vom Vestibularsystem (Kinetosen) sowie von den Nn. glossopharyngeus und trigeminus. Auch Schmerzen, Hypotension, Hypoxie und erhöhter intrakanieller Druck können zu Übelkeit und Erbrechen führen. Schließlich unterliegt der Brechreflex der Modulation durch andere übergeordnete Hirnabschnitte (z.B. limbisches System).

Tabelle 1
Aktivierung des Brechzentrums

1. Durch Stimulation der Chemorezeptor-Triggerzone
Transmitter (z. B. Dopamin, Serotonin)
Metabolite (z. B. bei Urämie)
Hormone (z. B. Katecholamine, Geschlechtshormone)
Medikamente (z. B. Opioide)
Mediatoren / Toxine

2. Durch neuronale Afferenzen
N. vagus
N. vestibularis
N. glossopharyngeus
Sinnesorgane (z. B. unangenehme Gerüche)
Limbisches System (z. B. Angst, Schmerz, Erwartungshaltung)

3. Durch andere Ursachen
Hypotension
Hypoxie
Erhöhter intrakranieller Druck
Migräne

Die Folgen von postoperativer Übelkeit und Erbrechen

Übelkeit und Erbrechen nach Operationen bedeuten für den betroffenen Patienten eine erhebliche Beeinträchtigung seiner Befindlichkeit und können, abhängig vom Eingriff, den Wundschmerz deutlich steigern. Hinzu kommt die psychische Belastung der Patienten, insbesondere dann, wenn PONV bereits nach früheren Operationen aufgetreten war.

Ernsthafte medizinische Probleme sind im Zusammenhang mit PONV eher selten. Hypovolämie, Dehydratation, Elektrolytstörungen und metabolische Alkalose treten erst nach schwerem und protrahiertem Erbrechen auf. Gleiches dürfte auch für mögliche Koronarischämien durch Sympathikusaktivierung oder für Verletzungen des Ösophagus (z.B. Mallory-Weiss Syndrom, Boerhaave Syndrom) gelten. Eine der seltensten aber gleichzeitig schwerwiegendsten Komplikationen ist die Aspiration.

aus: Der Anaesthesist 2/98, S. 146

Zwar sind die Luftwege normalerweise im Rahmen des Brechreflexes geschützt, durch eine Anästhetikarestwirkung kann dieser Schutz jedoch beeinträchtigt sein. Aus der Sicht des Operateurs kann starkes postoperatives Würgen und Erbrechen den Operationserfolg gefährden. Der erhöhte intraabdominelle Druck kann zu einer Nahtdehiszenz führen, ein erhöhter venöser Druck intraokulare Blutungen oder Blutungen unter transplantierte Hautlappen verursachen. Kleinere Probleme sind die unsichere Resorption oral verabreichter Medikamente sowie eine verzögerte Mobilisation der Patienten.

Tabelle 2
Probleme durch PONV

Hauptprobleme
Wesentliche Beeinträchtigung der Befindlichkeit
Steigerung des Wundschmerzes
Psychische Belastung

Medizinische Probleme
Unsichere Resorption oral verabreichter Medikamente
Verzögerte Mobilisation
Gefährdung des Operationserfolges
Dehydratation, Elektrolytstörungen, metabolische Alkalose
Aspiration
Myokardischämie (Steigerung des Sympathikotonus)
Ösophagusverletzungen

Finanzielle Konsequenzen
Zusätzlicher pflegerischer und medizinischer Aufwand
Verzögerung weiterer Operationen
Ungeplante stationäre Aufnahme nach ambulanten Eingriffen
Evtl. längere Arbeitsunfähigkeit

▶ **Steigerung der Behandlungskosten**

Schließlich können starke postoperative Übelkeit und Erbrechen auch mit einer ▶ **Steigerung der Behandlungskosten** verbunden sein, im wesentlichen durch den erhöhten pflegerischen und medizinischen Aufwand, seltener auch durch eine verzögerte Entlassung nach Hause, evtl. mit längerer Arbeitsunfähigkeit.

Einflußfaktoren auf postoperative Übelkeit und Erbrechen

PONV ist ein multifaktorielles Geschehen.

Postoperative Übelkeit und Erbrechen sind ein multifaktorielles Geschehen. Zu den wesentlichen Einflußfaktoren gehören die individuelle Prädisposition des Patienten,

Tabelle 3
Vermehrt zu PONV führende Faktoren

Patientenabhängige Faktoren	Anästhesieabhängige Faktoren
Neigung zu Kinetosen	Opioide
PONV in der Anamnese	Lachgas
Weibliches Geschlecht	Volatile Anästhetika
Alter unter 16 Jahre	Hypotension
Angst	Hypoxie
Operationsabhängige Faktoren	**Sonstige Faktoren**
Strabismuschirurgie	Abrupte Bewegungen des Patienten
Adenotomie, Tonsillektomie	Inadäquate Schmerztherapie
Mittelohrchirurgie	
Intraabdominelle Eingriffe	
Gynäkologische Eingriffe	

die Operation selbst, das Anästhesieverfahren sowie der unmittelbare postoperative Verlauf. In vielen Fällen besteht eine direkte Abhängigkeit der Einflußfaktoren untereinander, so daß eine isolierte Betrachtung schwierig sein kann. In den meisten Fällen klingen die Symptome innerhalb von 24 Stunden ab, das Maximum liegt überwiegend in den ersten 2 Stunden.

Patientenabhängige Faktoren

Verschiedene individuelle Faktoren können die Häufigkeit und Schwere von Übelkeit und Erbrechen nach Operationen ganz wesentlich beeinflussen. Hierzu gehören neben einer individuellen Prädisposition auch Geschlecht, Alter und Gewicht der Patienten, ihre psychische Verfassung sowie verschiedene Begleiterkrankungen und möglicherweise auch soziokulturelle Faktoren.

So sind zum Beispiel erwachsene Frauen bis zu dreimal häufiger von post-operativer Übelkeit und Erbrechen betroffen als Männer, vermutlich infolge einer Sensibilisierung des Brechzentrums durch weibliche Geschlechtshormone. Änderungen dieser Hormonkonzentrationen können einerseits das gehäufte Erbrechen während der Schwangerschaft erklären, andererseits wird verständlich, warum im Kindesalter und im Senium bei reduzierter Hormonstimulation nur geringere Unterschiede zwischen den Geschlechtern bestehen. Die Auswirkungen des weiblichen Zyklus auf die Häufigkeit von PONV werden unterschiedlich beurteilt. Zwar soll die höchste PONV-Inzidenz während der Menstruation bestehen, doch konnte in anderen Untersuchungen ein entsprechender Zusammenhang nicht bestätigt werden. Letztendlich ist der genaue Einfluß des Hormonstatus derzeit nicht vollständig geklärt.

In Abhängigkeit von den verschiedenen Altersstufen haben Säuglinge die niedrigste PONV-Wahrscheinlichkeit (ca. 5%) und Schulkinder bzw. Jugendliche im Alter von 6 bis 16 Jahren die höchste (34-51%). Im Erwachsenenalter bleibt die mittlere Häufigkeit konstant bei ca. 14-40% und sinkt dann wieder ab der 7. Lebensdekade. Warum Kinder doppelt so häufig von PONV betroffen sind wie Erwachsene, ist unklar. Als Ursachen werden die besondere psychische Belastung, aber auch das im Kindesalter typische Eingriffsspektrum (Strabismus-OP, Adenotomie, Tonsillektomie) genannt. Eine weitere Erklärungsmöglichkeit wären auch Unterschiede in der Anästhesieführung (z.B. Maskeneinleitung).

Bei den anamnestischen Faktoren gilt insbesondere die ▶ **Neigung zu Kinetosen** als wesentlicher PONV-Risikofaktor. Auch Patienten mit Migräne-Anamnese sollen vermehrt betroffen sein. Als mögliche Ursachen werden eine gesteigerte Sensibilität des Brechzentrums bzw. ein gebahnter Reflexbogen genannt. Patienten, die bereits nach früheren Eingriffen an Übelkeit und Erbrechen litten, weisen für zukünftige Operationen ein bis zu dreimal höheres PONV-Risiko auf.

▶ **Angst** als eigenständiger Risikofaktor konnte bisher nicht sicher nachgewiesen werden, ein Einfluß ist jedoch vorstellbar. Angst bewirkt eine Verzögerung der Magenentleerung und eine vermehrte Magensekretion. Auch werden vermehrt Streßhormone ausgeschüttet, die das Brechzentrum sensibilisieren oder direkt stimulieren können. Zudem sollen ängstliche Patienten, insbesondere Kinder, vermehrt Luft schlucken, so daß Magen und Darm zusätzlich gedehnt werden.

Verschiedene ▶ **Begleiterkrankungen** führen, unabhängig vom operativen Eingriff, zu einer erhöhten Inzidenz von postoperativer Übelkeit und Erbrechen. In vielen Fällen ist die Ursache eine verzögerte Magenentleerung mit Stimulation vagaler Afferenzen und/oder eine Sensibilisierung des Brechzentrums. Betroffen sind u.a. Patienten mit Diabetes mellitus (diabetische Gastroparese) und neuromuskulären Erkrankungen. Aber auch Verletzungen, ein erhöhter intrakranieller Druck sowie verschiedene Intoxikationen können die Magenentleerung verzögern und so die Wahrscheinlichkeit für prä- und postoperatives Erbrechen erhöhen. Patienten, bei denen schon die Grunderkrankung mit mehr Übelkeit und Erbrechen einhergeht (z.B. Cholezystitis, Appendizitis, Pylorusstenose, andere Obstruktionen im Gastrointestinaltrakt), zeigen auch nach der Operation eine erhöhte PONV-Inzidenz.

Frauen sind dreimal häufiger von PONV betroffen als Männer.

Kinder zwischen 6 und 16 Jahren haben die höchste Inzidenz von Übelkeit und Erbrechen.

▶ **Individuelle Disposition**

▶ **Angst**

▶ **Begleiterkrankungen**

aus: Der Anaesthesist 2/98, S. 148

Internationale Multizenterstudien lassen vermuten, daß zwischen einzelnen Ländern Unterschiede in der Häufigkeit von postoperativer Übelkeit und Erbrechen bestehen. Danach wären Patientinnen in Großbritannien häufiger von PONV betroffen als in den Niederlanden, Frankreich, Dänemark, Belgien und Norwegen. Die geringste Inzidenz wiesen deutsche Patientinnen auf. Neben soziokulturellen Faktoren können für diese Unterschiede gleichfalls auch unterschiedliche Anästhesie-techniken oder Unterschiede in der postoperativen Betreuung verantwortlich sein.

Operationsabhängige Faktoren

Der operative Eingriff selbst gehört zu den wichtigsten Verursachern von postoperativer Übelkeit und Erbrechen. Neben dem anatomisch definierten Ort der Operation, ihrer Dauer und Schwere kann auch die Art des operativen Vorgehens (z.B. endoskopisch oder „offen") von Bedeutung sein. Entsprechend ist die PONV-Häufigkeit bei ambulant durchführbaren Eingriffen in aller Regel geringer als bei Operationen, für die eine stationäre Aufnahme erforderlich ist.

Die höchste Inzidenz besteht bei Erwachsenen nach intraabdominellen Eingriffen (bis zu 70%). Bei Kindern ist die Wahrscheinlichkeit bei Schiel-Operationen am größten (bis zu 88%), gefolgt von Adenotomie und Tonsillektomie (bis zu 81%). Am seltensten werden Übelkeit und Erbrechen nach peripheren Extremitäteneingriffen und in der Dentalchirurgie beobachtet.

Abdominelle Eingriffe

Übelkeit und Erbrechen nach ▶ **intraabdominellen Eingriffen** beruhen in erster Linie auf einer direkten mechanischen Manipulation am Gastrointestinaltrakt. Hierdurch kommt es sowohl zu einer Aktivierung von vagalen Afferenzen als auch zur Freisetzung von Serotonin aus den enterochromaffinen Zellen. Begünstigend wirkt zudem, daß die motorische Funktion von Magen und Darm postoperativ stark beeinträchtigt ist.

Im Vergleich zu offenen abdominellen Operationen ist die PONV-Inzidenz nach laparoskopischen Eingriffen eher niedriger (30-60%), wobei als Ursache eine geringere mechanische Manipulation der intraabdominellen Organe anzunehmen ist.

Wird für die Operation eine Magensonde eingelegt, so kann dies postoperativ zu einer Reduktion von Übelkeit und Erbrechen führen, vermutlich durch Dekompression des oberen Gastrointestinaltrakts. Hingegen kann Übelkeit durch die Magensonde selbst ausgelöst werden, wenn diese postoperativ unnötigerweise belassen wird und dann als pharyngealer Dauerreiz wirkt.

Gynäkologische Eingriffe

Das Risiko für postoperative Übelkeit und Erbrechen ist bei ▶ **gynäkologischen Eingriffen** besonders hoch; z.T. wird eine PONV-Häufigkeit von bis zu 80% angegeben. Neben der bei Frauen per se höheren Gefährdung scheinen insbesondere nervale Afferenzen von Vagina, Zervix und Uterus eine Rolle zu spielen. Selbst für Abrasio bzw. Kürettage wird eine PONV-Häufigkeit von 25-36% berichtet.

Augenchirurgie

▶ **Operative Eingriffe am Auge** sind nahezu unabhängig von der Altersgruppe mit einer hohen Rate an postoperativer Übelkeit und Erbrechen verbunden. Hier wird, analog zum okulo-kardialen Reflex, ein sogenannter okulo-emetischer Reflex vermutet, der durch Zug an den äußeren Augenmuskeln ausgelöst und über den N. trigeminus vermittelt werden soll. Durch unterschiedlich starken Zug an den Augenmuskeln scheint die Häufigkeit der Beschwerden mit der Erfahrung des Operateurs zu korrelieren.

Der operative Eingriff ist der wichtigste Risikofaktor für PONV.

▶ **Abdominelle Eingriffe:**
PONV-Häufigkeit bis zu 70 %

Eine Magensonde kann PONV reduzieren, aber auch auslösen.

▶ **Gynäkologische Eingriffe:**
PONV-Häufigkeit bis zu 80 %

▶ **Strabismuschirurgie:**
PONV-Häufigkeit bis zu 88 %

HNO-Eingriffe

▶ **Adenotomie und Tonsillektomie** sind die Eingriffe mit der höchsten Inzidenz für PONV im Hals-Nasen-Ohren-Bereich. Als Ursachen werden die mechanische Pharynxstimulation mit Aktivierung von N. trigeminus und N. glossopharyngeus sowie die irritierenden Effekte von verschlucktem Blut auf Rezeptoren in Ösophagus und Magen angenommen. Derselbe Trigger-Mechanismus wird auch bei Operationen an der Nase vermutet, während bei Eingriffen im Mittelohr eine direkte Stimulation von vestibulären und vagalen Afferenzen im Operationsgebiet stattfindet.

Anästhesieabhängige Faktoren

Prämedikation

Von den zur Prämedikation verwendeten Substanzen besitzen Opioide und Neuroleptika den größten Einfluß auf postoperative Übelkeit und Erbrechen. Während Neuroleptika bekanntlich antiemetisch wirken, wird das PONV-Risiko durch Opioide erhöht – nach Morphin z.B. um das Dreifache. Die meisten Benzodiazepine scheinen in dieser Hinsicht keinen Einfluß zu besitzen. Antihistaminika (H_1- und H_2-Rezeptorantagonisten) können durch die entsprechende Rezeptorenbindung antiemetisch wirken.

Regionalanästhesie

Erbrechen wird nach regionalen Anästhesieverfahren deutlich seltener beklagt als nach Allgemeinanästhesie, am seltensten nach peripheren Nervenblockaden (4%) und nach Periduralanästhesie (4%). Für die Spinalanästhesie wird eine Häufigkeit von 11% angegeben. PONV ist bei rückenmarknaher Regionalanästhesie im wesentlichen die Folge von Blutdruckabfällen und kann häufig durch rechtzeitige Blutdruckstabilisierung verhindert werden. In diesem Zusammenhang wurde eine Anästhesiehöhe oberhalb von Th 5 als zusätzlicher Risikofaktor genannt.

Maskenbeatmung/Intubation

In verschiedenen Studien wurde versucht, den Einfluß von Maskenbeatmung oder Intubation auf postoperative Übelkeit und Erbrechen isoliert zu betrachten. Während es bei der Intubation zu einer Aktivierung des Würgereflexes (N. glossopharyngeus, N. trigeminus) kommt, kann bei der Maskenbeatmung die Insufflation von Luft in den oberen Gastrointestinaltrakt als Auslöser angenommen werden. Folglich kann erschwerte Maskenbeatmung zu einer erhöhten Rate von Übelkeit und Erbrechen führen, wie z.B. bei Adipositas oder einem geringeren Erfahrungsstand des narkoseführenden Anästhesisten.

Allgemeinanästhesie

Anästhetika können über zahlreiche Mechanismen an der Vermittlung von Übelkeit und Erbrechen beteiligt sein. Hierzu gehört die Freisetzung verschiedener Hormone, wie z.B. Serotonin, Histamin, Katecholamine oder Peptidhormone, die Reduktion von intestinaler Motilität oder mesenterialer Durchblutung, aber auch spezifische pharmakologische Wirkungen der Anästhetika, z.B. an der Area postrema.

Insgesamt tritt PONV am häufigsten nach Anwendung von Opioiden auf und wird ansonsten nach Inhalationsanästhetika häufiger beobachtet als nach Zufuhr von intravenösen Anästhetika.

Intravenöse Anästhetika

Die PONV-Inzidenz nach Anwendung verschiedener intravenöser Anästhetika weist deutliche Unterschiede auf. Diazepam und andere Benzodiazepine besitzen offensichtlich keinen Einfluß auf Übelkeit und Erbrechen, während die emetogene Potenz der Barbiturate insgesamt gering, für Methohexital evtl. etwas höher als für ▶ **Thiopental** sein soll. ▶ **Etomidat** und ▶ **Ketamin** sollen dagegen stärker emetisch wirken.

Für ▶ **Propofol** wird häufig über einen wirksamen antiemetischen Effekt berichtet, und in verschiedenen Studien wurde die Substanz regelrecht als Antiemetikum eingesetzt. So konnte verschiedentlich nachgewiesen werden, daß nach einer Allgemeinanästhesie mit Propofol, unabhängig von der gleichzeitigen Verwendung von Lachgas, die Inzidenz postoperativer Übelkeit und Erbrechen geringer war als nach anderen Anästhesieverfahren. Die Wirksamkeit ist wahrscheinlich an die Aufrechterhaltung der Narkose mit Propofol gebunden. Eine Bolusapplikation zur Narkoseeinleitung oder zum Narkoseende bleibt (fast) ohne Einfluß. Widersprüchliche Ergebnisse liegen bei Anwendung von Propofol in subhypnotischen Dosierungen vor. Der genaue Mechanismus der antiemetischen Wirkung von Propofol ist nicht bekannt. Ursache könnte eine direkt dämpfende Wirkung auf kortikale und subkortikale Strukturen einschließlich des Brechsystems sein, aber auch die verminderte Freisetzung exzitatorischer Aminosäuren wird diskutiert.

Inhalationsanästhetika

In einer Vielzahl von Untersuchungen wurde versucht, den Einfluß von Inhalationsanästhetika auf postoperative Übelkeit und Erbrechen zu ermitteln. Für die „historischen" Anästhetika ▶ **Äther** und ▶ **Cyclopropan** ist bekannt, daß sie eine ausgeprägt emetogene Potenz besitzen, als deren Ursache die Freisetzung von Katecholaminen diskutiert wurde. Auch bei Anwendung der neueren Substanzen ▶ **Halothan**, ▶ **Enfluran** und ▶ **Isofluran** können Übelkeit und Erbrechen beobachtet werden, allerdings in deutlich geringerem Ausmaß. In einer großen Multizenter-Studie an über 17.000 Patienten wurde Übelkeit nach Anästhesie mit Halothan bei 18,3% der Patienten, für Enfluran bei 18,5% und für Isofluran bei 19,1% berichtet; die entsprechenden Häufigkeiten für Erbrechen betrugen 12,6%, 11,9% und 11,5%. Eine ähnlich umfangreiche Untersuchung liegt für die neuen Inhalationsanästhetika ▶ **Desfluran** und ▶ **Sevofluran** noch nicht vor; nach den bisherigen Erfahrungen dürften die Ergebnisse aber ähnlich ausfallen.

Lachgas

Allgemein wird vermutet, daß mit der Anwendung von ▶ **Lachgas** postoperative Übelkeit und Erbrechen häufiger auftreten als bei Verzicht auf N_2O. Mögliche Ursachen können die direkte Stimulation von Opiatrezeptoren in der Area postrema, die Diffusion von Lachgas in den Magen-Darm-Trakt mit Hohlorganüberdehnung sowie eine Druckerhöhung im Mittelohr sein. Für gynäkologische Patientinnen wurde bei Verwendung von Lachgas eine PONV-Häufigkeit von 29%, in einer anderen Untersuchung von 49% angegeben; wurde die Narkose in den entsprechenden Vergleichsgruppen ohne Lachgas durchgeführt, so klagten deutlich weniger Patientinnen über Übelkeit und Erbrechen (9% bzw. 17%). Andererseits gibt es eine Reihe gut und ausreichend groß konzipierter Studien, bei denen der Verzicht auf Lachgas nicht zu einer verminderten PONV-Rate führte. Eine mögliche Erklärung wäre, daß der Einflußfaktor „Lachgas" in diesen Fällen durch andere, stärker emetogen wirkende Stimuli (z.B. große Bauchoperationen) überlagert wurde.

▶ **Thiopental**
▶ **Etomidat**
▶ **Ketamin**
▶ **Propofol**

Propofol wirkt antiemetisch.

▶ **Äther**
▶ **Cyclopropan**

▶ **Halothan**
▶ **Enfluran**
▶ **Isofluran**

▶ **Desfluran**
▶ **Sevofluran**

▶ **Lachgas**

Lachgas wirkt möglicherweise emetogen.

Opioide

Opioide können postoperative Übelkeit und Erbrechen hervorrufen. Dies gilt gleichermaßen, wenn Opioide zur Prämedikation, während der Narkose oder aber postoperativ eingesetzt werden und auch unabhängig von der jeweiligen Applikationsform (z.B. intravenös, spinal, epidural). Verschiedene Pathomechanismen können dieser Wirkung zugrunde liegen, u.a. die direkte Stimulation der Chemorezeptor-Triggerzone in der Area postrema, die Sensibilisierung des Gleichgewichtorgans für bewegungsassoziierte Übelkeit und Erbrechen sowie eine Verzögerung der Magenentleerung. In der schon genannten Multizenter-Studie an über 17.000 Patienten wurde nach Einsatz von Fentanyl bei 21,5% der Patienten über Übelkeit bzw. bei 18,4% über Erbrechen berichtet, also häufiger als nach Anwendung von Halothan, Enfluran oder Isofluran. Die emetogene Potenz der zu Narkosezwecken eingesetzten Opioide ▶ **Fentanyl,** ▶ **Alfentanil** und ▶ **Sufentanil** ist höchstwahrscheinlich gleich. Daten zu ▶ **Remifentanil** liegen bisher nicht ausreichend vor, der rasche Esterasemetabolismus und die kurze Wirkdauer könnten allerdings gewisse Vorteile bieten.

Bei der Diskussion um PONV und Opioide darf nicht übersehen werden, daß Übelkeit und Erbrechen auch durch den postoperativen Wundschmerz selbst hervorgerufen werden können. Daher muß von einer falsch verstandenen Zurückhaltung bei der postoperativen Analgetika-Dosierung dringend abgeraten werden.

In der Gruppe der zur postoperativen Schmerztherapie verwendeten Opioidanalgetika scheint besonders ▶ **Tramadol** – v. a. bei schneller Injektion – von Übelkeit und Erbrechen begleitet zu sein. Auch ist die emetogene Potenz von ▶ **Buprenorphin** etwas höher als von ▶ **Morphin** oder ▶ **Pethidin.**

Muskelrelaxantien und ihre Antagonisten

Muskelrelaxantien haben vermutlich keinen oder einen nur äußerst geringen Einfluß auf postoperative Übelkeit und Erbrechen. Inwiefern – wenn überhaupt – Unterschiede zwischen den einzelnen Substanzen bestehen, wird unterschiedlich beurteilt. In einer Metaanalyse von über 1400 gynäkologischen Patientinnen wurde für ▶ **Pancuronium** eine etwas höhere PONV-Wahrscheinlichkeit berechnet als für ▶ **Alcuronium,** ▶ **Atracurium** oder ▶ **Vecuronium.** Eine genaue Erklärung dieser Befunde konnten die Autoren nicht geben, vermuteten aber einen Zusammenhang mit den sympathomimetischen Effekten von Pancuronium.

Wird der neuromuskuläre Block am Ende der Operation mit einem Gemisch aus ▶ **Neostigmin** und ▶ **Atropin** antagonisiert, so kann dies zu Übelkeit und Erbrechen führen. Auslöser ist dann das stark emetisch wirkende Neostigmin, während dem Atropin eher zentral-vermittelte antiemetische Effekte zugesprochen werden.

Flüssigkeitstherapie

Der Einfluß der perioperativen Infusionstherapie wurde bisher kaum untersucht. Wie nicht anders zu vermuten, führt eine ausreichende Infusionsmenge vor Beginn der Narkoseeinleitung zu einer besseren hämodynamischen Stabilität. Entsprechend wurde für Patienten, die 20 ml/kg Infusionslösung erhalten hatten, eine niedrigere PONV-Rate berichtet als nach Infusion von nur 2 ml/kg.

Einflußfaktoren in der postoperativen Phase

Auch nach Ende des operativen Eingriffs gibt es noch eine Reihe von Faktoren, die das Auftreten von Übelkeit und Erbrechen maßgeblich beeinflussen können. Hierzu gehören im wesentlichen der postoperative Wundschmerz und seine Therapie sowie aktive oder passive Bewegungen des Patienten. Hingegen ist bis heute ungeklärt, ob auch der Zeitpunkt der ersten Nahrungsaufnahme eine Rolle spielt.

Opioide wirken emetogen.

▶ Fentanyl
▶ Alfentanil
▶ Sufentanil
▶ Remifentanil

▶ Tramadol
▶ Buprenorphin
▶ Morphin
▶ Pethidin

▶ Pancuronium
▶ Alcuronium
▶ Atracurium
▶ Vercuronium

▶ Neostigmin und Atropin

Wie schon oben ausgeführt, kann der ▶ **postoperative Wundschmerz** eng mit Übelkeit und Erbrechen verknüpft sein; auch eine gegenseitige Verstärkung ist möglich. In diesen Fällen kann PONV durch die Gabe von Analgetika – auch von Opioiden – effektiv gelindert werden.

Auch Lageänderungen und Bewegungen der Patienten dürften einen weiteren Einflußfaktor für die Entstehung von PONV darstellen. In einer Befragung nach den möglichen Ursachen für ihre Übelkeit und ihr Erbrechen vermutete ca. die Hälfte der betroffenen Patienten einen Zusammenhang mit aktiven oder passiven Bewegungen unmittelbar nach der Operation, also ähnlich wie bei Kinetosen. Tatsächlich konnte in einer anderen Untersuchung gezeigt werden, daß Übelkeit und Erbrechen zu zwei Zeitpunkten besonders häufig auftraten: unmittelbar postoperativ und dann beim Transport der Patienten auf die Station. Opioide können hierbei durch eine Sensibilisierung des Vestibularsystems verstärkend wirken.

Prophylaxe und Therapie

Zur Prophylaxe und Therapie postoperativer Übelkeit und Erbrechen stehen medikamentöse und nicht-medikamentöse Verfahren zur Verfügung. Die Wirkung der medikamentösen Verfahren beruht dabei entweder auf dem Antagonismus gegen die verschiedenen PONV-vermittelnden Neurotransmitter (Dopamin, Muskarin, Histamin und Serotonin) oder ist – wie bei Dexamethason, Lorazepam und Propofol – nicht vollständig geklärt.

Tabelle 4
Prophylaxe und Therapie von postoperativer Übelkeit und Erbrechen

Antiemetikum	Wirkmechanismus	Nebenwirkungen	Anmerkungen	Dosierung
Antihistaminika Dimenhydrinat	Rezeptorantagonismus: Histaminrezeptor (Muskarinrezeptor) (Dopaminrezeptor)	Sedierung, Mundtrockenheit	Gut wirksam bei vestibulär vermitteltem Erbrechen; wird bevorzugt bei Kindern eingesetzt	Erwachsene: 0,5-1 mg/kg i.v. Kinder: 2-5 mg/kg rektal 1 mg/kg i.v.
Benzamide Metoclopramid	Rezeptorantagonismus: Dopaminrezeptor (Histaminrezeptor) (Serotoninrezeptor)	Sedierung, extrapyramidalmotorische Störungen, Hypotension, Tachykardie, Bradykardie	Unsichere Wirkung; Nebenwirkungen selten	Erwachsene: 0,15-0,3 mg/kg i.v. Kinder: 0,2 mg/kg i.v.
Neuroleptika Triflupromazin Droperidol	Rezeptorantagonismus: Dopaminrezeptor (Histaminrezeptor) (Muskarinrezeptor) (Serotoninrezeptor)	Sedierung, extrapyramidalmotorische Störungen, Unruhe, Dysphorie, Hypotension	Nebenwirkungen dosisabhängig; Droperidol gehört zu den stärksten Antiemetika; Anwendung von Droperidol besonders bei Kindern durch Angstzustände limitiert	Triflupromazin: Erwachsene: 5-10 mg i.v. Droperidol: Erwachsene: 10-20 µg/kg i.v. Kinder: 50-75 µg/kg i.v.
5-HT$_3$-Antagonisten Ondansetron Dolasetron	Rezeptorantagonismus: Serotoninrezeptor	Kopfschmerzen, Obstipation, allergische Reaktionen, transiente Erhöhung der Leberenzyme, Verlängerung von EKG-Intervallen	Gehören zu den stärksten Antiemetika; Ondansetron für Kinder ab 4 J.	Ondansetron Erwachsene: 4-8 mg i.v. Kinder: 0,1 mg/kg i.v. Dolasetron Erwachsene: 12,5 mg i.v.
Glukokortikoide Dexamethason	Nicht vollständig geklärt	(übliche Nebenwirkungen)	Nebenwirkungen bei Einmalgabe ohne Relevanz	Erwachsene: 8 mg i.v. Kinder: 0,15 mg/kg i.v.
Propofol	Nicht vollständig geklärt	Injektionsschmerz	Soll auch in subhypnotischer Dosierung antiemetisch wirken	Erwachsene: 10-20 mg i.v.

Benzamide

▶ **Metoclopramid** und ▶ **Alizaprid** gehören zur Gruppe der Benzamide. Ihre antiemetische Wirkung beruht überwiegend auf der Blockade von Dopamin-Rezeptoren, in geringem Ausmaß auch von Histamin- und Serotonin-Rezeptoren. Metoclopramid wird häufig zur Behandlung von Übelkeit und Erbrechen im Rahmen von Gastrointestinalerkrankungen verordnet, es wirkt am Magen-Darm-Trakt prokinetisch und steigert den Tonus des unteren Ösophagussphinkters. Entsprechend wird Metoclopramid auch häufig zur Prophylaxe und zur Therapie von postoperativer Übelkeit und Erbrechen eingesetzt.

Betrachtet man die Ergebnisse verschiedener Untersuchungen zur Wirksamkeit bei PONV, so scheint diese bei Metoclopramid eher schwach und unzuverlässig zu sein. In einer Analyse von insgesamt 24 verschiedenen Studien konnte ein antiemetischer Effekt von Metoclopramid bei PONV nur in der Hälfte der Untersuchungen nachgewiesen werden. Allerdings scheint die antiemetische Wirksamkeit steigerbar zu sein, und zwar sowohl durch höhere Dosierung (20 statt 10 mg) als auch durch Applikation kurz vor OP-Ende. In einer neueren Untersuchung an gynäkologischen Patientinnen wurde die Wirksamkeit von 10 mg Metoclopramid gegen Plazebo verglichen; hier konnte zwar die Rate für Übelkeit von 84% auf 76% und für Erbrechen von 75% auf 63% signifikant reduziert werden, trotzdem war die antiemetische Wirkung, wie aus den Ergebnissen erkennbar, doch insgesamt enttäuschend. Als Nebenwirkungen von Metoclopramid sind extrapyramidalmotorische Störungen (insbesondere bei Mädchen und jungen Frauen), Unruhe, Dysphorie sowie verzögertes Erwachen aus der Narkose berichtet worden. Darüber hinaus mindert Metoclopramid die Aktivität der Pseudocholinesterase und kann so die Wirkdauer von Succinylcholin und Mivacurium verlängern. Alle beschriebenen Nebenwirkungen treten insgesamt sehr selten auf, was auch die weite Verbreitung von Metoclopramid erklären dürfte. In der klinischen Praxis kann folgendes Vorgehen empfohlen werden: Metoclopramid erst bei OP-Ende geben und dann ausreichend hoch dosieren (bei Erwachsenen besser 20 als 10 mg). Die entsprechende Dosierung im Kindesalter beträgt 0,2 mg/kg. Trotzdem muß bei einem Teil der Patienten mit Übelkeit und Erbrechen gerechnet werden.

▶ **Alizaprid** ist das andere verfügbare Antiemetikum aus der Benzamidgruppe. Im Gegensatz zum deutschsprachigen Raum wird es in Frankreich, Italien und den Niederlanden weitverbreitet eingesetzt und soll vergleichenden Untersuchungen zufolge sogar etwas besser antiemetisch wirken als Metoclopramid.

Neuroleptika

Zur Prophylaxe und Therapie von postoperativer Übelkeit und Erbrechen werden sowohl Phenothiazin- als auch Butyrophenon-Neuroleptika eingesetzt. Ihre Hauptwirkung beruht auf einer Blockade der zentralen Dopaminrezeptoren, daneben wirken sie antihistaminerg und auch anticholinerg. Diese komplexe Rezeptorblockade erklärt auch die typischen Nebenwirkungen der Neuroleptika wie Sedierung und extrapyramidalmotorische Störungen.

▶ **Promethazin** wurde lange Zeit als Kombinationspartner von Opioiden zur intramuskulären Prämedikation verwendet. Als wesentlicher Nachteil im Rahmen der Anästhesie wird der z.T. ausgeprägt sedierende Effekt empfunden, darüber hinaus kann es besonders bei älteren Patienten zu akuter Verwirrtheit führen. Auch ▶ **Triflupromazin** besitzt antiemetische Eigenschaften, die sedierende Wirkung ist ebenfalls ausgeprägt.

▶ **Droperidol (DHBP)** gehört zur Gruppe der Butyrophenone und ist das Neuroleptikum mit der stärksten antiemetischen Eigenwirkung. Im Gegensatz zur früher üblichen hochdosierten Anwendung bei der Neuroleptanästhesie wird Droperidol heute bei postoperativer Übelkeit und Erbrechen in deutlich geringeren Mengen (0,25-5 mg) eingesetzt. Droperidol war in den allermeisten Studien sicher

▶ **Domperidon**

▶ **Ondansetron**
• Erwachsene: 4-8 mg i.v.
• Kinder: 0,1 mg/kg i.v.

▶ **Dolasetron**
• Erwachsene: 12,5 mg i.v.

antiemetisch wirksam und konnte die PONV-Rate im Vergleich zu Plazebo um durchschnittlich 30-70% reduzieren. Weiterhin Unklarheit herrscht bezüglich der erforderlichen oder „besten" Dosierung. Droperidol scheint auch in sehr niedrigen Mengen (z.B 0,25-0,625 mg) noch gut antiemetisch wirksam zu sein; die in der klinischen Praxis am häufigsten verwendete Dosierung ist wohl 1,25 mg, weil dies genau 0,5 ml der handelsüblichen Ampullenlösung entspricht.

Hauptproblem der Droperidol-Anwendung sind dessen Nebenwirkungen. Hierzu gehören Müdigkeit, Sedierung und eine Verzögerung des Aufwachverhaltens. Extrapyramidalmotorische Störungen sind eher selten, können aber auch nach niedrigen Dosen und auch noch viele Stunden nach der Applikation auftreten. Häufiger sind dagegen Dysphorie, Aufregung, innere Unruhe oder sogar ausgeprägte Angstzustände. Droperidol führt darüber hinaus durch Blockade der Alpharezeptoren zur Vasodilatation und kann bei vorbestehender Hypovolämie ausgeprägte Blutdruckabfälle verursachen.

Für die klinische Praxis gilt: Droperidol ist gut antiemetisch wirksam, kann aber das Aufwachverhalten nach Allgemeinanästhesie deutlich verzögern und auch viele Stunden später noch Angstzustände und Dyskinesien hervorrufen. Aufgrund dieser Nebenwirkungen sollte die Anwendung bei ambulanten Operationen gut überdacht sein; manche Kinderanästhesisten verwenden überhaupt kein Droperidol. Erwachsene stationäre Patienten erhalten z.B. 1,25 mg Droperidol; die Injektion ist auch kurz vor OP-Ende noch wirksam.

▶ **Domperidon** gehört ebenfalls zur Butyrophenongruppe und wird mit Erfolg bei Magen-Darm-Erkrankungen eingesetzt, ist aber bei postoperativer Übelkeit und Erbrechen (fast) unwirksam.

5-HT$_3$-Rezeptorantagonisten

Ondansetron, **Dolasetron**, **Granisetron** und **Tropisetron** gehören zu der Gruppe der 5-HT3-Rezeptorantagonisten und stellen die neueste antiemetisch wirksame Substanzklasse dar (die „Setrone"). Ursprünglich zur Prophylaxe und Therapie von Chemotherapie-induzierter Übelkeit und Erbrechen entwickelt, werden sie mit Erfolg auch immer häufiger perioperativ eingesetzt. Ihre Wirkung beruht auf einer selektiven Blockade zentraler und peripherer Hydroxytryptamin- (= Serotonin) Rezeptoren vom Typ 3. Aufgrund der fehlenden Interaktion mit Histamin-, Muskarin- oder Dopaminrezeptoren unterscheidet sich ihr Nebenwirkungsspektrum vollständig von dem anderer Antiemetika; verzögertes Erwachen aus der Narkose, Angstzustände oder extrapyramidalmotorische Nebenwirkungen treten nicht auf. Hingegen wird selten von Kopfschmerzen oder einer vorübergehenden Erhöhung der Leberenzyme berichtet.

Die größte Zahl der Untersuchungen zu postoperativer Übelkeit und Erbrechen wurde mit ▶ **Ondansetron**, der Muttersubstanz der 5-HT$_3$-Rezeptorantagonisten, durchgeführt. Faßt man die Ergebnisse der verschiedenen Untersuchungen zusammen, so konnte die PONV-Rate im Vergleich zu Plazebo immer deutlich reduziert werden; Ondansetron war in aller Regel besser wirksam als Metoclopramid und häufig auch besser wirksam als Droperidol. Folgende Dosierungen können derzeit empfohlen werden: Für Erwachsene 8 mg oral als Prämedikation bzw. 4-8 mg intravenös bei Narkoseeinleitung, zur Therapie ebenfalls 4 mg i.v. bei Bedarf. Für Kinder werden als entsprechende Dosierung 0,1 mg/kg empfohlen.

Der einzige in Deutschland momentan für PONV zugelassene 5-HT$_3$-Rezeptorantagonist ist ▶ **Dolasetron**. Die empfohlenen Dosierungen betragen für Erwachsene 50 mg oral zur Prämedikation bzw. 12,5 mg i.v. zur Prophylaxe und zur Therapie, wobei die Gabe vor Operationsende effektiver sein soll als bei Narkoseeinleitung. Dosierungsempfehlungen für Kinder liegen nicht vor. Im Vergleich zu den anderen Substanzen sollen EKG-Veränderungen hier häufiger und ausgeprägter auftreten.

Auch die neueren Abkömmlinge ▶ **Granisetron** und ▶ **Tropisetron** wurden bereits bei postoperativer Übelkeit und Erbrechen untersucht. Aufgrund der vergleichbaren Selektivität der Rezeptorbindung waren wesentliche Unterschiede zu Ondansetron oder Dolasetron nicht festzustellen, allerdings scheint Tropisetron aufgrund seiner langen Halbwertszeit selbst bei Einmalgabe eine 24stündige Wirkdauer zu besitzen.

Für die klinische Praxis gilt: Die 5-HT$_3$-Rezeptorantagonisten (Ondansetron, Dolasetron, Granisetron, Tropisetron) sind die derzeit wohl am besten wirkenden Antiemetika bei gleichzeitig geringem Nebenwirkungsspektrum. Leider besitzen auch sie keine 100%ige Wirksamkeit bei PONV, sind dafür aber recht teuer.

Antihistaminika

Antihistaminika sind sowohl am Histaminrezeptor als auch am Muskarinrezeptor antiemetisch wirksam. Der weltweit am häufigsten eingesetzte Vertreter dieser Gruppe, das Piperazinderivat ▶ **Cyclizin**, steht in Deutschland als Reinsubstanz nicht zur Verfügung. Anwendung findet dagegen ▶ **Dimenhydrinat**, bevorzugt als Suppositorium bei Kindern (2-5 mg/kg). Für die intravenöse Gabe zur Narkoseeinleitung (0,5-1 mg/kg) konnte eine Senkung der PONV-Häufigkeit nachgewiesen werden. Mögliche Nebenwirkungen sind vornehmlich Sedierung (H1-Rezeptor-Antagonismus) und Mundtrockenheit (anticholinerger Effekt).

Anticholinergika

Anticholinergika besitzen eine gewisse antiemetische Wirkung, im wesentlichen durch einen zentralen Antagonismus am Muskarinrezeptor, in geringem Maße auch über die Blockade von Histamin- und Dopaminrezeptoren. ▶ **Atropin** wurde aus diesem Grund gerne mit Morphin zur intramuskulären Prämedikation kombiniert, und ▶ **Scopolamin**-Pflaster werden als Prophylaxe bei Kinetosen eingesetzt. Im Unterschied dazu ist Glycopyrrolat nicht ZNS-gängig und somit auch nicht antiemetisch wirksam. Zur Therapie von postoperativer Übelkeit und Erbrechen sind die Anticholinergika aber nicht geeignet.

Andere Substanzen mit antiemetischer Wirkung

▶ **Lorazepam** ist ein Benzodiazepin mit ausgeprägter anxiolytischer Komponente und wird in erster Linie gegen Chemotherapie-induziertes Erbrechen eingesetzt. In den wenigen bisher durchgeführten Untersuchungen zu postoperativer Übelkeit und Erbrechen war Lorazepam genauso antiemetisch wirksam wie Droperidol.

Auch die antiemetische Wirkung von ▶ **Dexamethason** ist aus der Anwendung bei Chemotherapie-induziertem Erbrechen bekannt. Bei postoperativer Übelkeit und Erbrechen liegen vornehmlich Erfahrungen im Kindesalter vor, aber auch nach größeren gynäkologischen Eingriffen konnte eine gute Wirksamkeit - besonders gegen Übelkeit - nachgewiesen werden. Die Dosierung beträgt für Erwachsene 8 mg intravenös, bei Kindern 150 µg/kg. Der exakte Wirkmechanismus ist bisher ungeklärt.

Kombination von Pharmaka verschiedener Substanzklassen

Postoperative Übelkeit und Erbrechen sind ein multifaktorielles Geschehen, so daß die Kombination von Antiemetika mit verschiedenen Wirkmechanismen effektiver sein könnte als die alleinige Gabe von Einzelsubstanzen. Tatsächlich ließ sich in einigen Untersuchungen nachweisen, daß die Kombinationen „Droperidol und Metoclopramid", „Droperidol und Ondansetron" sowie insbesondere „5-HT$_3$-Antagonisten und Dexamethason" wirksamer waren als die jeweiligen Einzelsubstanzen. Da auch gegenteilige Befunde vorliegen, ist derzeit nicht ausreichend

geklärt, welche Kombinationen wirklich sinnvoll sind und gegenüber den Einzelsubstanzen Vorteile bieten. Unter praktischen Gesichtspunkten erscheinen diese
Kombinationen als recht aufwendig und wenig praxisfreundlich.

Alternativverfahren

Aufgrund der z.T. unbefriedigenden antiemetischen Wirkung verschiedener
Medikamente sind auch eine Reihe von Alternativverfahren entwickelt bzw.
untersucht worden.

Bei ▶ **Akupunktur** oder ▶ **Akupressur** kann der Punkt „Perikardium 6", auch
„Nei-Guan" genannt, stimuliert werden. Dieser befindet sich auf der Palmarseite
proximal der Handgelenksbeugefalten. Die Wirksamkeit von Akupunktur und
Akupressur bei postoperativer Übelkeit und Erbrechen konnte in mehreren Untersuchungen – sowohl gegen Plazebo als auch gegen Droperidol, Metoclopramid oder
Cyclizin nachgewiesen werden. Entscheidend scheint die Stimulation vor Narkoseeinleitung zu sein, die Art der Stimulation (Akupunktur, Elektrostimulation,
Akupressur mit Bändern) ist wohl nicht relevant. Wesentliche Nebenwirkungen
bestehen nicht.

Auch ▶ **Ingwerpuder** wirkt antiemetisch; seine Wirkstärke bei größeren gynäkologischen oder laparoskopischen Eingriffen entsprach der von Metoclopramid.

▶ **Positive Suggestion** gilt als eine weitere Möglichkeit, die postoperative
Befindlichkeit zu verbessern. Offensichtlich kann positive Suggestion den
postoperativen Schmerzmittelbedarf senken, möglicherweise auch die PONV-Rate
reduzieren.

Unterstützende Maßnahmen

Die Häufigkeit von Übelkeit und Erbrechen nach operativen Eingriffen kann z.T.
durch einfache Maßnahmen vermindert werden, v.a. durch Vermeidung typischer
„Auslöser", z.B. der Luftinsufflation in den Magen bei Maskenbeatmung. Eine
Magensonde sollte, falls notwendig, nach Narkoseeinleitung gelegt und vor
Narkoseausleitung wieder entfernt werden. Exzessives orales Absaugen bedeutet eine
unnötige pharyngeale Stimulation und sollte unterbleiben. Auch verschlucktes Blut
kann bekanntlich Übelkeit und Erbrechen verursachen, entsprechend muß ein
Verschlucken – wenn immer möglich – verhindert werden. Bei Regionalanästhesieverfahren ist insbesondere die hämodynamische Stabilität entscheidend. Schließlich
sollte der Transport der Patienten aus dem Operationssaal in den Aufwachraum und
von dort auf die Station grundsätzlich behutsam erfolgen.

> Tabelle 5
> **Unterstützende Maßnahmen gegen PONV**
>
> - Vermeidung von Luftinsufflation in den Magen
> - Intraoperative Entlastung des Magens mit einer Sonde
> - Vermeidung übermäßiger pharyngealer Stimulation bei oralem Absaugen
> - Kopftief-Lagerung zum Wundsekretabfluß bei oralen und nasalen Eingriffen
> - Hämodynamische Stabilität
> - Behutsamer Transport der Patienten

Marginalien:

▶ **Akupunktur, Akupressur**

▶ **Ingwerpuder**

▶ **Positive Suggestion**

Einfache Maßnahmen zur Reduktion von PONV.

Empfehlungen für die Praxis

Aufgrund der sehr unterschiedlichen Inzidenz von postoperativer Übelkeit und Erbrechen gilt eine grundsätzliche Prophylaxe für alle Patienten als nicht gerechtfertigt. Vielmehr sollte sich das Vorgehen am individuellen Risikoprofil des Patienten und der Art des operativen Eingriffs orientieren. Besonders gefährdet, und damit mögliche Zielgruppe für eine Prävention, sind Patienten mit Übelkeit/Erbrechen nach früheren Eingriffen sowie mit einer eindeutigen Kinetose-Anamnese. Von Seiten des operativen Eingriffs sind intraabdominelle, gynäkologische und auch laparoskopische Operationen zu nennen, außerdem Strabismuschirurgie, Adenotomie und Tonsillektomie sowie Operationen am Mittelohr.

Vorgehen bei Risikopatienten

Das höchste PONV-Risiko besitzen diejenigen Patienten (meist Patientinnen), die bereits nach früheren Operationen erheblich unter Übelkeit und Erbrechen hatten leiden müssen und bei denen nun eine der o.g. Operationen geplant ist. Diese Patienten werden ihre Sorgen meist spontan äußern und das Problem „PONV" direkt ansprechen. Hier ist zuallererst zu überlegen, ob der Eingriff sinnvollerweise in Regionalanästhesie durchgeführt werden kann oder ob eine Allgemeinanästhesie erforderlich ist. In letzterem Falle wird eine totale intravenöse Anästhesie mit Propofol empfohlen; gleichzeitig sollte auf die Anwendung von Lachgas verzichtet werden. Falls eine Magensonde nur intraoperativ notwendig ist, so wird sie noch vor der Narkoseausleitung entfernt. Zusätzlich kann man diesen „Hochrisiko"-Patienten prophylaktisch ein Antiemetikum verabreichen, entweder Ondansetron oder Dolasetron oral zur Prämedikation oder intravenös bei der Narkoseeinleitung, eventuell sogar zusammen mit 8 mg Dexamethason. Alternativ zu den 5-HT$_3$-Rezeptorantagonisten kann bei stationären Patienten auch Droperidol in einer Dosierung von 1,25 mg prophylaktisch eingesetzt werden.

Neben allen pharmakologischen Bemühungen sollte sich der Anästhesist aber auch um ein offenes und klares Gespräch mit dem Patienten bemühen: Übelkeit und Erbrechen nach operativen Eingriffen haben viele Ursachen, nicht nur die Narkose, sondern eben auch den Patienten selbst und die entsprechende Operation. Alle denkbaren prophylaktischen Maßnahmen werden ergriffen, und trotzdem gibt es leider keine 100%ige Sicherheit, daß Übelkeit und Erbrechen verhindert werden können.

Fragen zur Selbstkontrolle

Die Koordination erfolgt im Bereich der Formatio reticularis der Medulla oblongata. Hier werden verschiedene anatomische Strukturen funktionell zum sog. Brechzentrum zusammengefaßt: u.a. motorische Vaguskerne, Nucl. ambiguus, Nucl. tractus solitarii und präsympathische Neurone.

Hier werden grundsätzlich vier verschiedene Gruppen unterschieden:
- Patientenabhängige Faktoren (z.B. PONV-Anamnese, Neigung zu Kinetosen)
- Operationsabhängige Faktoren (z.B. Strabismus-Chirurgie, gynäkologische Eingriffe)
- Anästhesieabhängige Faktoren (z.B. Opioide, Lachgas)
- Sonstige Faktoren (z.B. starke postoperative Schmerzen)

Aufgrund der sehr unterschiedlichen PONV-Inzidenz gilt eine generelle Prophylaxe bei *allen* Patienten als nicht gerechtfertigt. Die Entscheidung muß sich vielmehr am individuellen Risikoprofil der Patienten und am operativen Eingriff orientieren; hier kann dann auch die Auswahl des Anästhesieverfahrens mitentscheidend sein.

Verzögertes Erwachen aus der Narkose; verschiedentlich wird über Dysphorie, innere Unruhe oder sogar Angstzustände berichtet. Extrapyramidalmotorische Nebenwirkungen sind sehr selten, können aber auch nach niedrigen Dosen und noch viele Stunden nach der Applikation auftreten. Trotzdem gilt: Droperidol ist relativ gut antiemetisch wirksam und wird daher gerne zur Prophylaxe oder Therapie von PONV eingesetzt.

Ondansetron, Dolasetron, Granisetron und Tropisetron gehören zu der Gruppe der 5-HT$_3$-Rezeptorantagonisten (die „Setrone") und sind die derzeit wohl am besten wirkenden Antiemetika. Ihre Wirkung beruht auf der selektiven Blockade zentraler und peripherer Hydroxytryptamin- (= Serotonin-) Rezeptoren vom Typ 3. Aufgrund der fehlenden Interaktionen mit Histamin-, Muskarin- oder Dopaminrezeptoren unterscheidet sich ihr Nebenwirkungsspektrum vollständig von dem anderer Antiemetika: Verzögertes Erwachen aus der Narkose, Angstzustände oder extrapyramidalmotorische Nebenwirkungen treten nicht auf, hingegen wird selten über Kopfschmerzen oder eine passagere Erhöhung der Leberenzyme berichtet.

Literatur

1. Balfour JA, Goa KL (1997) **Dolasetron.** Drugs 54: 273-298
2. Forrest JB, Cahalan MK, Rehder K et al. (1990) **Multicenter study of general anesthesia. II. Results.** Anesthesiology 72: 262-268
3. Harmer M (ed) (1994) **Ondansetron – a new concept in antiemetic therapy for postoperative nausea and vomiting (PONV).** Anaesthesia 49 [Suppl]: 1-37
4. Hartung J·(1996) **Twenty-four of twenty-seven studies show a greater incidence of emesis associated with nitrous oxide than with alternative anesthetics.** Anesth Analg 83: 114-116
5. Rust M (1995) **Intravenöse Gabe von Ondansetron vs. Metoclopramid zur Prophylaxe von postoperativer Übelkeit und Erbrechen.** Anaesthesist 44: 288-290
6. Smith G, Rowbotham DJ (1992) **Supplement on postoperative nausea and vomiting.** Br J Anaesth 69 [Suppl 1]: 1S-68S
7. Dick W, Schulte am Esch J (1997) **Prophylaxe der postoperativen Übelkeit und des postoperativen Erbrechens – The little big problem – in der Anästhesie. (Mini Symposium)** Anästhesiol Intensivmed Notfallmed Schmerzther 32: 616-631

U. Schirmer • Klinikum der Universität Ulm, Bereich Kardioanästhesiologie

Lachgas
Entwicklung und heutiger Stellenwert

Weiterbildung **Lachgas**

Synonyme: Lachgas, Distickstoffmonoxid, Stickoxydul, Stickstoffoxydul, Nitrogenii Oxidum. Chemische Formel: N_2O

Auch 150 Jahre nach seiner Einführung zur Analgesie bei operativen Eingriffen gilt Lachgas noch immer als Eckpfeiler einer Allgemeinanästhesie und wird als Trägergas und Analgetikum vielfältig eingesetzt. Lachgas ist damit nicht nur das älteste, sondern auch das am weitesten verbreitete Anästhetikum. Auf Grund seiner Eigenschaften galt es lange Zeit als nahezu ideales Anästhetikum ohne toxische Nebenwirkungen, das ohne negative Auswirkungen auf die Kreislauffunktion zu einer gut steuerbaren und suffizienten Analgesie führt. Vor allem die Einführung neuer Techniken des intraoperativen Gasmonitorings hat in den letzten zehn Jahren zu einer Fülle neuer Erkenntnisse über Aufnahme und Elimination auch von Lachgas beigetragen. In vielen klinischen und experimentellen Untersuchungen wurden nicht nur toxische und physikalisch bedingte, sondern auch kreislaufrelevante Nebenwirkungen des Lachgases festgestellt. Da diese unerwünschten Effekte zu ernsten Problemen und Komplikationen führen können, müssen sie bei der Planung und Durchführung einer Narkose berücksichtigt werden. Zu berücksichtigen sind weiterhin die Belastung des anästhesiologischen Arbeitsplatzes und die negativen Auswirkungen der Lachgasemission auf die Umwelt.

Historische Entwicklung

▶ **Entdeckung**

Die ▶ **Entdeckung des Stickoxydul** (N_2O) im Jahre 1772 geht auf Joseph Priestley (1733-1804) zurück. Erste Experimente mit Stickoxydul sind von Humphrey Davy (1778-1829) durchgeführt worden. Im Jahre 1800 wies er die analgetischen Eigenschaften des Stickoxydul nach und bezeichnete es als „Lachgas". Allerdings dauerte es noch mehr als 40 Jahre, bis die Lachgasinhalation klinisch zur Schmerzlinderung eingesetzt wurde.

1845 führte der Zahnarzt Horace Wells die Lachgasinhalation in seiner Praxis ein. Wegen einer mißglückten Vorführung im Massachussetts General Hospital 1846 geriet das Lachgas jedoch zunächst in Vergessenheit. Sir Frederick Hewitt (1857-1916) entwickelte 1887 den ersten praktischen Narkoseapparat, der eine Mischung von Lachgas und Sauerstoff ermöglichte. Elmar I. McKesson führte 1910 das erste Anästhesiegerät mit intermittierendem Gasstrom und einer prozentualen Dosierungsmöglichkeit von Lachgas und Sauerstoff ein. Hewitt und McKesson gelten daher als die eigentlichen ▶ **Pioniere der Lachgasanästhesie**, wie wir sie heute noch kennen. Erst 1992 wurde die Lachgas-Sauerstoff-Narkose und die Beatmung mit Kreisteil und Kohlensäureabsorption von Sudeck und Schmidt an der Universitätsklinik Hamburg Eppendorf und damit in Deutschland eingeführt.

▶ **Pioniere der Lachgasanästhesie**

PD Dr. U. Schirmer • Univ.-Klinikum für Anästhesiologie, Prittwitzstraße 43, D-89075 Ulm

aus: Der Anaesthesist 3/98, S. 245

107

Vorkommen und Umwelt

Lachgas ist eine natürlich vorkommende gasförmige Komponente des Stickstoffzyklus.
▶Lachgasemission

Natürlich vorkommendes Lachgas entsteht beim mikrobiellen Um- und Abbau von Stickstoffverbindungen im Boden und in Gewässern und stellt damit eine gasförmige Komponente des biogeochemischen Zyklus des Stickstoffs dar. Die jährliche weltweite ▶ **Lachgasemission** aus diesen natürlichen Quellen wird auf ca. 145 Millionen Tonnen geschätzt (Tabelle 1). Auch wenn dies im Vergleich zur Kohlendioxidemission von 600.000 Millionen Tonnen nur eine relativ geringe Menge darstellt, hat Lachgas seinen Anteil am ▶ **Treibhauseffekt** und ist ein klimawirksames Gas. Neben der Verbrennung fossiler Brennstoffe ist der größte Teil der anthropogenen Lachgasemission auf den übermäßigen Einsatz von stickstoffhaltigen Düngemitteln in der Landwirtschaft zurückzuführen. Etwa 2-3% der durch die Überdüngung bedingten Stickstoffüberschüsse im Boden werden zu Lachgas umgewandelt.

▶Treibhauseffekt

Lachgas ist ein klimawirksames Treibhausgas.

Tabelle 1
Jährliche globale Gasemission in Millionen Tonnen

	Natürliche Emission	Menschliche Tätigkeit
Kohlendioxid	600.000	22.000
Kohlenmonoxid	3.800	550
Methan	1.600	110
Lachgas	145	4

Das zu Narkosezwecken verwendete Lachgas macht nur ca. 1% der globalen Lachgasemission aus und trägt mit etwa 0,05% zum Treibhauseffekt bei. Trotz dieses geringen Anteils wurde Lachgas auf der Umweltkonferenz 1992 in Kopenhagen zusammen mit den FCKW in die Liste der Substanzen aufgenommen, deren Verwendung ab dem Jahre 2030 verboten sein wird.

Anteil von medizinischem Lachgas an Emission gering.

Herstellung , Lagerung und Vertrieb

▶Lachgasherstellung aus Ammoniumnitrat
$NH_4NO_3 \rightarrow H_2O + N_2O$

Lagerung als Flüssiggas in Stahldruckbehältern; Druck in Lachgasflaschen ist enorm temperaturabhängig.

Lachgas wird durch ▶ **Erhitzung von Ammoniumnitrat** gewonnen. Das bei 240°C gebildete Gas wird aufgefangen und mittels Wasser, Natronlauge und Alkali gereinigt. Nach Entfernung des Wasserdampfs wird das Gas unter Druck verflüssigt und in Stahldruckbehältern abgefüllt, in denen es zu 75% in flüssiger und zu 25% in gasförmiger Form vorliegt. Flüssige und gasförmige Phase befinden sich im Gleichgewicht, der gasförmige Anteil steht bei einer Temperatur von 20°C unter einem Druck von 51 atm. Nach dem Gay-Lussac-Gesetz erhöht sich dieser Druck bei einem Temperaturanstieg von 1°C um 1/273 des Gasdruckes bei 0°C. Entsprechende Außentemperaturen vorausgesetzt, kann der Druck enorm ansteigen: bei 35°C auf 76 atm, bei 65°C auf 175 atm.

Verunreinigungen

▶NO und NO₂

▶Komplikationen

Während der Herstellung können, vor allem als Folge einer Überhitzung, Stickstoffoxid (▶**NO**) und Stickstoffdioxid (▶**NO₂**) entstehen und als Verunreinigungen im Lachgas enthalten bleiben. Die Inhalation dieses verunreinigten Gases kann zu ernsten Zwischenfällen und Komplikationen führen. Noch in den 60er Jahren sind Todesfälle berichtet worden. Aus NO und NO₂ entstehen in den Alveolen Salpeterbzw. salpetrige Säure, die rasch zu einem Lungenödem führen können. Bereits wenige Minuten nach Beginn der Applikation kann eine Zyanose auftreten, die durch Methämoglobinbildung bedingt und daher nicht durch Sauerstoff therapierbar ist. Neben dem unspezifischen Ödem können im Verlauf eine Bronchopneumonie und ein dem Mendelson-Syndrom ähnliches Krankheitsbild auftreten.

Eine ungenügende Entfernung des Wasserdampfs kann zu Problemen der Entnahme aus dem Druckbehälter führen. Das unter Druck in überwiegend flüssiger Form vorliegende Lachgas verbraucht beim Übergang in die Gasform bei der Entnahme Wärme. Bei Wasserdampfverunreinigung können sich daher im Entnahmeventil Eiskristalle bilden, die das Ventil verstopfen.

Heute ist die Wahrscheinlichkeit einer Lachgasverunreinigung wegen der vielen ▶ **Sicherheitsvorschriften** und Qualitätskontrollen extrem gering. Dabei muß jedoch auf den Unterschied zwischen technischem und medizinischem Lachgas

▶Sicherheitsvorschriften

hingewiesen werden, an den vor allem bei Mißbrauch des technischen Lachgases (s.unten: Lachgas als Modedroge) zu denken ist.

Technisches und medizinisches Lachgas

Technisches und medizinisches Lachgas unterscheiden sich im wesentlichen durch die Sicherheitsanforderungen bei Herstellung und Vertrieb und durch den Grad ihrer Reinheit. Nach ► § 2 Arzneimittelgesetz (AMG) ist Lachgas als Arzneimittel einzustufen. Herstellung und Vertrieb des Fertigarzneimittels „medizinisches Lachgas" unterliegen damit dem AMG. Der Reinheitsgrad von medizinischem Lachgas muß den Anforderungen des Europäischen Arzneibuches entsprechen. Die Gefahr von Komplikationen durch Verunreinigungen bei mißbräuchlicher Anwendung von technischem Lachgas ist für den Anwender kaum kalkulierbar.

Physikalische Eigenschaften

Lachgas ist ein farb- und geschmackloses, nicht reizendes Gas, das gar nicht bis leicht süßlich riecht. Es ist mit einer Dichte von 1,97 kg · m^{-3} etwa 1,5mal schwerer als Luft. Lachgas selbst ist zwar nicht brennbar, bei 400°C wird jedoch der Sauerstoff abgespalten, der dann eine Verbrennung fördert. Aus diesem Grund sind Mischungen, z.B. mit Äther in niedriger Konzentration, explosibel. Lachgas hat bei einer Temperatur von 20° einen Dampfdruck von 51 bar, unter diesem Druck liegt es als verflüssigtes Gas vor. Die physikalischen Daten sind in Tabelle 2 zusammengefaßt.

Tabelle 2
Physikalische Daten von Lachgas

Molare Masse	44,013 g mol^{-1}
Dampfdruck bei 20°C	57,3 bar
Siedepunkt (bei 1,013 bar)	
- Temperatur TS	184,68 K (-88,47 °C)
- Verdampfungswärme	376,14 kJ · kg^{-1}
- Flüssigdichte	1222,8 kg · m^{-3}
Kritischer Punkt	
- Temperatur Tk	309,56 K (-36,41 °C)
- Druck Pk	72,45 bar
- Dichte pk	452 kg · m^{-3}
Gaszustand	
- Dichte (0°C, 1,013 bar)	1,97 kg · m^{-3}
- Dichteverhältnis zur Luft (=1)	1,53
Spezifische Wärme (298,15 K; 1 bar)	0,879 kJ · kg-1 · K^{-1}
Wärmeleitzahl (288,15 K; 1 bar)	0,00156 W · m-1 · K^{-1}

Lachgas als Modedroge

Die bereits seit über 150 Jahren bekannte euphorisierende und enthemmende Wirkung von Lachgas, die letzlich auch zur Namensgebung führte, ist in jüngster Zeit „wiederentdeckt" worden und hat zu einem zunehmenden Mißbrauch und einer regelrechten „Lachgasszene" nicht nur in Deutschland geführt. Da der Verkauf und die nicht-medizinische Verwendung von medizinischem Lachgas ein Verstoß gegen das Arzneimittelgesetz wäre, wird hier auf technisches Lachgas zurückgegriffen. Abgabe und Verwendung von technischem Lachgas unterliegen nicht dem Arzneimittelgesetz und sind bislang prinzipiell nicht verboten.

Die Kenntnisse über mögliche Nebenwirkungen und Gefahren einer solchen mißbräuchlichen Lachgasinhalation dürften vor allem im ► Notarztdienst hilfreich sein. Wichtig ist, an diese Möglichkeit zu denken, da sich die ► Diagnose eines Lachgasmißbrauchs aufgrund des sozialen Umfeldes und der Symptomatik nicht zwingend aufdrängen muß. Da das Lachgas praktisch „pur" inhaliert wird, besteht grundsätzlich eine ► Gefährdung durch Sauerstoffmangel. Fremdanamnestische Angaben über Bewußtseinsstörungen, Kreislaufkollaps u.ä., können erste Hinweise liefern. Bei lang anhaltender Hypoxämie oder Vorliegen eines Lungenödems ist an eine ► Lachgasverunreinigung zu denken. Neben mechanischen Verletzungen durch einen Sturz können, vor allem in Zusammenhang mit Alkohol und anderen Drogen, verschiedene Bewußtseinszustände von unkontrollierbarer ► Agitation bis Somnolenz und Bewußtlosigkeit auftreten. Einfacher zu diagnostizieren dürften ►Erfrierungen im Bereich des Mundes sein, die durch den direkten Hautkontakt mit den bei Gasentnahme abkühlenden Metallteilen von Kapsel oder Siphon hervorgerufen werden können.

Lachgas in der Anästhesiologie

Technische Voraussetzungen und Umgang mit Lachgas

Sowohl bei einer zentralen Versorgungsanlage als auch bei der Entnahme aus Gasflaschen ist für Lachgas ein Reduzierventil zur Druckminderung notwendig, das für einen konstanten, niedrigen Gasdruck und damit für eine gleichbleibende Strömungsgeschwindigkeit in das Kreissystem bzw. in die Beatmungsschläuche sorgt. Das Umkippen einer Flasche mit Beschädigung der Membran im Druckminderer kann zum Druckausgleich in der Kammer des ▶ **Reduzierventils** mit explosionsartiger Expansion des komprimierten Gases und Zerreißung des Ventils führen.

Zur exakten Dosierung des Lachgases dient ein ▶ **Rotameter**, über das auch das Mischungsverhältnis mit Sauerstoff eingestellt wird. Da die Dichte und die Viskosität von Lachgas und Sauerstoff unterschiedlich sind, haben diese Durchflußmeßröhrchen auch verschiedene Eichkurven und Graduierungen. Jedes Gas darf daher nur mit dem passenden Rotameter verwendet werden, der Einsatz eines falschen Rotameters würde zur Fehldosierung führen.

Solange flüssiges Lachgas vorhanden ist, bleibt bei konstanter Temperatur der am Manometer ▶ **abzulesende Gasdruck** von 51 atm in der Flasche dagegen konstant. Erst wenn das flüssige Lachgas komplett verdampft und nur noch gasförmiges Lachgas in der Flasche enthalten ist, kommt es, abhängig von der weiter entnommenen Gasmenge, zu einem Abfall des Flaschendruckes entsprechend dem Boyle-Mariottschen Gesetz. Der Füllungszustand der Flasche ist daher nicht am Druck abzulesen. Für die exakte Bestimmung der noch enthaltenen Lachgasmenge muß die Flasche gewogen werden.

Lachgasaufnahme und -verteilung

Die Aufnahme eines Inhalationsanästhetikums in der Lunge wird von der Löslichkeit des Anästhetikums, von der Differenz seiner Partialdrücke in Alveole und pulmonalvenösem Blut sowie vom Herzzeitvolumen bestimmt. Lachgas unterscheidet sich mit seiner Kinetik nicht nur von den historischen Narkosegasen (wie

1 Anflutung **2 Abflutung**

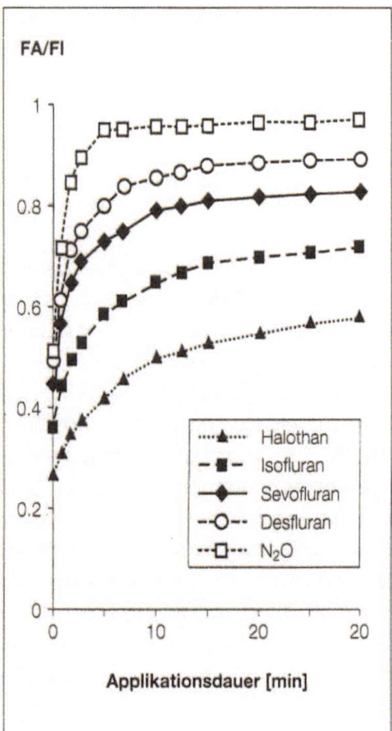

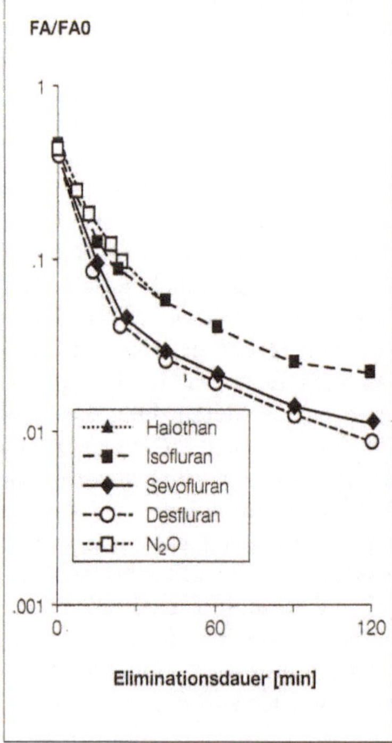

Abb. 1 ◀
Die Annäherung der alveolären(F_A) an die inspiratorische Konzentration (F_I) erfolgt für Lachgas schneller als für besser lösliche Anästhetika (vgl. Tabelle 3)

Abb. 2 ◀
Abfall der alveolären Konzentration von N_2O, Desfluran, Sevofluran, Isofluran und Halothan. Die Elimination ist definiert als Quotient aus aktueller alveolärer Konzentration (F_A) und alveolärer Konzentration zum Zeitpunkt der Unterbrechung der Anästhesiezufuhr (F_{A0}). Lachgas wird am schnellsten eliminiert

aus: Der Anaesthesist 3/98, S. 248

Tabelle 3
Verteilungskoeffizienten

	Blut/Gas	Gehirn/Blut	Muskel/Blut	Fett/Blut
Lachgas	0,47	1,1	1,2	2,3
Isofluran	1,40	1,6	3,4	52
Desfluran	0,42	1,3	2,3	30
Sevofluran	0,69	1,7	3,13	47,5
Halothan	2,3	2,9	3,5	60

Diäthyläther), sondern auch von den modernen volatilen Anästhetika, was in erster Linie auf Unterschiede in der Löslichkeit dieser Substanzen im Blut und im Gewebe zurückzuführen ist (Tabelle 3). Je niedriger die Löslichkeit, d.h. je kleiner der Verteilungskoeffizient, desto weniger Anästhetikum muß zur Equilibrierung der Partialdrücke aufgenommen werden bzw. desto schneller wird ein Gleichgewicht erreicht. Lachgas ist ein im Blut und im Gewebe schlecht lösliches Anästhetikum; es bindet sich nicht an Blutbestandteile und wird ausschließlich in physikalisch gelöster Form transportiert.

Sein relativ niedriger ▶ **Blut/Gas-Verteilungskoeffizient** von 0,47 (Tabelle 3) bedeutet, daß bei Equilibrierung der Lachgaspartialdrücke in Blut und Alveolen auf 100 Teile alveoläres Lachgas nur 47 Teile Lachgas im Blut kommen. Der molare Lachgasgehalt ist in der Alveole damit doppelt so hoch wie im Blut, wenn sich die Partialdrücke angeglichen haben. Bei Beginn einer Lachgasinhalation wird diese Equilibrierung im Blut jedoch schnell erreicht, da wegen der niedrigen Blutlöslichkeit nur wenig Lachgas ins Blut aufgenommen werden muß. Da hierdurch auch nur wenig Lachgas aus der Inspirationsluft entnommen wird, kann sich die alveoläre Lachgaskonzentration schneller der inspiratorischen Konzentration angleichen, als dies bei besser löslichen Anästhetika der Fall ist (Abb. 1).

Eine ▶ **Veränderung der Ventilation** hat daher nur geringen Einfluß auf die Lachgaskinetik bei Narkoseeinleitung, während eine Veränderung der Konzentration von Lachgas in der Inspirationsluft direkten Einfluß auf die Geschwindigkeit hat, mit der sich das Gleichgewicht zwischen Inspirationsluft und alveolärer – und damit auch arterieller – Konzentration einstellt (s. Konzentrationseffekt weiter unten). Im Gegensatz zu den gut löslichen volatilen Anästhetika haben auch ▶ **Veränderungen des Herzzeitvolumens** (HZV) kaum Einfluß auf die Lachgaskinetik. Während die Reduktion des HZV um 50% den Anstieg der Alveolarkonzentration von Halothan um 50% beschleunigt, führt die gleiche HZV-Abnahme zu einem nur 3% schnelleren Anstieg der alveolären Lachgaskonzentration.

Für die Aufnahme und Verteilung von Lachgas läßt sich zusammenfassen, daß aufgrund der schlechten Löslichkeit eine schnelle Sättigung aller Kompartimente erfolgt und das Gleichgewicht der Lachgaspartialdrücke von Alveolen bis zum Gehirn sehr rasch erreicht wird.

Konzentrationseffekt und second-gas-effect

Bei Beginn einer Inhalationsanästhesie mit einer hohen oder bei Erhöhung der inspiratorischen Lachgaskonzentration tritt ein als Konzentrationseffekt bezeichnetes Phänomen auf, das sich durch die Abgabe von Lachgas ins Blut und die Konzentrierung der verbleibenden Gase in einem kleineren Volumen zurückführen läßt. Dieser ▶ **Konzentrationseffekt** führt dazu, daß in der Frühphase der Einleitung einer Lachgasanästhesie die exspiratorische Sauerstoffkonzentration paradoxerweise höher ist als die inspiratorische. Für die ▶ **klinische Anwendung** wichtiger ist jedoch, daß auch die alveoläre Konzentration eines mit dem Sauerstoff/Lachgasgemisch zeitgleich applizierten zweiten Gases überproportional schnell ansteigt. Ist dem Inspirationsgemisch ein volatiles Anästhetikum zugesetzt, führt die alveoläre Volumenreduktion durch Abgabe von Lachgas ins Blut zu einer Konzentrierung des volatilen Anästhetikums. Der Anstieg seiner alveolären Konzentration ist durch diesen ▶ **„second gas effect"** schneller als ohne Lachgas. Werden in der Einleitung höhere Konzentrationen des volatilen Anästhetikums benutzt, führt der second gas effect zu einer Beschleunigung der Einleitung und einer schnelleren Vertiefung einer Narkose.

Marginal notes (left column):

Lachgas ist im Blut und im Gewebe schlecht löslich.

▶**Blut/Gas-Verteilungskoeffizient 0,47**

▶**Veränderungen der Ventilation**

▶**Veränderungen des HZV**

Veränderungen des HZV haben kaum Einfluß auf die Lachgaskinetik.

Schlechte Löslichkeit = schnelle Sättigung aller Kompartimente = schneller Partialdruckausgleich.

▶**Konzentrationseffekt**

▶**Klinische Anwendung**

▶**Second gas effect**

Metabolismus und Elimination

Eine Metabolisierung von Lachgas ist nicht bekannt, die Eliminierung erfolgt praktisch vollständig über die Lunge. Die ▶ **pulmonale Ausscheidung** und damit das Aufwachen aus der Narkose hängt von den gleichen Faktoren ab wie die Lachgasaufnahme. Die Lachgaselimination und damit die Narkoseausleitung erfolgt entsprechend der schlechten Löslichkeit schnell. Die im Gewebe gespeicherte Menge ist relativ gering, so daß der größte Teil des aufgenommenen Lachgases innerhalb weniger Minuten wieder ausgeatmet wird (Abb. 2). Die ▶ **Narkosedauer** hat nur geringen Einfluß auf die Elimination. Unter Normoventilation kommt es innerhalb von 5 Minuten zu einem Abfall der endtidalen Lachgaskonzentration auf unter 9%; eine ▶**Hypoventilation** verlängert die initiale Auswaschphase geringfügig.

Diffusionshypoxie

Diese initiale Lachgasabgabe nach Beendigung der Lachgasinhalation erfolgt aufgrund des hohen Partialdruckgradienten vom Blut in die Alveolen so rasch, daß die Lunge mit rückdiffundierendem Lachgas überflutet wird. Das ▶ **expandierende Lachgasvolumen** und damit auch das Expirationsvolumen ist größer als das Inspirationsvolumen. Daraus folgt eine verdünnungsbedingte Abnahme der alveolären Sauerstoffkonzentration, die erstmals 1955 von Fink als ▶ **Diffusionsanoxie** beschrieben und später als Diffusionshypoxie bezeichnet wurde. Sie kann zu einer bedrohlichen, klinisch relevanten Hypoxie führen, die bei vorbestehenden Störungen der Lungenfunktion oder einer postoperativen Hypoventilation besonders stark ausgeprägt sein kann. Durch großzügige Gabe von Sauerstoff in den ersten 5-10 Minuten nach Beendigung der Lachgaszufuhr ist die Diffusionshypoxie jedoch verläßlich zu verhindern. Die Lachgaselimination ist innerhalb dieser Zeit weitgehend abgeschlossen, der weitere Lachgasausstrom gering.

Anästhetische Eigenschaften und Einsatzbereiche

Lachgas ist ein Inhalationsanästhetikum mit schwacher hypnotischer und mäßiger analgetischer Potenz; eine muskelrelaxierende Wirkung fehlt. Die anästhetische Potenz eines Anästhetikums steht in direkter Relation zu seiner Fettlöslichkeit, d.h., je besser die Löslichkeit, desto geringer die für eine chirurgisch notwendige Narkosetiefe benötigte Anästhetikumkonzentration. Während die volatilen Anästhetika eine hohe Fettlöslichkeit und damit ▶ **anästhetische Potenz** besitzen, ist die anästhetische Potenz von Lachgas mit seiner geringen Fettlöslichkeit niedriger (Tabelle 4), was sich in der für ein vergleichbares Narkosestadium notwendigen hohen inspiratorischen Konzentration widerspiegelt. So liegt die extrapolierte minimale alveoläre Konzentration (▶ **MAC**) bei 104% (Tabelle 4), d.h. eine Narkose mit Lachgas ist theoretisch nur unter Überdruck und Verzicht auf Sauerstoff zu erzielen. Die inspiratorische Lachgaskonzentration sollte aus Sicherheitsgründen nicht über 70% liegen.

Mit Lachgas allein ist damit eine Narkoseeinleitung nicht möglich; auch kann ein adäquates Narkosestadium hiermit nicht erreicht werden. Bei der Durchführung

Tabelle 4

MAC-Werte einiger Inhalationsanästhetika und Reduzierung der minimalen alveolären Konzentration volatiler Anästhetika durch 70% Lachgas im Inspirationsgemisch

	MAC- Werte (in Vol%)	
	Bei 100% O_2	Mit 70% N_2O
Halothan	0,75	0,29
Isofluran	1,15	0,50
Enfluran	1,68	0,57
Desfluran	6	2,83
Sevofluran	2,05	6
Lachgas	104	-

aus: Der Anaesthesist 3/98, S. 250

▶ **Supplementierung anderer Anästhetika**

Lachgas wird zur Supplementierung und als Trägergas bei Allgemeinanästhesien eingesetzt.

▶ **Lachgas als Analgetikum**

Die Inhalation von Lachgas/Sauerstoffgemischen in Notfallmedizin, Zahnmedizin und Geburtshilfe ist in einigen Ländern eine auch heute noch erfolgreich praktizierte Analgesiemethode.

▶ **Partialdruckunterschiede**
Lachgas diffundiert in Hohlräume und führt dort zur Expansion bzw. Druckzunahme.

▶ **Lachgasdiffusion**
▶ **Stickstoff**

▶ **Volumenzunahme**
▶ **Ileus**

▶ **Pneumothorax**

▶ **Neurochirurgische Eingriffe**

▶ **Embolisierung**

▶ **Schädel-Hirn-Trauma**

▶ **Blockermanschette**

▶ **Langzeitanwendung**

einer Allgemeinanästhesie wird die analgetische Wirkung zur ▶ **Supplementierung** intravenöser oder volatiler Anästhetika jedoch ausgenutzt. In der Praxis wird dazu eine inspiratorische Lachgaskonzentration zwischen 50 und 70% gewählt. In dieser Konzentration führt Lachgas zur deutlichen Senkung der MAC volatiler Anästhetika (Tabelle 4). Das erlaubt eine Dosisreduktion und reduziert unerwünschte kardiozirkulatorische Nebenwirkungen dieser Inhalationsanästhetika. Da eine Lachgassupplementierung auch den Bedarf an intravenösen Anästhetika reduziert, wird für die Beatmung auch bei „intravenösen" Narkosen oft ein Lachgas/Sauerstoffgemisch gewählt.

Darüber hinaus wird Lachgas auch heute noch erfolgreich als ▶ **Analgetikum** eingesetzt. So ist es z.B. in Großbritannien als Entonox zur Selbstapplikation im prähospitalen Bereich der Notfallversorgung seit fast dreißig Jahren weit verbreitet und noch immer sehr beliebt. Auch die ursprüngliche Anwendung in Zahnmedizin und Geburtshilfe wird als effizientes, sicheres und einfaches Analgesieverfahren beschrieben und in Europa noch immer praktiziert.

Physikalische Effekte und Nebenwirkungen

Aus der geringen Löslichkeit von Lachgas im Blut und im Gewebe resultieren physikalische Effekte, die zu klinisch relevanten Nebenwirkungen führen können. Da Lachgas in hohen inspiratorischen Konzentrationen verabreicht wird, entstehen an allen Grenzflächen hohe ▶ **Partialdruckunterschiede**. Handelt es sich dabei um luftgefüllte Hohlräume, kommt es zu einer schnellen Lachgasdiffusion in diese Räume, bis die Partialdrücke inner- und außerhalb des Hohlraums equilibriert sind. Da Stickstoff mit einem Blut/Gas-Verteilungskoeffizienten von 0,015 etwa 35mal geringer löslich ist als Lachgas, erfolgt die ▶ **Lachgasdiffusion** in den Hohlraum hinein schneller, als der ▶ **Stickstoff** ausströmen kann. Es kommt zur Volumenzunahme des Hohlkörpers und/oder zu einer Erhöhung seines Innendruckes. Je nach Lokalisation und Ausprägung dieses Effektes, der von der Dauer und Konzentration der Lachgasapplikation und von den regionalen Durchblutungsverhältnissen abhängig ist, resultieren klinisch relevante Probleme. Die ▶ **Volumenzunahme** überblähter Darmschlingen beim ▶ **Ileus** kann das operative Vorgehen, vor allem den Bauchdeckenverschluß, erschweren. Gleiches trifft auf Neugeborene mit einer Gastroschisis, Omphalocele oder mit einem Enterothorax bei Zwerchfellhernie zu, bei denen der Verschluß der Bauchdecke schon ohne Lachgas problematisch ist.

Ein nicht drainierter ▶ **Pneumothorax** oder Lungenzysten können wegen der guten Durchblutung des umgebenen Gewebes schnell durch die Lachgasdiffusion vergrößert werden und zur Spannungssymptomatik führen. Am gefährlichsten ist die Expansion von (iatrogenen) Luftbläschen, die bei ▶ **neurochirurgischen Eingriffen** im Sitzen oder nach herzchirurgischen Eingriffen, vor allem bei kongenitalen Vitien, auch arteriell auftreten können. Die lachgasbedingte Volumenzunahme auch kleiner Bläschen erfolgt in Sekunden und erhöht die Gefährdung durch eine ▶ **Embolisierung** ins Gehirn. Im Unterschied zur pulmonalen Strombahn können hier auch initial kleinere Bläschen zu schwerwiegenden und irreversiblen Schädigungen führen. Liegen abgeschlossene intrakranielle Luftansammlungen vor, z.B. als Folge eines ▶ **Schädel-Hirn-Traumas**, kann die Beatmung mit Lachgas in extrem seltenen Fällen zu einem Spannungspneumozephalus führen. Im Mittelohr kann eine lachgasbedingte Volumenzunahme bei fehlendem Druckausgleich das operative Vorgehen bei einer Tympanoplastik erschweren.

Auch der Hohlraum der ▶ **Blockermanschette** des Endotracheltubus ist von der Lachgasdiffusion betroffen, was zu einer deutlichen Druckzunahme des Cuffs auf die Trachealschleimhaut mit Durchblutungsstörungen führen kann.

Toxische Nebenwirkungen

Erste Hinweise auf toxische Effekte des Lachgases wurden bei einer ▶ **Langzeitanwendung** zur Beatmung tracheotomierter Tetanuspatienten 1954 gefunden. Von den ersten vier Patienten starb ein 15jähriger Junge mit Granulozytopenie unter dem Bild einer Septikämie. Nach einem zweiten Todesfall mit Agranulozytose, hämorrhagischer Diathese und Septikämie ein Jahr später wurde der Zusammenhang mit

▶ **Synthesestörung der Desoxyribonukleinsäure**

**Toxische Nebenwirkungen treten bei Lang-
zeitexposition auf und betreffen in erster
Linie das Knochenmark.**

▶ **Megaloblasten**

▶ **Chronische Exposition**

**Auch subanästhetische Konzentrationen
Lachgas können bei chronischer Exposition
zu Schäden führen.**

**Die Relevanz der Nebenwirkungen des
Lachgases wird von mehreren Faktoren
bestimmt.**

**Lachgas kann dosisabhängig zur Kontrakti-
litätseinschränkung, baroreflexvermittelter
Tachykardie und Sympatikusstimulierung
führen.**

▶ **Negativ inotrope Wirkung**

▶ **Stimulierung des Sympatikus**

▶ **Ischämiegefährdete Risikopatienten**

**Lachgas hat keinen direkten negativen Ein-
fluß auf die Koronarperfusion.**

der Lachgasbeatmung erkannt und die Depression des Knochenmarkes auf die 4-6tägige Exposition zurückgeführt.

Als Ursache der typischen megaloblastischen Veränderungen mit Leuko- und Thrombozytopenie ist eine Synthesestörung der ▶ **Desoxyribonukleinsäure** aufgrund einer langen Lachgasexposition nachgewiesen worden. Durch Oxidation seines Kobaltatoms wird das Vitamin B12 inaktiviert, dessen Fehlen zu einer irreversiblen Störung der Methioninsynthetase und damit zu einem Mangel an Methionin und Tetrahydrofolsäure führt. Damit wird die Bildung von Desoxythymidin und Thymidin behindert, die zur Synthese der Desoxyribonukleinsäure benötigt werden. Das Knochenmark ist von diesen Störungen stärker betroffen, da der Stoffwechsel der Zellkerne hier besonders aktiv ist. Bereits nach einer mehrstündigen Lachgasnarkose sinkt die Methioninsyntheserate ab. Bei akuter Belastung mit hohen Lachgaskonzentrationen von über 12 Stunden nimmt auch die DNA-Synthese ab. Dies führt zu reversiblen Veränderungen der Knochenmarkzellen mit dem Auftreten von ▶ **Megaloblasten**. Wie die bisher vorliegenden Arbeiten zeigen, ist erst bei einer langen und hochdosierten Lachgasexposition mit dauerhaften Veränderungen zu rechnen. Bei normaler präoperativer Kobalamin- und Folsäurefunktion und einem normalerweise hohen Vitamin B_{12}-Vorrat gilt Lachgas jedoch als sicheres Anästhetikum, das auch bei längeren Narkosen (bis zu 10 h) ohne Komplikationen und ohne Auswirkungen auf den postoperativen Verlauf angewandt werden kann.

Bei ▶ **chronischer Exposition** und im Tierversuch sind toxische Effekte des Lachgases auch in subanästhetischen Konzentrationen nachgewiesen worden. So kann eine Lachgasexposition mit Konzentrationen von über 1000 ppm über mehrere Monate zu degenerativen Rückenmarkschäden führen. An schwangeren Ratten wurde unter diesen Bedingungen eine teratogene Wirkung und eine hohe Spontanabortrate gefunden. Bei chronischem Lachgasabusus sind diese Schäden nicht auszuschließen, am anästhesiologischen Arbeitsplatz im OP ist mit einer solchen Toxizität wegen einer deutlich niedrigeren Konzentration aber nicht zu rechnen (s. Arbeitsplatzbelastung).

Kardiovaskuläre Nebenwirkungen

Über die Wirkungen des Lachgas auf das Gefäßsystem und die Herzfunktion liegen viele, zum Teil widersprüchlich scheinende Befunde vor. Dies könnte darauf zurückzuführen sein, daß die Nebenwirkungen des Lachgases auf den Kreislauf von mehreren Faktoren beeinflußt werden, so von den zur Narkose eingesetzten Anästhetika, von der chirurgischen Stimulation oder von den Vorerkrankungen, insbesondere von einer Einschränkung der kardialen Leistungsfähigkeit oder einer arteriellen Hypertonie. Unumstritten führt Lachgas dosisabhängig zu einer Einschränkung der Myokardkontraktilität, zur Minderung einer baroreflexvermittelten Tachykardie und zu einer Stimulierung des Sympatikus.

Die ▶ **negativ-inotrope Wirkung** wird auf eine Hemmung der Zytochrom-C-Oxidase und des transsarkolemmalen Kalziumioneneinstroms zurückgeführt. Andererseits kann die Sympatikusstimulierung durch Lachgas mit indirekter positiv-inotroper Wirkung stärker als der negativ-inotrope Effekt sein und die klinische Wirkung dominieren.

Bei Inhalationsanästhesien führt eine lachgasbedingte ▶ **Stimulierung des Sympatikus** zu einer Abschwächung der kreislaufdepressiven Nebenwirkungen der verwendeten volatilen Anästhetika. Dieser positive Effekt des Lachgases wird durch die lachgasbedingte Reduzierung der MAC und die dadurch mögliche niedrigere Dosierung dieser Gase weiter verstärkt. Wird der Sympathikus dagegen gedämpft, überwiegt die negativ-inotrope Wirkung des Lachgases. Gerade bei intravenösen Narkosen mit Opiaten, die eine hohe sympathikolytische Potenz haben, kann dies klinisch relevant sein.

Ein direkter klinisch relevanter Lachgaseffekt auf die Koronardurchblutung ist bislang nicht nachgewiesen, so daß bei ▶ **Patienten mit koronarer Herzerkrankung**, bei Aufrechterhaltung stabiler Kreislaufverhältnisse, nicht per se mit Nachteilen gerechnet werden muß. So konnte mehrfach gezeigt werden, daß bei ischämiegefährdeten Risikopatienten eine Inhalationsanästhesie mit Isofluran und Lachgas nicht mit einer erhöhten Inzidenz einer myokardialen Ischämie oder gar eines Infarktes verbunden ist.

aus: Der Anaesthesist 3/98, S. 252

Klinisch von besonderer Bedeutung ist eine vom Lachgas hervorgerufene und in experimentellen und klinischen Untersuchungen belegte Dilatation der ▶ **Hirngefäße**, die zu einer Steigerung der Hirndurchblutung, des Hirnstoffwechsels und des ▶ **intrakraniellen Drucks** führen kann. Der für diese Reaktionen verantwortliche Wirkungsmechanismus des Lachgases ist noch immer ungeklärt, sowohl metabolische Veränderungen als auch eine direkte Lachgaswirkung auf die Gefäße werden als Ursache diskutiert.

Bei Patienten mit gestörter intrakranieller Compliance, z.B. nach Schädel-Hirn-Trauma, kann Lachgas zu einer Erhöhung des intrazerebralen Druckes führen. Dies ist besonders gefährlich, wenn parallel dazu auch eine systemische Kreislaufdepression auftritt und so den Abfall des zerebralen Perfusionsdruckes verstärkt. Deshalb sollte bei Patienten mit erhöhtem Hirndruck oder eingeschränkter Compliance auf Lachgas verzichtet werden.

Im ▶ **Lungenstromgebiet** führt das Lachgas zu einer α-adrenergen Stimulation mit Vasokonstriktion. Auch diese Nebenwirkung ist klinisch relevant, da bereits relativ kleine Veränderungen des pulmonalvaskulären Widerstandes eine deutliche Kompensationsreaktion des rechten Ventrikels erfordern. Vor allem bei vorbestehender Rechtsherzbelastung, z.B. als Folge eines pulmonalen Hochdrucks bei COPD, oder bei rechtsventrikulärer Funktionseinschränkung bei Stenose der rechten Kranzarterie kann die zusätzliche Widerstandserhöhung zu klinisch relevanten Problemen führen.

Postoperative Übelkeit und Erbrechen

Postoperative Übelkeit und Erbrechen (PONV) sind häufige Komplikationen der Allgemeinanästhesie, die vor allem im Bereich der ▶ **ambulanten Anästhesie** ein relevantes Problem darstellen. Die Ursachen dafür sind vielfältig, da viele Faktoren wie Alter, Geschlecht, Phase des Menstruationszyklus, Art der Operation, Typ und Dauer der Narkose, postoperative Schmerzen, Opiateinsatz, u.a. Einfluß auf das Auftreten postoperativer Übelkeit haben. Eine Vorhersage oder eine Risikoeinschätzung für das Auftreten der PONV ist daher schwierig. Die ursächliche Rolle des Lachgases an dieser postoperativen Komplikation wird heftig diskutiert. Als mögliche Mechanismen werden eine ▶ **zentrale Störung** im medullären dopaminergen System, eine Zunahme zerebrospinaler Opioidpeptide, Veränderungen des Druckes im Mittelohr und eine gastrointestinale Distension durch das Lachgas diskutiert. Eine Metaanalyse 27 verschiedener Studien zeigte 1996, daß Lachgas mit einer hohen Signifikanz die Inzidenz des postoperativen Erbrechens erhöht. Eine ähnliche Metaanalyse mit insgesamt 2478 Patienten kam im selben Jahr zu dem Ergebnis, daß der Verzicht auf Lachgas keinen Einfluß auf die postoperative Übelkeit hat, aber zu einer signifikanten Zunahme des Erbrechens führt.

Arbeitsplatzbelastungen

Undichtigkeiten in Beatmungsgeräten und Schläuchen, Diffusion durch Schläuche und die Exspiration durch den Patienten bei und nach Narkoseausleitung führen zur ▶ **Raumluftkontamination** mit Lachgas. Mit suffizienten Klimaanlagen und der Verwendung einer Narkosegasabsaugung kann die Arbeitsplatzbelastung jedoch minimiert werden. Vor allem die neueren ▶ **Narkosegasabsaugsysteme** nach der Norm EN 740 bieten gegenüber den alten Absaugschläuchen nach DIN eine höhere Effektivität, die unabhängig von der Höhe des Frischgasflusses erhalten bleibt. Der bislang bekannte Zusammenhang zwischen Frischgasfluß und Raumluftkontamination und die daraus resultierende Empfehlung, zur Reduzierung der Arbeitsplatzbelastung eine Low-flow-Anästhesie durchzuführen, verliert damit seine Bedeutung. Die ▶ **Arbeitsplatzbelastung** (in Deutschland auf maximal 100 ppm festgelegt) ist für das im OP arbeitende Personal unter normalen Umständen einer funktionierenden Klimaanlage und Absaugung vernachlässigbar gering, ein direkter Zusammenhang von Erkrankungen und kontinuierlicher Exposition konnte bei diesem Personenkreis bislang nicht nachgewiesen werden.

▶ **Hirngefäße**

▶ **Intrazerebraler Druck**

Lachgas führt zur Dilatation der Hirngefäße und Steigerung von Hirndurchblutung und intrazerebralem Druck.

▶ **Lungenstromgebiet**

Lachgas führt zur Vasokonstriktion der Lungenstrombahn.

▶ **Ambulante Anästhesie**

Postoperative Übelkeit ist eine häufige Komplikation der Narkose, für die verschiedene lachgasvermittelte Mechanismen diskutiert werden.

▶ **Zentrale Störung**

Das Risiko für das Auftreten postoperativer Übelkeit läßt sich nicht vorhersagen.

▶ **Raumluftkontamination**

▶ **Narkoseabsaugsystem**

▶ **Maximale Arbeitsplatzkonzentration**

Die Arbeitplatzbelastung mit Lachgas ist bei funktionierender Klimatechnik vernachlässigbar gering.

Alternativen zu Lachgas

Durch Zufuhr eines niedrigen Frischgasflusses (▶„Low-flow-Anästhesie") kann der Lachgasverbrauch gesenkt und auch die Raumluftkontamination reduziert werden. Der geringere Verbrauch der Anästhetika führt nicht nur zu einer deutlichen Kostensenkung, sondern auch zu einer geringeren Emission der Gase und ist damit umweltfreundlicher.

Als echte Alternative ist die totale intravenöse Anästhesie (▶ TIVA) zu nennen, die per Definition nur mit einem intravenösen Analgetikum und Propofol als Hypnotikum durchgeführt wird. Sie hat in den letzten Jahren eine weite Verbreitung erfahren und erfreut sich vor allem dort großer Beliebtheit, wo Lachgas unerwünscht oder kontraindiziert ist. Bei einer TIVA ist eine Arbeitsplatzbelastung ausgeschlossen. Die als Abbauprodukt des Propofol entstehenden Phenole werden jedoch als toxisch eingestuft, gelangen in das Abwasser und können auf diesem Weg zu einer noch nicht absehbaren Umweltbelastung führen.

Noch im Erprobungsstadium befindet sich der komplette Ersatz des Lachgases durch das Edelgas ▶ Xenon, das bereits 1951 erstmals zur Narkose bei einem Patienten eingesetzt wurde. Xenon wird jedoch nur vereinzelt für Narkosezwecke verwendet, da das geringe Vorkommen in der Luft von 0,086 ppm eine aufwendige Gewinnung erfordert und zu einem Preis führt, der 500mal höher als für Lachgas ist (1 Liter Xenon ca. DM 10,-, Lachgas 2 Pfennige). Um einen routinemäßigen Einsatz als Narkosegas auch wirtschaftlich zu gestalten, wird neben der Low-flow-Technik derzeit an der Rückgewinnung des Xenon aus der Exspirationsluft des Patienten gearbeitet.

Überlegungen zum Einsatz von Lachgas

Prinzipiell könnte mit den heute zur Verfügung stehenden Anästhetika eine Allgemeinanästhesie unter ▶ Verzicht auf Lachgas durchgeführt werden. Lachgas sollte daher nicht automatisch als Basisanästhetikum bei allen Narkosen Verwendung finden. Ähnlich wie bei jeder therapeutischen Überlegung und der Entscheidung für ein bestimmtes Medikament, müssen auch für die Auswahl des bestmöglichen Narkoseverfahrens die individuellen Besonderheiten und Bedürfnisse des Patienten berücksichtigt werden. Darüber hinaus spielt für diese Entscheidung der geplante chirurgische Eingriff eine wichtige Rolle. Diese Wahl wird dadurch erschwert, daß mit einem Verzicht auf Lachgas nicht nur die Vermeidung von lachgasbezogenen Nachteilen oder Nebenwirkungen verbunden ist. Er bedeutet auch, andere Nebenwirkungen in Kauf zu nehmen und auf lachgasbedingte Vorteile zu verzichten.

Lachgas bietet eine gute, vorhersehbare Dosis-Wirkungsbeziehung und ist durch sein schnelles An- und Abfluten relativ einfach zu steuern. Durch die kontinuierliche Bestimmung seiner Konzentration im Narkosegasgemisch ist die Applikation gut zu überwachen. Diese Sicherheit im Umgang mit Lachgas wird durch die reichen Erfahrungen seiner bisherigen Anwendung noch erhöht. Lachgas ist billig und überall verfügbar. Da Lachgas als eines der wenigen Anästhetika nicht metabolisiert wird, bleibt die Lachgaskinetik und die Steuerbarkeit bei Patienten mit ▶ Leber- oder Niereninsuffizienz unbeeinflußt. Dies ist ein wesentlicher Vorteil gegenüber intravenösen Anästhetika. Wesentlicher Nachteil eines Verzichtes auf Lachgas ist die Notwendigkeit einer deutlichen Dosissteigerung volatiler und intravenöser Anästhetika. Die Nebenwirkungen dieser Anästhetika werden dadurch verstärkt, vor allem die negativen Effekte auf die Herz- und Kreislauffunktion. Zudem steht dem Vorteil der Reduktion der Lachgasemission eine erhöhte Umweltbelastung durch volatile Gase gegenüber.

In jedem Einzelfall ist die Summe der Vorteile einer Lachgasanästhesie gegen die möglichen Nachteile seiner Anwendung abzuwiegen. Für diese Entscheidung gibt es bislang jedoch keine allgemeingültige Lösung. Aus den bisherigen Ausführungen und den heute gesicherten Kenntnissen über die Vor- und Nachteile von Lachgas lassen sich aber die folgenden ▶ Empfehlungen für seine Anwendung zusammenfassen:

aus: Der Anaesthesist 3/98, S. 254

Der Verzicht auf Lachgas kann Vorteile bringen bei
- Operationen im Mittelohr (Tympanoplastik),
- bei Operationen mit High-frequency-Beatmung vor allem im Kopfbereich (Arbeitsplatzbelastung),
- in der Neurochirurgie wegen der Gefahr eines Pneumocephalus,
- bei langdauernden Laparotomien wegen der Lachgasanreicherung im Darm und
- zur Vermeidung postoperativer Übelkeit bei anamnestisch bekannter PONV.

▶ **Kontraindikationen** für eine Lachgasanästhesie sind eine reduzierte intrakranielle Compliance, ein akutes Schädel-Hirn-Trauma, manifeste Herzinsuffizienz, pulmonale Hypertonie, die Frühphase nach Ende der extrakorporalen Zirkulation, eine lange OP-Zeit bei einer Laparotomie des alten Patienten, das Vorliegen eines Ileus oder eines Pneumothorax.

Fragen zur Selbstkontrolle

Technisches und medizinisches Lachgas unterscheiden sich vor allem durch den Reinheitsgrad sowie durch die Sicherheitsanforderungen bei Herstellung und Vertrieb. *Medizinisches Lachgas* unterliegt dem Arzneimittelgesetz. Bei Anwendung von *technischem Lachgas* hingegen ist eine Komplikationsgefahr durch Verunreinigungen kaum kalkulierbar. Als mögliche Verunreinigungen können bei der Herstellung NO und NO_2 gebildet werden, daraus kann in den Alveolen Salpetersäure bzw. salpetrige Säure entstehen.

Die anästhetische Potenz von Lachgas ist gering, der extrapolierte MAC-Wert wird mit 104 Vol.-% angegeben, d.h., eine Narkose mit Lachgas wäre theoretisch nur bei Überdruck und unter Verzicht auf Sauerstoff zu erreichen. Eine Narkoseeinleitung mit Lachgas/Sauerstoff ist daher nicht möglich.

Zu den Kontraindikationen für den Einsatz von Lachgas gehören:
– Akutes Schädel-Hirn-Trauma
– Reduzierte intrakranielle Compliance
– Frühphase nach extrakorporaler Zirkulation
– Pneumothorax

Bei Beginn einer Inhalationsanästhesie mit einer hohen Lachgaskonzentration kann folgendes Phänomen beobachtet werden: Lachgas wird rasch aus der Lunge ins Blut abgegeben, so daß die intrapulmonal verbleibenden Gase in einem kleineren Volumen konzentriert werden. Wird dem Inspirationsgemisch ein volatiles Anästhetikum zugesetzt, so führt die alveoläre Volumenreduktion auch hier zu einer Konzentrierung, so daß die alveoläre Konzentration des volatilen Inhalationsanästhetikums schneller ansteigt als ohne Lachgas. Dieser „Second-gas-effect" kann entsprechend zu einer Beschleunigung der Narkoseeinleitung beitragen.

Literatur

Larsen R (1995) **Anästhesie, 5. Aufl.** Urban und Schwarzenberg, München Wien Baltimore
Dudziak R (1900) **Lehrbuch der Anästhesiologie.** Schattauer, Stuttgart New York
Brandt LL (1997) **Illustrierte Geschichte der Anästhesie.** Wissenschaftliche Verlagsgesellschaft, Stuttgart
Baum J (1997) **Niedrigflußnarkosen mit Xenon.** Anästhesiol Intensivmed Notfallmed Schmerzther 32:51-54

Einen guten Überblick auch über hier nicht angesprochene Fragen und Probleme zum Lachgas geben mehrere in jeweils einem Heft thematisch zusammengefaßte Artikel in:
Anesth Analg (1990) 71:575ff
Acta Anaesthesiol Scand (1994) 38:749ff

A. Walther · H.J. Bardenheuer · Klinik für Anaesthesiologie der Universität Heidelberg

Intraoperative Gabe von Kalzium

Physiologie – Pathophysiologie – Klinische Indikation

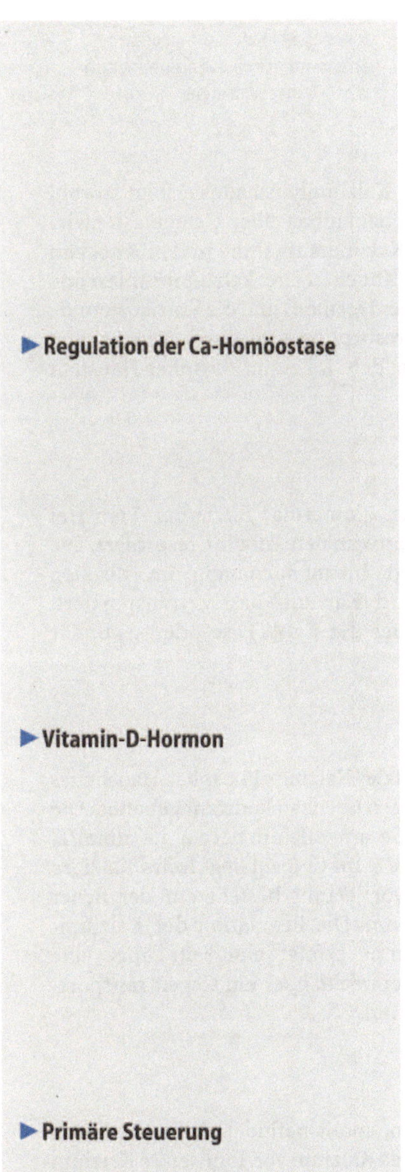

Physiologie und Pathophysiologie

Grundlagen des Kalziumhaushaltes

Das zweiwertige Erdalkalimetall Kalzium (Ca) ist mengenmäßig mit 28 mol pro 70 kg Körpergewicht das dominierende Kation des menschlichen Körpers und stellt dabei den wichtigsten Baustein von Zähnen und Knochen dar. Die empfohlene Kalziumzufuhr beträgt 0,8 g/Tag. Von der täglich oral zugeführten Menge werden 25–40% im Ileum resorbiert. Der Grad der Resorption ist um so höher, je niedriger die Kalziumzufuhr ist. Die Ausscheidung erfolgt zu ca. 85% über den Darm und zu etwa 15% über die Nieren. Die ▶ **Homöostase des Kalziumhaushaltes** unterliegt in erster Linie der Regulation von Calcitonin, Parathormon (PTH) und $1,25(OH)_2$- Cholecalciferol, der aktiven Form des Vitamin D.

Physiologische Regulationsvorgänge bei Hypokalzämie

In der Regulation des Kalzium/Phosphat-Haushaltes führt ein Abfall des ionisierten Kalziums zur PTH-Sekretion und darüber zur Osteoklastenaktivierung. Gleichzeitig steigert PTH die Kalziumresorption im distalen Tubulus der Niere, senkt die Schwelle für die Phosphatausscheidung im proximalen Tubulus und führt durch Hemmung der Carboanhydrase im proximalen Tubulus zu einer Steigerung der Bikarbonatausscheidung, um das Entstehen einer metabolischen Alkalose durch freigesetztes, stark basisches Kalziumphosphat zu verhindern. Durch Stimulation der 1α-Hydroxylase aktiviert PTH das ▶ **Vitamin-D-Hormon** mit dem Effekt der
- gesteigerten Resorption von Phosphat und Kalzium in der Niere und
- der Bildung von Kalzium-bindenden Effektorproteinen im Darm mit dem Ziel der gesteigerten enteralen Resorption von Kalzium (Haupteffekt).

Die Resorption von Kalzium im Ileum erfolgt bei niedriger Konzentration durch aktiven Transport und bei hoher Konzentration auch durch passiven Transport durch den Enterozyten. Die Aufnahme ins Blut geschieht mit Hilfe einer Ca-ATPase-aktivierbaren Pumpe an der Basalmembran des Enterozyten.

Im Sinne eines Rückkoppelungsmechanismus verlangsamt Calcitonin gastrin-, pankreozymin- und cholezystokinin-getriggert die Magenentleerung und die exokrine Pankreassekretion. Dies bewirkt eine langsamere Kalziumaufnahme über die Enterozyten und verhindert damit den Verlust der kalziumkonservierenden Wirkung von PTH an der Niere. Die Wirkungen von Parathormon, Calcitonin und Vitamin-D sind in Tabelle 1 zusammengefaßt.

Dr. A. Walther · Klinik für Anaesthesiologie der Universität Heidelberg, Im Neuenheimer Feld 110, D-69120 Heidelberg

Übersicht zur primären Steuerung des Kalzium-Phosphat-Haushaltes

	Parathormon (PTH)	Calcitonin	1,25 (OH)$_2$ Cholecalciferol
Biosynthese	Nebenschilddrüse	C-Zellen der Schilddrüse	Hydoxylierung in Leber und Niere
Trigger	Erniedrigtes Serumkalzium	Erhöhtes Serumkalzium	Parathormon
Hormonale Wirkungen			
Renal	1. Steigerung der Kalziumresorption 2. Erhöhung der Phosphatausscheidung 3. Stimulierung der 1α-Hydroxylase 4. Hemmung der Carboanhydrase	Steigerung der Kalzium- und Phosphatausscheidung	Steigerung der Kalzium- und Phosphatabsorption
Ossär	Osteoklastenaktivierung	Hemmung der Osteoklasten	Osteoklastenaktivierung
Enteral	Kalziumresorption bei gleichzeitiger Anwesenheit von Vitamin D	Verlangsamung der Magenentleerung und der Pankreassekretion	1. Verstärkte Kalziumresorption 2. Biosynthese eines kalzium-spezifischen Transportproteins

▶ Sekundäre Steuerung

Die ▶ **sekundäre Steuerung** der Regulation des Kalziumhaushaltes erfolgt sowohl durch das somatotrope Hormon, das den Knochenaufbau über Osteoblastenwirkung fördert, als auch durch Thyroxin, das die Kalziumaufnahme in den Knochen steigert. Östrogene und Androgene besitzen am Knochen eine kalziumretinierende Wirkung, wohingegen ACTH (AdrenoCorticoTropes Hormon) und die Kortikosteroide durch Verminderung der intestinalen Kalziumresorption und durch Verstärkung der renalen Kalziumausscheidung regulativ in den Kalzium/Phosphat-Haushalt eingreifen.

Transportvorgänge an der Niere

Nur das in freier Form vorliegende Kalzium ist glomerulär filtrierbar. Vom frei filtrierten Kalzium werden in der Niere 2/3 im proximalen Tubulus resorbiert. Die Feineinstellung der Kalziumresorption erfolgt hormonabhängig im distalen Tubulus. Auf der luminalen Zellmembran wird Kalzium passiv transportiert, basolateral (zum Interstitium) primär aktiv über die Ca-ATPase oder sekundär aktiv durch die Na-Ca-Austauschpumpe.

Physiologische Konzentrationen

Über die genannten Mechanismen zur Regulation des Kalzium/Phosphat-Haushaltes wird die Serumkonzentration von Kalzium in engen Grenzen konstant gehalten. Die Serum-Normwerte für Erwachsene liegen beim Gesamtkalzium bei 2,4-2,8 mmol/L, die des ▶ **ionisierten Kalzium** bei 1,12-1,32 mmol/L. Im Cytosol liegt freies Kalzium in einer Konzentration von 1 x 10^{-7} mol/L vor. Damit besteht ein deutlicher Konzentrationsgradient zum intrazellulären Raum. Die Regulation der Kalziumkonzentration des Intra- und Extrazellulärraums erfolgt einerseits über eine Kalzium-Calmodulin-aktivierte Ca-ATPase, andererseits über ein Gegentransportsystem in Koppelung an den Natriumioneneinstrom.

Kalziumfraktionen im Blut

Erythrozyten enthalten nur sehr wenig Kalzium, somit befindet sich nahezu das gesamte Kalzium im Plasma. 46,9% liegen als freies Kalzium vor. Ionisiertes Kalzium ist die physiologisch aktive Form, wobei keine lineare Korrelation zwischen dem ionisierten Kalzium und dem Gesamtkalzium besteht. Freies Kalzium ist diffusibel und kann somit in den interstitiellen Raum übertreten. Die übrigen 53,1% des

▶ Ionisiertes Kalzium

Ionisiertes Kalzium ist biologisch aktiv.

GesamtKalziums liegen in gebundener Form vor. Davon sind 74% (= 39,5% des Gesamtkalziums) nicht diffusibel an Protein gebunden, wobei der Bindung an Albumin die dominierende Rolle zukommt. Die verbleibenden 26% des gebundenen Kalziums (= 13,6% des Gesamtkalziums) sind Citrat- oder Phosphatkomplex-gebundenes Kalzium. Auch Citrat- oder Phosphatkomplex-gebundenes Kalzium vermag in den interstitiellen Raum zu diffundieren.

Bestimmungsmethoden

Da das ionisierte Kalzium den physiologisch aktiven Teil darstellt, hat dieser Wert die größte klinische Relevanz. Die alleinige Bestimmung des Gesamtkalziums besitzt klinisch keine Aussagekraft. Eine Bestimmung des Gesamtkalziums ist nur dann näherungsweise verwertbar, wenn gleichzeitig keine relevanten Dysprotein-ämien (Albumin!) und pH-Verschiebungen vorliegen. Bei ▶ **chronisch-aktiven Entzündungen**, chronischen Nierenerkrankungen mit Proteinverlust, Intensiv-patienten, postoperativen Patienten und bei Schwangeren ist das Gesamtkalzium verändert, während das ionisierte Kalzium normal sein kann. Ionisiertes Kalzium wird mit Hilfe von Kalziumionen-selektiven Elektroden bestimmt. Die Gesamt-kalziumbestimmung kann photometrisch, mittels Flammenphotometrie und Atomabsorptionsspektroskopie (= Referenzmethode) durchgeführt werden.

Funktionen des Kalziums

Die physiologischen Funktionen von Kalzium sind in Tabelle 2 zusammengefaßt.

Knochenmineralisierung

Kalzium besitzt eine Schlüsselfunktion in der Knochenmineralisierung. Da sich 99% des Körperkalziums im Knochen befinden, hat der Knochen neben seiner Stützfunktion gleichzeitig auch eine Funktion als ▶ **Speicherorgan für Kalzium**.

Blutgerinnung

Kalzium ist für den physiologischen Ablauf der plasmatischen und der zellulären Blutgerinnung erforderlich. Im Rahmen der plasmatischen Gerinnung besetzt Kalzium eine wichtige Rolle und ist beispielsweise an der Umwandlung von Prothrombin in Thrombin beteiligt. Darüber hinaus kommt es bei der zellulären Blutstillung durch die Wirkung von ADP und Kalzium aus den Thrombozyten zu einer reversiblen Thrombozyten-Aggregation.

Membranphysiologie

Im Hinblick auf das Membranpotential bewirkt Kalzium eine Stabilisierung des Schwellenpotentials an Zellmembranen. Die Abnahme der extrazellulären Kalziumionenkonzentration führt zur Erhöhung der Natriumpermeabilität, so daß das Schwellenpotential erniedrigt wird und eine Steigerung der Erregbarkeit eintritt. Dies stellt das pathophysiologische Korrelat für das Auftreten von unkontrollierbaren Krämpfen und Muskelerregungen bei Hypokalzämien dar.

In der Membran des Axons einer Nervenfaser ist die Kalziumleitfähigkeit im Vergleich zur Natriumleitfähigkeit vernachlässigbar klein. In den Endigungen von Axonen, beim Herzmuskel und in der glatten Muskulatur ist die Kalziumleitfähig-keit jedoch ähnlich groß oder sogar größer als die Natriumleitfähigkeit. Eine herausragende Bedeutung besitzen Kalziumionen beim Erregungsablauf des ▶ **Aktionspotentials (AP)** einer Herzmuskelzelle. Die für den Herzmuskel charakteristische lange Plateauphase und die verspätet einsetzende Repolarisation werden durch eine verzögert einsetzende und langsam abklingende Erhöhung der Kalziumleitfähigkeit erzielt (Abb. 1). Bei Hypokalzämie wird die Repolarisation ver-zögert und die AP-Dauer verlängert, da der Kalziumkanal auch für Natriumionen permeabel ist und die Kalziumleitfähigkeit bei Hypokalzämie vermindert ist.

Steuerung von Zellfunktionen

Die durch Aktionspotentiale ausgelösten Kalziumeinwärtsströme sind oft mit intrazellulären Steuerungsfunktionen gekoppelt, worüber die Information von der Zellmembran auf intrazelluläre Rezeptormoleküle übertragen wird. Die Aktivierung der Zelle erfolgt dabei entweder durch Membrandepolarisation oder Rezeptor-abhängig durch die Wechselwirkung mit Hormonen. Durch die Aktivierung ins Cytosol aufgenommenes Kalzium wirkt nicht direkt an Enzymen, sondern über Rezeptorproteine wie ▶ **Troponin** und ▶ **Calmodulin**.

Häufigkeit pathologischer Kalziumwerte

Bei intensivpflichtigen Patienten findet sich eine Abnahme des ionisierten Kalzium bei bis zu 50% der Patienten, wobei das Gesamtkalzium sogar bei 70-90% der Patienten vermindert ist [8].

Klinik der Hypokalzämie

Milde hypokalzämische Veränderungen der ionisierten Kalziumionenkonzentration bis 0,75 mmol/L sind gewöhnlich asymptomatisch. Bei latenter Hypokalzämie kann durch mehrminütige Hyperventilation ein ▶ **tetanischer Anfall** ausgelöst werden. Akute symptomatische Hypokalzämien zeichnen sich durch gesteigerte neuro-muskuläre Erregbarkeit der quergestreiften und seltener auch der glatten Muskulatur aus. Eine durch akute Hypokalzämie bedingte ▶ **kardiovaskuläre Insuffizienz** kann

▶ Troponin
▶ Calmodulin

▶ Tetanischer Anfall

▶ Kardiovaskuläre Insuffizienz

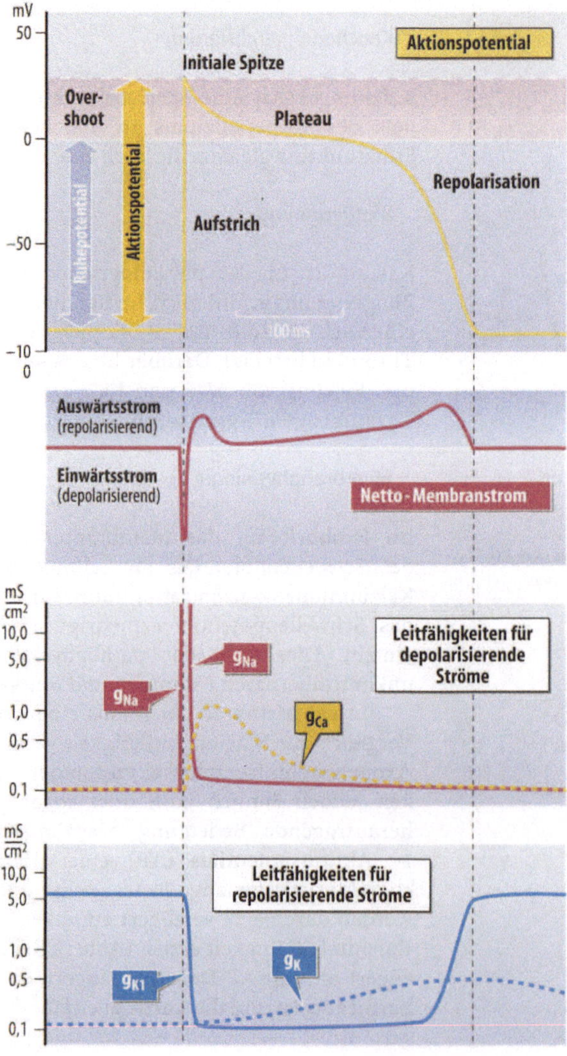

Abb.1 ◀
Allgemeine Form des Aktionspotentials einer Herzmuskelzelle. Mitte: Verlauf und Richtung des Netto-Ionenstroms durch die Membran = Auswärtsstrom minus Einwärtsstrom. Die Größe eines Ionenstroms hängt ab von der Leitfähigkeit (g) und vom Abstand des Membranpotentials (E_m) vom betreffenden Gleichgewichtspotential (z. B. $i_{Na} = g_{Na}(E_m - E_{Na})$. Darunter: Zeitlicher Verlauf der Leitfähigkeiten für depolarisierende bzw. repolarisierende Ionenströme während des Aktionspotentials als Ausdruck des Verhaltens der beteiligten spannungsgesteuerten Ionenkanäle (aus: Schmidt, Thews, 26. Auflage; Springer Verlag)

aus: Der Anaesthesist 4/98, S. 342

> Tabelle 2
> **Physiologische Funktionen des Kalziums**
>
> 1. Knochenmineralisierung
> 2. Blutgerinnung
> 3. Membranphysiologie
>   • Schwellenpotential
>   • Aktionspotential
> 4. Steuerung von Zellfunktionen

auch ohne ▶ **neuromuskuläre Symptome** auftreten (Tabelle 3). Bei chronischer Hypokalzämie lassen sich im anfallsfreien Intervall ▶ **Chvostek-** und ▶ **Trousseau-Zeichen** auslösen. Die chronische Hypokalzämie führt zu symmetrischen Verkalkungen der Basalganglien, Kataraktbildung und selten zu einem Papillenödem. Psychische Symptome wie Verwirrtheit, Angst, Depression oder Psychosen können ebenso auftreten.

Tabelle 5 faßt die Ursachen der Hypokalzämie zusammen, die sich aus einer Störung des Regelkreises des Kalzium-Phosphathaushaltes ergeben. Dem „hungry bone"-Phänomen liegt pathophysiologisch ein chronischer Hyperparathyreoidismus zugrunde, bei dem es postoperativ durch schnelle Kalziumeinlagerung in die Knochen zum Kalziumabfall kommt.

Klinische Effekte

Interaktion von Kalzium mit Inhalationsanästhetika

Tabelle 4 zeigt eine Übersicht der für die Interaktion von Kalzium mit Inhalationsanästhetika pathophysiologisch entscheidenden Mechanismen. Der Kalziumeinwärtsstrom über den Kalziumkanal wird von Halothan, Enfluran und Isofluran in gleicher Höhe reduziert .

Klinisch relevante Dosierungen von ▶ **Halothan** (1,2 Vol%) und ▶ **Enfluran** (1,6 Vol%) führen durch die längere Öffnungszeit der Kalziumkanäle des sarkoplasmatischen Retikulums (SR) zu einem verlängertem Kalziumauswärtsstrom. Die Aktivierung des Kalziumauswärtskanals des SR bewirkt nach einer kurzzeitigen Erhöhung der zytoplasmatischen Kalziumkonzentration eine Mobilisation von Kalzium nach extrazellulär und führt somit zu einer Verminderung des intrazellulär verfügbaren Kalziums.

▶ **Isofluran** zeigt diese Effekte nicht, was die geringere Myokarddepression von Isofluran gegenüber Halothan und Enfluran erklärt.

Wie elektrophysiologische Untersuchungen gezeigt haben, ist die intrazelluläre Kalziumfreisetzung hinsichtlich der Isofluran- und Halothan-bedingten negativ inotropen Effekte von untergeordneter Bedeutung. Im Falle von Halothan stellt der verminderte Kalzium-uptake den Hauptmechanismus für die negative Inotropie dar [7].

Elektrophysiologischen Untersuchungen zufolge reduziert ▶ **Sevofluran** den Overshoot und die Plateauphase des Aktionspotentials. Das Ruhemembranpotential wird durch Sevofluran nicht verändert. Pathophysiologisch ist die Abnahme des transmembranösen Kalziumeinstroms die Hauptursache der Sevofluran-abhängigen negativen Inotropie.

Interaktion von Calcium mit intravenösen Anästhetika

▶ **Thiopental** (10, 30 und 100 mM) führt durch Abnahme der intrazellulären Kalziumverfügbarkeit zur Verminderung der Kontraktilität und verlängert die AP-Dauer.

▶ **Propofol** reduziert konzentrationsabhängig die Kontraktilität, ohne die myokardiale Kalziumsensitivität zu beeinflussen. Pathophysiologisch sind die Reduktion des transsarkolemmalen Kalziumeinstroms sowie eine verminderte Kalziumaufnahme ins SR ursächlich. Einer veränderten Freisetzung aus dem SR kommt keine Bedeutung zu. Propofol vermindert in klinischen Konzentrationen die Kontraktilität in geringerem Maße als Thiopental. Das Solvent, Intralipid, hat alleine keinen Effekt [5].

<table>
<tr><td>

Tabelle 3

Klinische Symptome einer akuten Hypokalzämie

Neuromuskulär:	Kardiovaskulär:
• Tetanie	• Hypotension
• Parästhesien	• Verminderte Kontraktilität
• Laryngospasmus	• Bradykarde Rythmusstörungen
• Krampfanfälle	• ST- und QT-Strecken-Verlängerung im
• Muskelschwäche	EKG

</td><td>

Tabelle 4

Einfluß der Inhalationsanästhetika auf Kalzium-abhängige Effekte

1. Verminderung des intrazellulären Kalziumeinstroms
2. Reduktion der intrazellulären Inositoltriphosphat-Verfügbarkeit
3. Verminderte Freisetzung von Kalzium aus dem sarkoplasmatischen Retikulum
4. Verminderte Wiederaufnahme von Kalzium ins sarkoplasmatische Retikulum

</td></tr>
</table>

Die Propofol-bedingten Effekte sind so gering, daß die in vivo beobachteten kardiovaskulären Veränderungen nicht auf eine Myokarddepression zurückgeführt werden können. Pathophysiologisch sind die im Vergleich zu Thiopental deutlich stärker ausgeprägten vasodilatatorischen Effekte auf das arterielle und venöse Gefäßsystem für die klinisch relevante Hypotension nach Propofolgabe verantwortlich. Dabei interagiert Propofol sowohl mit der Stickstoffmonoxid-(NO)-Produktion in Endothelzellen und der NO-Freisetzung aus Endothelzellen, als auch mit spannungsabhängigen Kalziumkanälen der glatten Gefäßmuskulatur [6].

Interaktion von Kalzium mit Komplexbildnern

Citrat-bedingte Inaktivierung von Ca^{++} durch Komplexbildung.

Ein krisenhafter Abfall des ionisierten Kalziums kann nach der Transfusion größerer Mengen an Zitratblut auftreten. Hierbei kommt es zur Komplexbildung zwischen freiem Kalzium und Zitrat. Zitrat wird enzymatisch vorwiegend über die Leber verstoffwechselt. Deswegen führen geringe Mengen an Zitratblut bei normothermen Patienten mit normaler Leberfunktion nur zu einer milden, transitorischen Abnahme des ionisierten Kalziums. Bei Transfusion von 150 ml Zitratblut/min über fünf Minuten kommt es zum Abfall des ionisierten Kalzium um 41%. Nach Transfusionsende erreichen die Werte des ionisierten Kalziums innerhalb von 15 Minuten wieder das Ausgangsniveau.

► **Terminales Leberversagen**

Hypothermie, Leberfunktionsstörungen, Lebertransplantation und Hyperventilation erhöhen das Risiko einer Zitratintoxikation. So zeigen Patienten mit ► **terminalem Leberversagen** eine geringere Kompensationsbreite gegenüber der Belastung mit Zitratblut. Neben dem ionisierten Kalzium fallen auch der Cardiac-Index, der Stroke-Index und LV-Stroke-Work-Index deutlich ab.

Eine neuromuskuläre Dysfunktion ist durch eine Vielzahl von Medikamenten auslösbar, wobei Antibiotika zahlenmäßig die größte Bedeutung haben. Präsynaptisch reduzieren Antibiotika die Acetylcholin(ACh)-Freisetzung und die postsynaptische Sensitivität der Rezeptoren. Der Erfolg der Antagonisierung einer Antibiotikabedingten medikamentösen Dysfunktion mit Kalziumionen ist nicht sicher vorhersagbar, da beispielsweise Tetracycline als Chelatbildner Kalziumionen binden. Auch werden die antibakteriellen Effekte der Antibiotika durch Kalziumgabe möglicherweise antagonisiert.

► **Magnesium**

► **Magnesium** verstärkt dosisabhängig die neuromuskuläre Blockade von d-Tubocurarin, Succinylcholin und Aminoglykosiden über eine Reduktion
- der präsynaptischen ACh-Freisetzung,
- der postsynaptischen Rezeptoraktivität sowie
- durch Hemmung der Plasmacholinesterase.

Aufgrund seiner postsynaptischen membranstabilisierenden Effekte antagonisiert Kalzium die Magnesium induzierte Blockade lediglich partiell. Verstärkungen der neuromuskulären Blockade werden auch durch Applikation von ► **Kalzium-Antagonisten** erzielt. Dabei hemmen Kalziumantagonisten die Muskelkontraktion
- durch Reduktion des transmembranösen Kalziumeinstroms,
- Verminderung der postsynaptischen Acetylcholinrezeptor-Sensitivität und
- durch verringerte Kalziummobilisation aus dem SR.

► **Kalziumantagonisten**

Kalziumgabe kann die neuromuskuläre Blockade antagonisieren, zeigt jedoch nur einen vorübergehenden Effekt.

aus: Der Anaesthesist 4/98, S. 344

Tabelle 5
Ursachen der Hypokalzämie

Störungen im: Vitamin D-Haushalt	Parathormon-Haushalt	Elektrolyt-Störungen	Bindung von freiem Kalzium
• VitaminD-Mangel • Malabsorptions-Syndrom • Chronische Niereninsuffizienz • Leberfunktionsstörung	• Hypoparathyreoidismus • Pseudohypoparathyreoidismus • „Hungry bone"-Phänomen	• Hypomagnesiämie [PTH-Freisetzung $\Downarrow$] • Hyperphosphatämie [Chemotherapie bei Lymphomen/ Leukämie]	• Citrat [Transfusionen] • Metabolische/respiratorische Alkalose • Akute Pankreatitis [Kalkseifen]

Intraoperative Substitution

Hämodynamische Effekte der Kalziumgabe

Kalzium wirkt nur dann positiv inotrop, wenn der ionisierte Kalziumanteil im Blut erniedrigt ist. Ist das ionisierte Kalzium normal, bewirken Kalziumsalze zwar ebenfalls eine Steigerung des arteriellen Blutdrucks, die ist jedoch durch die Steigerung des peripheren Gefäßwiderstandes bedingt, nicht durch einen Anstieg des Schlagvolumens. Die Indikation zur Kalziumgabe bei Herzinsuffizienz ist somit nur dann sinnvoll, wenn der ionisierte Kalziumanteil erniedrigt ist.

Indikationen zur Kalziumgabe

▶ **Kalziumantagonisten**

Die absoluten und relativen Indikationen zur Gabe von Kalzium sind in Tabelle 6 zusammengefaßt. Nach Intoxikation mit ▶ **Kalziumantagonisten** kann Kalzium zusammen mit Sympathomimetika die LVdp/dt$_{max}$, den Cardiac Output (CO) und den mittleren arteriellen Druck verbessern, hat aber keinen Einfluß auf die durch Kalziumantagonisten ausgelösten bradykarden Rhythmusstörungen. Eine weitere Indikation zur Kalziumgabe leitet sich aus dem membranstabilisierenden Effekt von Kalzium bei der ▶ **Hyperkaliämie** ab, wobei sich die Indikation zur Gabe von Kalzium aus der Dringlichkeit der klinischen Situation ableitet. Nach der Gabe von Kalzium ist mit einem schnelleren Wirkungseffekt als z.B. nach Glukose-Insulin-Infusion zu rechnen. Die Wirkung tritt innerhalb von Minuten ein, die Wirkungsdauer beträgt 10 Minuten bis eine Stunde. Die Kalziumgabe führt allerdings nicht zu einer Verminderung des extrazellulären Kaliums, sondern lediglich zu einer Membranstabilisierung. Somit kann die Kalziumgabe nie die alleinige Maßnahme darstellen, da nach Abklingen der Kalziumwirkung wieder mit den Symptomen der Hyperkaliämie gerechnet werden muß. Vorsicht ist auch bei der Gabe von Bikarbonat geboten, in deren Folge Kalium von extrazellulär nach intrazellulär gelangt. Durch die Alkalisierung wird der Anteil des ionisierten Kalziums vermindert, so daß die Membraneffekte von Kalium wieder verstärkt bzw. demaskiert werden.

Hyperkaliämie

Kalzium-Grenzwert im Plasma: 0,4 mmol/L

Unterschreitet die Konzentration an ionisiertem Kalzium die untere kritische Grenze von 0,4 mmol/L, muß mit schwerer hämodynamischer Instabilität gerechnet werden. Die hämodynamischen Meßgrößen CO, MAP und SVR können dann durch alleinige Kalziumgabe nicht mehr stabilisiert werden [3].

▶ **Ischämie/Reperfusion**

Gerade auch im Hinblick auf eine mögliche Kalziumüberladung der Zelle während ▶ **Ischämie/Reperfusion** und Sepsis ist die Indikation zur intraoperativen Gabe von Kalzium zurückhaltend zu stellen. Während Ischämie/Reperfusion und Sepsis kommt es zum intrazellulären ATP-Verlust, so daß der Ionengradient zwischen dem extra- und intrazellulären Kalzium nicht aufrechterhalten werden kann. Dies führt zu erhöhten intrazellulären Konzentrationen von freiem Kalzium, die dann zum Zellschaden führen können. Vor dem Hintergrund des Reperfusionsschadens gibt es keine Indikation für die Gabe von Kalzium vor oder in der frühen Reperfusionsphase nach Ischämie.

Tabelle 6
Indikationen zur Gabe von Kalzium

Absolute Indikationen	Relative Indikationen
Unabhängig vom aktuellen ionisierten Kalzium:	Bei ausgeglichenem Säure-Basen-Status:
• Intoxikation mit Kalziumantagonisten • Akute Hyperkaliämie • Citratintoxikation	• Klinisch asymptomatische, nachgewiesene Verminderung des ionisierten Kalziums
Bei nachgewiesener Verminderung des ionisierten Kalziums:	
• Klinisch symptomatische hämodynamische Instabilität	

▶ **Koronarspasmen**

Cave: Kalzium verstärkt die Wirkung von Digitalis!

Nebenwirkungen nach Kalziumapplikation

Nach Kalziumgabe muß mit Venenreizung, Übelkeit, Erbrechen, bradykarden Rhythmusstörungen und Überleitungsstörungen im Sinne von höhergradigen AV-Blockierungen gerechnet werden. Auch ▶ **Koronarspasmen** sind möglich. Die bei Koronarspasmen auftretende starke Kontraktion der glatten Gefäßmuskelzelle wird durch steigende intrazelluläre Kalziumionenkonzentration getriggert. Eine erhöhtes Risiko für Koronarspasmen findet sich bei Patienten mit arteriellem Hypertonus oder koronarer Herzkrankheit. Bei systemischer Hypertension liegen bereits bis zu 10fach erhöhte Kalziumionenkonzentrationen im Myozyten vor, die bei weiterem Kalziumioneninflux eine geringere Kompensationsbreite und damit eine größere Vulnerabilität der Herzmuskelzelle bedingen [2].

Die oben angeführten Nebenwirkungen treten bei langsamer Applikation selten auf. Bei digitalisierten Patienten, und hier besonders unter Hypokaliämie, verstärkt Kalzium die Digitaliswirkung, was zu lebensbedrohlichen Rhythmusstörungen führen kann. Bei akutem Nierenversagen ist mit der Gefahr der Kalziumphosphat-Ausfällung in Geweben zu rechnen. Bei kardiochirurgischen Patienten werden bei gleichzeitiger Gabe von Kalzium und Katecholaminen die blutdrucksteigernden Effekte von Adrenalin abgeschwächt [9]. Ebenso gibt es Hinweise darauf, daß Kalziumgaben die hämodynamischen Effekte von Dobutamin verschlechtern [1].

Kalziumglukonat versus Kalziumchlorid

Nach Kalziumapplikation tritt der Anstieg des ionisierten Kalziums innerhalb von einer bis 10 Minuten ein. Der Kalziumionengehalt einer Kalziumchloridlösung (0,5 mmol Kalzium/ml Lösung) ist aufgrund unterschiedlicher Molekulargewichte etwa zweimal höher als der einer Kalziumglukonatlösung (0,225 mmol Kalzium/ml Lösung).

Äquimolare Menge von Kalziumchlorid oder Kalziumglukonat führen zu gleichen Veränderungen des ionisierten Kalziums. Injiziertes Kalzium dissoziiert vom entsprechenden Anion, und dieser Vorgang ist von Organfunktionen unabhängig. Dementsprechend findet sich nach Applikation von Kalziumchlorid und Kalziumglukonat auch bei fehlender Leberfunktion ein vergleichbarer Anstieg des ionisierten Kalziums [4].

Fragen zur Selbstkontrolle

Nur ionisiertes Kalzium ist physiologischerweise aktiv.

Knochenmineralisierung, Blutgerinnung, Membranphysiologie (Schwellenpotential, Aktionspotential), Steuerung von Zellfunktionen.

Verminderung des intrazellulären Kalziumeinstroms, Reduktion der intrazellulären Inositoltriphosphatverfügbarkeit, verminderte Freisetzung von Kalzium aus dem Sarkoplasmatischen Retikulum, verminderte Wiederaufnahme von Kalzium ins Sarkoplasmatische Retikulum.

In beiden Fällen kommt es zu einem Anstieg des arteriellen Blutdrucks. Bei verminderter Kalziumionenkonzentration wird dies in erster Linie durch positiv inotrope Effekte erzielt, während bei normaler Kalziumionenkonzentration ein Anstieg des Blutdruckes nur durch eine Erhöhung des systemischen Widerstandes erzielt wird.

Intoxikation mit Kalziumantagonisten, akute Hyperkaliämie, Zitratintoxikation.

Keine, da die Dissoziation der Kalziumionen vom entsprechenden Anion unabhängig von der Organfunktion ist.

Literatur

1. Butterworth JF, Zaloga GP, Prielipp RC, Tucker WY Jr, Royster RL (1992) **Calcium inhibits the cardiac stimulating properties of dobutamine but not amrinone.** Chest 101:174-180
2. Gasser RN (1988) **The interdependence of hypertension, calcium overload, and coronary spasm in the development of myocardial infarction.** Angiology 39:761-772
3. Kost GJ; Jammal MA; Ward RE; Safwat AM (1986) **Monitoring of ionized calcium during human hepatic transplantation. Critical values and their relevance to cardiac and hemodynamic management.** Am J Clin Pathol 86:61-70
4. Martin TJ; Kang Y; Robertson KM; Virji MA; Marquez JM (1990) **Ionization and hemodynamic effects of calcium chloride and calcium gluconate in the absence of hepatic function.** Anesthesiology 73:62-65
5. Park-WK; Lynch-C (1992) **Propofol and thiopental depression of myocardial contractility. A comparative study of mechanical and electrophysiologic effects in isolated guinea pig ventricular muscle.** Anesth-Analg 74:395-405
6. Petros AJ; Bogle RG; Pearson JD (1993) **Propofol stimulates nitric oxide release from cultured porcine aortic endothelial cells.** Br-J-Pharmacol 109:6-7
7. Sivarajan M; Su JY; Hofer BO (1995) **Effects of halothane on calcium$^{(2+)}$-activated tension of the contractile proteins and calcium(2+) uptake and release by the sarcoplasmic reticulum in skinned human myocardial fibers.** Anesth-Analg; 81:52-56
8. Zaloga GP, Chernow B, Cook D, Snyder R, Clapper M, O`Brian JT. (1985) **Assessment of calcium homeostasis in critically ill patients.** Ann Surgery 202:587-594
9. Zaloga-GP, Strickland RA, Butterworth JF, Mark LJ, Mills SA, Lake CR (1990) **Calcium attenuates epinephrine´s beta-adrenergic effects in postoperative heart surgery patients.** Circulation 81:196-200

T. Ziegenfuß · Klinik für Anaesthesiologie und Intensivmedizin, Universität des Saarlandes, Homburg

Polytrauma

Präklinische Erstversorgung und Schockraummanagement

Die Versorgung in der Akutphase ist für den weiteren klinischen Verlauf des polytraumatisierten Patienten von entscheidender Bedeutung.

Der Anästhesist ist an der Frühversorgung des polytraumatisierten Patients an zwei Stellen der Rettungskette wesentlich beteiligt: Einerseits als Notarzt, verantwortlich für die präklinische Primärversorgung und den Transport des Verletzten durch den Rettungsdienst; andererseits als Anästhesist im Schockraum, verantwortlich für die Stabilisierung der Vitalfunktionen und die Narkose im Rahmen der innerklinischen Erstversorgung und mitverantwortlich für den Ablauf des Schockraummanagements. Präklinische Erstversorgung und Therapie im Schockraum sind die wesentlichen Komponenten der Akutversorgungsphase, die definitionsgemäß bis zur 3. Stunde nach Trauma reicht und den weiteren klinischen Verlauf des polytraumatisierten Patienten entscheidend beeinflußt. Von Anfang an müssen pathophysiologische Besonderheiten berücksichtigt werden, die sich aus der Polytraumatisierung des Patienten – über die Auswirkungen der Einzelverletzungen hinaus – ergeben. Andererseits müssen aufgrund der erheblich erweiterten diagnostischen und therapeutischen Möglichkeiten in der Klinik für die Schockraumversorgung andere Akzente gesetzt werden als in der präklinischen Behandlung.

Definition und Schweregradeinteilung des Polytraumas

Unter einem Polytrauma versteht man Verletzungen mehrerer Körperregionen oder Organe, von denen mindestens eine oder die Kombination mehrerer lebensbedrohlich sind. Zur weiteren Präzisierung des Schweregrades, zur prognostischen Einschätzung und als Voraussetzung für die Vergleichbarkeit von Therapieerfolgen werden verschiedene ▶ Scoringsysteme verwendet.

▶ **Scoringsysteme**
▶ **Revised Trauma Score**

▶ **Glasgow Coma Scale**

Der ▶ **Revised Trauma Score** (RTS, Tabelle 1) erfaßt Störungen des zerebralen, zirkulatorischen und respiratorischen Systems durch unterschiedlich gewichtete Beurteilung des Bewußtseinszustandes, des systolischen arteriellen Blutdrucks und der Atemfrequenz. Der Bewußtseinszustand wird dabei anhand der ▶ **Glasgow Coma Scale** (GCS, Tabelle 2) eingeschätzt, die auch als Standardscore zur Schweregradeinteilung eines beim Polytraumatisierten häufig vorliegenden Schädelhirntraumas (SHT) gilt. Da zur Erstellung des RTS lediglich Daten erforderlich sind, die bereits präklinisch und im Schockraum routinemäßig erhoben werden, ist dieser Score insbesondere zur Schweregradeinteilung in der Frühphase der Polytraumaversorgung geeignet. Obwohl nur drei Parameter beurteilt werden, korreliert die im RTS erreichte Punktzahl (maximal 7,8384) sehr gut mit der ▶ **Überlebenswahrscheinlichkeit** des Patienten (7 Punkte ≈ 97%; 6 Punkte ≈ 92%; 5 Punkte ≈ 80%; 4 Punkte ≈ 60%; 3 Punkte ≈ 35%; 2 Punkte ≈ 18%; 1 Punkt ≈ 6%). Allerdings wird die klinische Anwendbarkeit des Scores (und somit auch seine Verbreitung) durch die Gewichtung der Parameter mit schwer zu merkenden Koeffizienten gemindert.

▶ **Überlebenswahrscheinlichkeit**

Dr. Thomas Ziegenfuß · Klinik für Anaesthesiologie und Intensivmedizin, Universität des Saarlandes, D-66421 Homburg/Saar

Tabelle 1

Revised Trauma Score (nach Champion)

Parameter	Ausgangswerte	Punkte	Koeffizient
A	13-15	4	0,9368
Glasgow Coma Scale	9-12	3	
	6-8	2	
	4-5	1	
	3	0	
B	>89	4	0,7326
Systolischer Blutdruck	76-89	3	
[mmHg]	50-75	2	
	1-49	1	
	0	0	
C	10-29	4	0,2908
Atemfrequenz	> 29	3	
[1/min]	6-9	2	
	1-5	1	
	0	0	

Der Gesamtscore ergibt sich aus der Multiplikation der für die Parameter A, B und C erhobenen Punktwerte mit ihrem jeweiligen Koeffizienten und der anschließenden Addition der so erhaltenen Produkte (Minimum 0, Maximum 7,8384 Punkte)

Tabelle 2

Glasgow Coma Scale (nach Teasdale)

Kategorie	Parameter	Punkte
A	spontan	4
Augenöffnen	auf Aufforderung	3
	auf Schmerzreiz	2
	nicht	1
B	orientiert	5
Verbale	verwirrt	4
Reaktion	inadäquat	3
	unverständlich	2
	keine	1
C	gezielt auf Aufforderung	6
Motorische	gezielt auf Schmerzreiz	5
Reaktion	ungezielt auf Schmerzreiz	4
	Beugemechanismen	3
	Streckmechanismen	2
	keine	1

Der Gesamtscore ergibt sich aus der Addition der Punktwerte für A, B und C (Minimum 3, Maximum 15 Punkte). Ein Punktwert von unter 13 entspricht einem leichten, ein Wert von 9-12 Punkten einem mittelschweren und ein Wert von unter 9 Punkten einem schweren Schädelhirntrauma

▶ **Injury Severity Score**

▶ **Schweres Polytrauma**

▶ **Stumpfe und penetrierende Verletzungen: Unterscheidliches Vorgehen erforderlich!**

Der Schweregrad kann jedoch im Rettungsdienst oder im Schockraum zunächst durch eine einfache Addition der Punktwerte (ähnlich wie beim GCS) bestimmt und nachträglich zur Erhöhung des prädiktiven Wertes mittels der entsprechenden Koeffizienten korrigiert werden. Während der RTS die Auswirkungen des Traumas auf Störungen der wichtigsten physiologischen Systeme erfaßt, wird mit Hilfe des anatomisch orientierten ▶ **Injury Severity Score** (ISS, Tabelle 3) der Schweregrad der Gesamtverletzung anhand der 3 wichtigsten Einzelverletzungen abgeschätzt. Hierfür ist jedoch die genaue Kenntnis des Verletzungsmusters erforderlich, das erst nach Abschluß der vollständigen Diagnostik (und somit meist erst nach Ende der Schockraumversorgung) bekannt ist. Üblicherweise gilt bei Verwendung des ISS eine Verletzung mit einem Score von über 15 als Polytrauma und von über 24 als ▶ **schweres Polytrauma.**

Verletzungsursachen und Verletzungsmuster

Grundsätzlich dominieren hierzulande ▶ **stumpfe Verletzungen** durch Verkehrsunfälle und Stürze aus großer Höhe. ▶ **Penetrierende Verletzungen,** beispielsweise

Tabelle 3

Prinzipieller Aufbau des Injury Severity Score (nach Baker)

Körperregionen	Verletzungsschwere	Punkte
Weichteile	Gering	1
Kopf/Hals	Mäßig	2
Gesicht	Schwer, nicht lebensbedrohlich	3
Thorax	Schwer, lebensbedrohlich	4
Abdomen	Kritisch, Überleben unsicher	5
Extremitäten	Maximal	6

Die Punkte der 3 am schwersten verletzten Körperregionen (d.h. derjenigen mit den höchsten Punktzahlen) werden quadriert und die Quadratprodukte anschließend addiert. (Maximalwert 75 Punkte; ein Schweregrad von 6 in einer einzigen Körperregion führt per definitionem bereits zum Maximalwert). Jede Verletzung einer Körperregion kann nach der Schwere mit 1 bis 6 benotet werden.

aus: Der Anaesthesist 5/98, S. 416

durch Waffen, sind (im Gegensatz etwa zu den USA) vergleichsweise selten. Die Unterscheidung zwischen stumpfen und penetrierenden Verletzungen ist nicht nur von epidemiologischem Interesse, sondern spielt wahrscheinlich für das therapeutische Vorgehen in der Primärversorgung eine wichtige Rolle (s.u.). Das ► **Verletzungsmuster** hängt vom Unfallmechanismus ab. Statistisch finden sich Extremitätenfrakturen (incl. Becken) bei über 80% der Polytraumen, gefolgt vom SHT (ca. 60%), Thoraxtrauma (25-50%), Abdominaltrauma (12-40%) und Wirbelsäulentrauma (6-10%).

► **Letalitätsursachen** in der Frühphase (innerhalb von 24 h nach dem Trauma) sind vor allem schwerste Schädelhirntraumen, Verbluten (Ein- oder Abrisse großer Gefäße, schwere Organrupturen) oder sonstige schwere Störungen des kardiozirkulatorischen und respiratorischen Systems (z.B. Spannungspneumothorax, Atemwegsverletzung). Im weiteren Verlauf wird die Prognose des polytraumatisierten Patienten dagegen im wesentlichen durch die Entwicklung eines Multiorganversagens und die Folgen der primären und sekundären zerebralen Schädigung geprägt. Insgesamt ist ein SHT für etwa 40-50% der Todesfälle verantwortlich, eine schwere Blutung für etwa 30-40% und ein späteres Multiorganversagen für etwa 5-10%.

Versorgungsstrategie des Polytraumatisierten

Therapiemaßnahmen in der Akutphase, insbesondere in der ersten Stunde nach dem Trauma (der sog. ► **golden hour**), können erheblich zur Letalitäts- und Morbiditätsreduktion beitragen. Dazu muß die Therapie möglichst rasch nach dem Trauma und möglichst koordiniert, weitgehend parallel zum diagnostischen Vorgehen erfolgen. Die schematische ► **Einteilung der Akutphase** in vier weitere Phasen (ALPHA, BRAVO, CHARLIE, DELTA; Abb. 1) trägt den unterschiedlichen therapeutischen Prioritäten Rechnung. Die tatsächliche Abfolge der therapeutischen und diagnostischen Maßnahmen orientiert sich am konkreten Unfallhergang und am Verletzungsmuster des Patienten, am Ausmaß und an den vordringlichen Ursachen seiner Vitalbedrohung, an der Anzahl und dem Qualifikationsgrad der verfügbaren Helfer und an den apparativen Ressourcen sowie deren räumlicher Verfügbarkeit.

Insbesondere in der präklinischen Versorgung, bei der noch andere unwägbare Faktoren den ► **Rettungsablauf** bestimmen (s.u), aber auch im Schockraum ist daher der Behandlungsablauf im Detail nur begrenzt standardisierbar. Dennoch ist die Einübung eines geordneten diagnostischen Vorgehens durch strukturierte

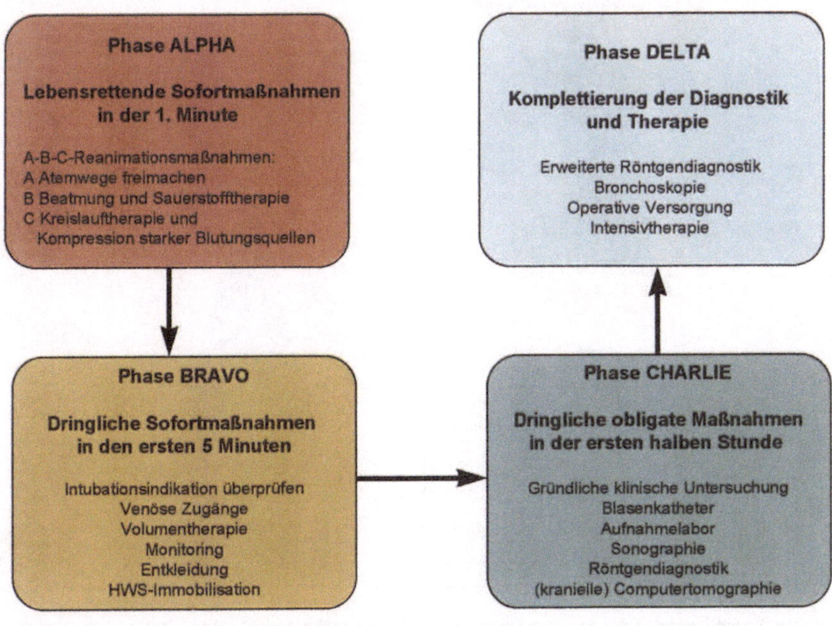

Abb. 1 ▲ **Ablauf der Akutversorgungsphase des Polytraumas**

Überprüfung der Vitalfunktionen und der systematischen Untersuchung aller Körperregionen auf vordringlich zu behandelnde Störungen der Vitalfunktionen und Verletzungen von oben nach unten (▶ kraniokaudaler Check) entscheidend. Wichtig ist dabei zunächst nicht die Erfassung und Therapie aller erkennbarer Verletzungen, sondern der für den weiteren klinischen Verlauf und insbesondere für das Überleben des Patienten relevanten Verletzungen und physiologischen Störungen. Eine Frühversorgung ohne Berücksichtigung der diagnostischen und therapeutischen Prioritäten kann die Prognose des Patienten erheblich verschlechtern.

Pathophysiologie des Polytraumas

Unabhängig vom genauen Verletzungsmuster ist der polytraumatisierte Patient durch Blutverlust, Hypoxämie und Gewebetraumatisierung bedroht und leidet unter Schmerzen und Angst. Schwere Blutverluste und Gewebetraumatisierung führen unbehandelt meist zum Schock (▶ „traumatisch-hämorrhagischer Schock") und tragen zur ▶ Aktivierung humoraler und zellulärer Mediatorsysteme bei.

Das zelluläre ▶ Sauerstoffangebot wird durch eine ▶ hypoxische Hypoxämie weiter vermindert, wohingegen durch Schmerzen, Angst und kompensatorische Stimulation des Sympathikus der zelluläre Sauerstoffbedarf erhöht wird (Abb. 2). ▶ Sauerstoffschuld durch Gewebshypoxie und überschießende Entzündungsreaktion gelten als wichtigste Ursachen für die spätere Entwicklung eines sekundären ▶ Multiorganversagens. Der Grundstein für das Multiorganversagen, das sich unter Umständen erst nach vielen Tagen manifestiert, wird somit bereits in den ersten Minuten und Stunden nach dem Trauma gelegt.

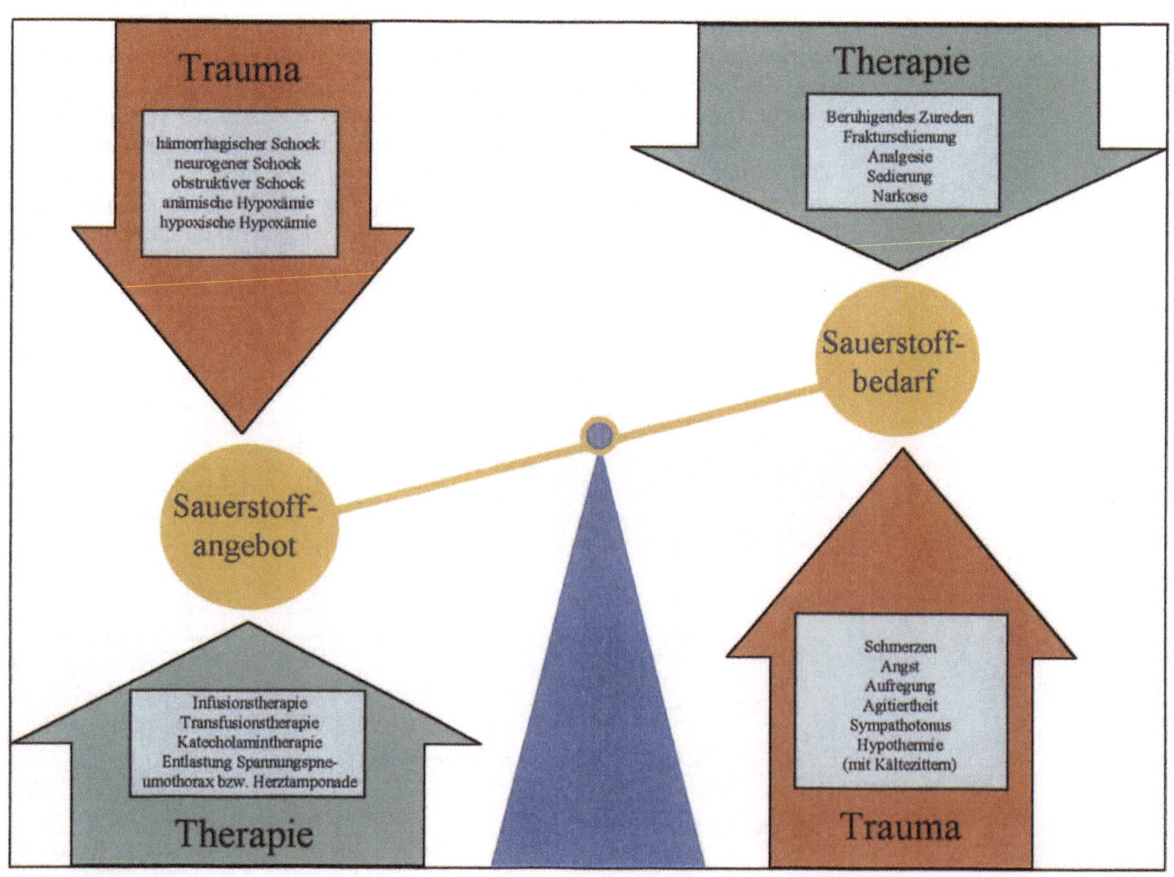

Abb. 2 ▲ **Veränderungen des Sauerstoffbedarfs und Sauerstoffverbrauchs durch Polytrauma und Therapiemaßnahmen. Das Trauma führt zu einem Ungleichgewicht zwischen Sauerstoffangebot und Sauerstoffbedarf und somit zu einer Sauerstoffschuld, sowohl durch Abnahme des Angebots als auch durch Steigerung des Bedarfs. Wichtigstes Therapieziel ist die Wiederherstellung des Gleichgewichts**

aus: Der Anaesthesist 5/98, S. 418

Vor allem präklinisch wird bei fehlendem oder geringem Blutverlust nach außen das Ausmaß des Blutverlustes oft unterschätzt. Bei ▶ **geschlossenen Frakturen** gelten folgende Anhaltswerte: Unterarm bis 400 ml Blutverlust, Oberarm bis 800 ml, Unterschenkel bis 1000 ml, Oberschenkel bis 2000 ml und Becken bis 5000 ml. Der Blutverlust beim polytraumatisierten Patienten führt unbehandelt praktisch immer zum hämorrhagischen Schock, als Sonderform des hypovolämischen Schocks gekennzeichnet durch kritische Abnahme des intravaskulären Volumens bei gleichzeitigem Verlust von Erythrozyten bzw. Hämoglobin und damit von Sauerstoffträgern.

Der hämorrhagische Schock beeinflußt praktisch alle ▶ **Determinanten des Sauerstoffangebots** (Abb. 2) und führt sowohl über eine Abnahme des Herzzeitvolumens (verminderte linksventrikuläre Füllung) als auch über eine Abnahme des arteriellen Sauerstoffgehalts (Anämie) zur Abnahme des globalen Sauerstoffangebots (Sauerstoffangebot = Herzzeitvolumen x arterieller Sauerstoffgehalt). Die gleichzeitige Hypotension beim ▶ **dekompensierten Schock** gefährdet darüber hinaus die Durchblutung der Organe, die auf einen ausreichenden Perfusionsdruck angewiesen sind. Hierzu gehören besonders Gehirn und Herz, vor allem bei Patienten mit begleitenden oder vorbestehenden Organerkrankungen wie SHT bzw. koronarer Herzerkrankung.

Folge der durch den Blutverlust induzierten Makro- und Mikrozirkulationsstörungen, die zu einem regionalen oder globalen Ungleichgewicht von Sauerstoffangebot und Sauerstoffbedarf führen, ist ein gesteigerter anaerober Stoffwechsel, der bereits im Schockraum laborchemisch unter anderem zu Laktatämie, Azidose und Basendefizit führt. Das Ausmaß der Sauerstoffschuld bei Klinikaufnahme scheint mit der Prognose zu korrelieren: Je größer das Basendefizit und je höher die Laktatkonzentration im Blut, desto schlechter ist die Prognose des Patienten.

Eine ▶ **Pufferung** mit Natriumbikarbonat führt in dieser Situation über eine Erhöhung der CO_2-Produktion zu einer Verstärkung der intrazellulären Azidose und über eine Linksverschiebung der Sauerstoffbindungskurve zu einer Verschlechterung der ▶ **Sauerstoffabgabe** im Gewebe. Die präklinische Therapie einer vermuteten Azidose mit Natriumbikarbonat ist daher nicht indiziert, und auch innerklinisch sollte beim Nachweis einer hypoxischen metabolischen Azidose eher zurückhaltend gepuffert werden.

Ischaemie/Reperfusionsschaden (I/R-injury)

Zell- und Organschäden werden nicht nur während der ischämischen oder hypoxischen Phase, sondern wahrscheinlich auch während der unvermeidbaren Reperfusion insbesondere durch aktivierte Sauerstoffspezies induziert. Aufgrund der beim Polytrauma vorhandenen globalen Mikrozirkulationsstörung kommt es zwangsläufig unter erfolgreicher (Volumen)therapie des Schocks zu einer globalen Reperfusion. Unter diesem Aspekt kann ein Polytrauma daher auch als ▶ **globaler Ischämie/Reperfusionsschaden** angesehen werden, der umso schwerwiegender ist, je länger die Ischämie besteht. Die möglichst frühzeitige kardiozirkulatorische Therapie des Polytraumas ist somit die beste Möglichkeit, den Ischämie/Reperfusionsschaden zu begrenzen.

Aufgrund theoretischer Überlegungen und tierexperimenteller Befunde sollte darüber hinaus die frühzeitige, d.h. möglichst bereits am Notfallort zusammen mit der Schockbehandlung einsetzende Therapie mit ▶ **Antioxidanzien** den Reperfusionsschaden und somit die Entwicklung eines späteren Organversagens abschwächen. Überzeugende klinische Studien, die diese pathophysiologisch gestützte Spekulation bestätigen, fehlen jedoch bislang.

Respiratorische Insuffizienz

Beim Polytraumatisierten entwickelt sich sehr häufig und aufgrund vielfältiger, oftmals gemeinsam vorliegender Ursachen (Tabelle 4) eine respiratorische Insuffizienz, die wesentlich zur ▶ **Hypoxämie** und Organschädigung beitragen kann und daher aggressiv therapiert werden muß. Daher wird grundsätzlich eine großzügige

---

▶ Geschlossene Frakturen
Nicht ersetzte Blutverluste führen beim Polytraumatisierten zum hämorrhagischen Schock.

▶ Determinanten des Sauerstoffangebots
Sauerstoffangebot = Herzzeitvolumen x arterieller Sauerstoffgehalt

▶ Dekompensierter Schock
Der traumatisch-hämorrhagische Schock führt zu Makro- und Mikrozirkulationsstörungen.

Je größer das Basendefizit und die Laktatkonzentration im Blut, desto schlechter ist die Prognose des Patienten.

▶ Pufferung

▶ Sauerstoffabgabe
Bei hypoxischer Azidose nur zurückhaltende Pufferung mit Natriumbikarbonat.

▶ Ischämie/Reperfusionsschaden

▶ Antioxidanzien

▶ Hypoxämie

Indikationsstellung zur Intubation und Beatmung empfohlen, zumal oft erst dadurch eine ausreichende Analgesie und Sedierung des Patienten sicher möglich wird. Die ▶ Überdruckbeatmung (insbesondere in Verbindung mit einem positiv endexspiratorischen Druck [PEEP]) kann allerdings den durch den hämorrhagischen Schock ohnehin verminderten venösen Rückstrom zum Herzen und dadurch erniedrigtes Herzzeitvolumen und niedrigen arteriellen Blutdruck weiter senken. Durch gleichzeitige Infusionstherapie kann dies jedoch meist verhindert werden.

Prinzipien der prä- und innerklinischen Erstversorgung

Wichtigstes Ziel der Erstversorgung ist die Normalisierung des Sauerstoffangebots, um die ischämie-, hypoxie- und reperfusionsbedingten Schäden zu minimieren. Daneben dient die ausreichende Analgosedierung sowohl der psychischen Entlastung des Patienten als auch der ▶ Senkung des Sauerstoffbedarfs und -verbrauchs (Abb. 2). Die etablierte präklinische Therapie ist in Tabelle 5 zusammengefaßt. Im Schockraum bzw. unmittelbar im Anschluß an die Schockraumversorgung kommen v. a. die operative Blutstillung und Transfusionstherapie hinzu.

Präklinische Volumen- und Kreislauftherapie

Durch ausreichende ▶ Volumenzufuhr können ▶ Mikro- und Makrozirkulationsstörungen frühzeitig therapiert oder sogar verhindert werden. Die hämodynamischen Zielparameter hängen einerseits vom verfügbaren Monitoring, andererseits vom Verletzungsmuster ab. Neben der klinischen Beurteilung (z.B. kapillarer Reperfusionstest) stehen als ▶ präklinisches Monitoring üblicherweise lediglich Blutdruck und Herzfrequenz zur Verfügung, an denen sich der Erfolg der Volumentherapie orientiert.

Therapeutisches Ziel ist grundsätzlich die Wiederherstellung eines ausreichenden Blutflusses und Blutdrucks für die Organperfusion (Tabelle 5), insbesondere der Koronarien und des Gehirns. Kennzeichnend für eine erfolgreiche Volumentherapie ist der Anstieg des MAP bei gleichzeitigem Abfall der Herzfrequenz. Abweichungen vom Ziel der ▶ Normotension nach oben sind beim schweren SHT sinnvoll (s.u.); Abweichungen nach unten sollten vor dem Hintergrund der aktuellen Diskussion um Nutzen und Schaden der präklinischen Volumentherapie vor allem bei profusen, unstillbaren arteriellen Blutungen erwogen werden.

In letzter Zeit wurde insbesondere im amerikanischen Raum darauf hingewiesen, daß bei ▶ unstillbarer arterieller Blutung aus großen Gefäßen (v.a bei penetrierenden

Tabelle 4

Ursachen der respiratorischen Insuffizienz beim Polytraumatisierten

Körperregion	Pathomechanismus	Ventilationsstörung *	Oxygenierungsstörung *
Schädelhirntrauma	Atemwegsverlegung und/oder		
	Aspiration bei Bewußtlosigkeit	+	+
	Störung des Atemzentrums	+	
	Neurogenes Lungenödem		+
Thoraxtrauma	Spannungspneumothorax	+	+
	Lungenkontusion		+
Abdominaltrauma	Zwerchfellruptur	+	
	Basale Atelektasen		+
	Reaktive Minderventilation	+	
Schock	Minderperfusion der Atemmuskulatur	+	

Eine respiratorische Insuffizienz kann primär durch Störungen der Ventilation (blutgasanalytischer Hinweis: $PaCO_2$ erhöht) oder der Oxygenierung ($PaCO_2$ initial meist reaktiv erniedrigt, später normal oder erhöht) verursacht sein. Ohne Sauerstoffzufuhr führt jedoch auch eine schwere Ventilationsstörung zwangsläufig zur Hypoxie!

Thoraxverletzungen durch Schuß- oder Messerstichverletzungen, u.U. auch bei penetrierenden Abdominaltraumata und unstillbaren Blutungen aus proximalen Amputationsverletzungen) durch präklinische Volumentherapie möglicherweise das Ausbluten gefördert und die Prognose verschlechtert werden kann. Statt dessen wird ohne präklinische kardiozirkulatorische Stabilisierungsversuche ein möglichst rascher Transport in die Klinik zur sofortigen operativen Versorgung empfohlen. Eine grundsätzliche Zurückhaltung in der präklinischen Volumentherapie bei stumpfen Polytraumata ist aufgrund der vorliegenden Daten jedoch nicht gerechtfertigt.

Volumenersatzmittel

Der Volumersatz erfolgt präklinisch mit kolloidalen und kristalloiden Infusionslösungen (Tabelle 6). Eine klinisch bedeutsame Überlegenheit des einen oder anderen Volumenersatzmittels konnte bislang nicht eindeutig gezeigt werden. Bei alleiniger Verwendung ▶ **kristalloider Lösungen** sind jedoch aufgrund der raschen Umverteilung ins Interstitium 3-4 fach höhere Mengen erforderlich als bei der Verwendung ▶ **kolloidaler Lösungen.** Dadurch könnte die Entwicklung eines ▶ **interstitiellen Ödems** verstärkt und sowohl die Sauerstoffaufnahme ins Blut (durch Ausbildung eines Lungenödems) als auch die Sauerstoffabgabe an die Zellen erschwert werden. Ob dies jedoch ein klinisch relevantes Problem darstellt, ist nach wie vor unklar.

Neuerdings stehen in einigen Ländern auch Lösungen zur sog. ▶ „**Small-volume-resuscitation**" zur Verfügung (z.B. eine hyperton-hyperonkotische NaCl-Hydroxyaethylstärke-Lösung), die auch bei schwerem Blutverlust eine (vorübergehende) Kreislaufstabilisierung durch Flüssigkeitsmobilisation aus den Blut- und Endothelzellen sowie dem Interstitium bereits bei Infusion von 250 ml bewirkt. Unklar ist jedoch, ob dadurch auch die Prognose des Polytraumatisierten verbessert wird.

Innerklinische Volumentherapie

Im Schockraum kann das ▶ **kardiozirkulatorische Monitoring** innerhalb kurzer Zeit erheblich erweitert werden, so daß als Ziel der Volumentherapie die Normalisierung beispielsweise des zentralen Venendrucks, des pulmonalarteriellen Verschlußdrucks oder des Herzzeitvolumens angestrebt werden kann. Hier stehen zur Volumentherapie zusätzlich Sauerstoffträger in Form von ▶ **Erytrozytenkonzentraten** zur Verfügung, womit ein bedrohlicher Abfall des Hb zumeist vermieden werden kann. Nach aktuellen Empfehlungen sollte, abhängig von der klinischen Einschätzung des Patienten, die Transfusionsschwelle bei einem Hb-Wert zwischen 6 und 10 g/dl liegen.

Katecholamintherapie

Ergänzend zur Volumentherapie kann in schweren Fällen, insbesondere bei gleichzeitigem Vorliegen eines SHT, eine begleitende Katecholamintherapie zur Anhebung des arteriellen Blutdrucks erforderlich sein. Hierfür kommen vorwiegend vasokonstriktorisch wirkende Katecholamine in Frage, z.B. ▶ **Dopamin oder Noradrenalin.** Keinesfalls darf jedoch die hochdosierte Infusion eines Katecholamins die Volumentherapie ersetzen! Ist überhaupt kein Blutdruck meßbar und kein Puls tastbar, so ist, wie bei kardiopulmonaler Reanimation, Adrenalin das Mittel der Wahl. Die ▶ **Reanimation bei polytraumatisierten Patienten** ist jedoch nur sehr selten erfolgreich (0-1,7%); in einer neueren Untersuchung betrug die 1-Jahres-Überlebensrate 1,8%.

Beatmung und Sauerstoffzufuhr

Indikationen zur Intubation und Beatmung beim polytraumatisierten Patienten sind Atemstillstand (Sofortindikation), ausgeprägte Ventilationsstörungen (schwere Dyspnoe, instabiler Thorax), Oxygenierungstörungen (pulsoxymetrisch gemessene Sauerstoffsättigung unter 90% trotz Sauerstoffzufuhr), schweres SHT (GCS <8),

---

Marginalia (left column):

▶ **Kristalloide Lösungen**

▶ **Kolloidale Lösungen**
▶ **Interstitielles Ödem**

▶ „**Small-volume-resuscitation**"

▶ **Kardiozirkulatorisches Monitoring**

▶ **Erytrozytenkonzentrate**

In der Polytraumaversorgung werden Hb-Werte zwischen 6 und 10 g/dl angestrebt.

▶ **Dopamin oder Noradrenalin**
Hochdosierte Infusion eines Katecholamins darf die Volumentherapie nur ergänzen, niemals ersetzen.
▶ **Reanimation bei polytraumatisierten Patienten**

Tabelle 5
Übersicht der präklinische Polytraumaversorgung

Inititialdiagnostik (1. Überblick)

- Bewußtseinszustand: Ansprechbarkeit, Augen öffnen, Spontanmotorik, Reaktion auf Schmerzreize
- Kreislauffunktion: Puls und Blutdruck
- Atemfunktion: Atemfrequenz, Atemtiefe, Atemtyp, Zyanose?

Erweiterte Diagnostik (2. Überblick)

- Äußerlich sichtbare Blutungen und Verletzungen
- Neurologische Ausfälle, Pupillenstatus
- Schmerzlokalisation
- Palpationsbefund des Abdomens
- Auskultationsbefund des Thorax
- Kapillarer Reperfusionstest
- Unfallmechanismus und Unfallsituation

Monitoring

- Standard: EKG, Blutdruck, Puls, Pulsoxymetrie
- Wünschenswert: Kapnometrie

Respiratorische Therapie

- Ziel: Hypoxie vermeiden ($pSaO_2 > 90\%$ bzw. $paO_2 > 60$ mmHg); Normoventilation ($paCO_2$ um 40 mmHg)
- Sauerstoff 4-8 l/min bzw. FiO_2 0,5-1,0
- Intubation und Beatmung: Großzügige Indikation bei Patienten mit schwerem Polytrauma, schwerem SHT und Thoraxtrauma; ggf. Intubationsnarkose. Atemminutenvolumen initial 80-100 ml/min; evtl. PEEP 5-10 mbar bei Oxygenierungsstörung
- Mitbeteiligung der HWS → Stabilisierung des Kopfes durch Helfer

Kardiozirkulatorische Therapie

- Ziel: MAP zwischen 70 und 90 mmHg; bei SHT um 100 mmHg
- Kompression der Blutungsquelle
- Schocklagerung; bei SHT und stabilem Kreislauf eher 30°-Oberkörper-hoch-Lagerung
- Infusionstherapie über möglichst 2 großlumige periphere Venenverweilkanülen: Kolloide und/oder Vollelektrolytlösungen. Z.B. NaCl 0,9% 1000-1500 ml oder deutlich mehr, ggf. plus Kolloide wie 6% HAES 200, 500-1000 ml oder mehr i.v.
- Katecholamintherapie: Im Schock evtl. zusätzlich zur Volumentherapie, z.B. Dopamin 5-20 µg/kg/min

Analgesie

- Opioide, z.B. Dipidolor 5-10 mg i.v. oder mehr (titrieren!); oder
- Ketamin 20-40 mg i.v. oder S-(+)-Ketamin 10-20 mg i.v.

Ggf. Intubationsnarkose mit kontrollierter Beatmung, z.B. als
- Opioid-Benzodiazepin-Kombinationsnarkose, z.B.:
- Fentanyl 1-4 µg/kg alle 10-30 min plus Midazolam 0,05-0,1 mg/kg alle 10-30 min i.v.
- Ketamin-Benzodiazepin-Kombinationsnarkose (indiziert besonders im Schock):
- Ketamin 1 mg/kg alle 10-15 min plus Midazolam 0,05-0,1 mg/kg alle 10-15 min i.v.
- Narkoseeinleitung z.B. mit Etomidate 0,2mg/kg oder S-(+)-Ketamin 0,5-1 mg/kg i.v.

Immobilisation der HWS mittels Stützkragen
Lagerung vorzugsweise auf Vakuummatratze
Repositionsversuch (1 x) und grob-achsengerechte Schienung dislozierter Frakturen
Rettung vorzugsweise mit Schaufeltrage
Verhinderung weiteren Wärmeverlustes
Zügiger Transport ins nächste geeignete Krankenhaus (CT, Blutbank)

aus: Der Anaesthesist 5/98, S. 422

Tabelle 6
Eigenschaften gebräuchlicher Volumenersatzmittel

Präparat	Volumeneffekt (%)		Dauer des Volumeneffekts (h)		Prävention der Aktivierung des Immunsystems	Hämorrheologische Effekte
Vollelektrolytlösung[1]	(+)	(20-30)	(+)	(0,5-1)	-	-
Dextran 40 (10%)	+++	(180-200)	++	(4)	+++	+++
Dextran 60 (6%)	+++	(150)	+++	(8)	+++	+++
HAES 200 (6%)	++	(120)	++	(5)	+	++
HAES 200 (10%)	+++	(130)	++	(5)	+	++
HAES 70 (6%)	++	(100)	+	(4)	+	++
Gelatine (3,5%)	+	(90)	+	(3)	-	+

[1] *z.B. Ringer-Lösung oder physiologische Kochsalzlösung*
+ vergleichsweise mäßig ausgeprägt; ++ stärker ausgeprägt; +++ stark ausgeprägt

Bewußtlosigkeit, schwerer Schockzustand und die Notwendigkeit einer Narkose oder tiefen Analgosedierung. Ziele der respiratorischen Therapie sind üblicherweise die Beseitigung oder Vermeidung einer Hypoxie bei Normoventilation (Tabelle 5).

Neben der klinischen Beurteilung stehen präklinisch nur ▶ **Pulsoxymeter** (Ziel: $pSaO_2 > 90\%$) und neuerdings ▶ **Kapnometer** (Ziel: $ETCO_2$ um 35-40 mmHg) zur Kontrolle zur Verfügung. Im Schockraum muß der Beatmungserfolg zusätzlich mittels ▶ **Blutgasanalyse** überprüft werden.

Sauerstoffzufuhr oder Beatmung mit hoher inspiratorischer Sauerstofffraktion (FiO_2 1,0) erhöhen auch ohne Hypoxie den arteriellen Sauerstoffgehalt durch Zunahme des im Blut physikalisch gelösten Sauerstoffs. Obwohl dieser normalerweise nur einen vernachlässigbar kleinen Anteil am Sauerstoffgehalt des Blutes ausmacht, kann er bei Zufuhr einer hohen Sauerstoffkonzentration und gleichzeitig ausgeprägter Blutungsanämie eine entscheidende Bedeutung für die Sauerstoffversorgung bekommen und bei $FiO_2=1,0$ und normaler Oxygenierung bis zu 30-40% des globalen Sauerstoffverbrauchs abdecken. Hinweise auf eine klinisch relevante Sauerstofftoxizität oder Schädigung des Surfactant-Systems durch kurzzeitige hohe inspiratorische Sauerstoffkonzentrationen gibt es nicht.

Analgesie, Sedierung und Narkose

Analgetika sind beim polytraumatisierten Patienten bereits präklinisch, zusätzlich zu nicht-pharmakologischen Maßnahmen der Schmerzreduktion (wie Ruhigstellung und Schienung frakturierter Extremitäten), praktisch immer indiziert. Bei schweren Polytraumata ist das adäquate Management häufig erst nach Einleiten einer Narkose bereits am Unfallort, spätestens jedoch im Schockraum möglich. Dies gilt insbesondere bei Thoraxtrauma, SHT und verstümmelnden Verletzungen. Auch beim bewußtlosen Patienten können Schmerzreize zu unerwünschten vegetativen Reaktionen führen und den Sauerstoffbedarf und den Hirndruck erhöhen. Daher sind auch beim Bewußtlosen u.U. Analgetika und Sedativa indiziert, nachdem eine Sicherung der Atemwege erfolgt und mit der Beatmung begonnen worden ist.

Die ▶ **Sympathikusaktivierung** führt einerseits zur unerwünschten Erhöhung des Sauerstoffbedarfs; andererseits sind sympathikusinduzierte Vasokonstriktion und Inotropiesteigerung zunächst elementare körpereigene Kompensationsmechanismen des Schocks. Eine Hemmung dieser sinnvollen Reaktion des Organismus ohne geichzeitige supportive Maßnahmen kann deletär sein. Durch die meisten Analgetika, insbesondere ▶ **Opioide**, wird jedoch ebendiese Reaktion gehemmt, so daß es ohne weitere Maßnahmen zu einem eventuell bedrohlichem Blutdruckabfall kommen kann. Aus diesem Grunde darf eine ausreichende Analgesie oder Narkose nur unter gleichzeitiger Volumentherapie erfolgen, wenn notwendig unterstützt durch Katecholamine.

▶ **Ketamin** bzw. S-(+)- Ketamin erscheinen in diesem Zusammenhang unproblematischer als Opioide (Tabelle 7). Ketamin wirkt in hohen Dosen narkotisch und in niedrigen Dosen analgetisch; seine atemdepressive Wirkung ist gering ausgeprägt, der Blutdruck wird hierdurch eher gesteigert. Ketamin wird daher besonders in unübersichtlichen Situationen (eingeklemmter Patient, mehrere Verletzte) und bei schweren Schockzuständen, meist kombiniert mit niedrigen Dosen von Benzodiazepinen zur Abschwächung der psychomimetischen Nebenwirkungen, eingesetzt. Im Gegensatz zu früheren Empfehlungen ist Ketamin auch beim SHT nicht kontraindiziert, wenn gleichzeitig für eine ausreichende Ventilation gesorgt wird.

Bei Verwendung von Thiopental und Propofol als ▶ **Injektionshypnotika** zur Einleitung einer Intubationsnarkose ist deren gerade bei Hypovolämie deutliche hypotensive Wirkung zu beachten; Etomidate beeinflußt den Blutdruck dagegen in der Regel auch im Schock und bei eingeschränkter Myokardfunktion nur wenig. Eine Verwendung von ▶ **Muskelrelaxanzien** wie Pancuronium kann gelegentlich erforderlich sein, erschwert jedoch die neurologische Beurteilung im unmittelbaren weiteren Verlauf und erfordert stets eine ausreichende Narkosetiefe.

Besonderheiten bei speziellen Verletzungen

Schädelhirntrauma (SHT)

Stabilisierung der Herz-Kreislauf- und Atemfunktion sind in der präklinischen Primärversorgung die wichtigsten Maßnahmen zur Verhinderung eines sekundären Hirnschadens (Kreislauftherapie = Hirntherapie!). Für die Effektivität einer medikamentösen ▶ **zerebroprotektiven Begleittherapie**, etwa mit Kortikosteroiden, gibt es dagegen keine gesicherten klinischen Belege. Für den weiteren Verlauf sind vor allem die rasche Diagnose und die operative Entlastung einer intrakraniellen Blutung in der Klinik entscheidend. Verzögerte Diagnose und Therapie epiduraler, subduraler und intrazerebraler Hämatome wie auch die ungenügende Therapie von Hypotension und Hypoxämie gelten als die Hauptgründe für vermeidbare sekundäre Hirnschäden.

Eine ausgeprägte Hypotension beim SHT (und auch beim Rückenmarktrauma) kann in seltenen Fällen primär neurogener Genese sein (▶ **neurogener Schock**), ist jedoch meist Ausdruck eines begleitenden hämorrhagischen Schocks. Daher sollte eine schwere Hypotension bei scheinbar isoliertem SHT, zumindest beim Erwachsenen, bis zum Beweis des Gegenteils immer an schwerwiegende Begleitverletzungen (Blutungen in Bauch oder Thorax) und somit an ein Polytrauma denken lassen. Der mittlere arterielle Blutdruck (MAP) sollte bei 100 mmHg bzw. um 80 mmHg höher als der ▶ **Hirndruck** (sofern innerklinisch nach Anlage einer Hirndrucksonde bekannt) gehalten werden (Zerebraler Perfusionsdruck = mittlerer arterieller Blutdruck - Hirndruck).

Zur Volumentherapie können kolloidale und kristalloide, jedoch keine hypotonen und glukosehaltigen Lösungen verwendet werden, da diese ein Hirnödem und eine Zellschädigung verstärken können. Eine zu aggressive Volumentherapie kann allerdings über eine Erhöhung des zentralen Venendrucks und Behinderung des venösen Rückstroms den Hirndruck und die zerebrale Compliance negativ beeinflussen und sollte vermieden werden.

Durch rechtzeitige Intubation und kontrollierte Beatmung mit hoher inspiratorischer Sauerstoffkonzentration müssen ▶ **Hypoventilation** und vor allem Hypoxie vermieden werden. Ob beim SHT nicht nur normoventiliert, sondern grundsätzlich, zumindest in der Frühphase, hyperventiliert werden soll, wird kontrovers beurteilt. Neuere Untersuchungen sprechen eher gegen den Nutzen einer generellen Hyperventilation. Der neurotraumatisierte Patient sollte primär in einer Klinik mit einer neurochirurgischen Abteilung behandelt werden; zumindest aber sollte die Möglichkeit einer ▶ **kraniellen Computertomographie** (CCT) gegeben sein, da nur so eine intrakranielle Blutung sicher erkannt, lokalisiert und gezielt operativ therapiert werden kann.

Rückenmarktrauma

Die allgemeinen therapeutischen Maßnahmen bei Rückenmarktrauma sind identisch mit denen bei SHT. Zusätzlich muß bei Hinweis auf ein zervikales Trauma

▶ Zervikale Orthese

▶ Schaufeltrage und Vakuummatratze

▶ Methylprednisolon

▶ Spannungspneumothorax

▶ Thoraxdrainage

Bei Verdacht auf Spannungspneumothorax: sofort Anlage einer Thoraxdrainage.

möglichst schon vor der ersten Mobilisation des Patientes die Halswirbelsäule (HWS) durch einen festen Stützkragen (▶ Orthese) ruhiggestellt werden, um sekundäre Rückenmark- und Nervenwurzelschäden durch bewegungsinduzierte Dis-lokationen von Wirbelkörpern oder Fragmenten zu vermeiden. Für den Transport sollte der Patient mittels ▶ Schaufeltrage auf einer ▶ Vakuummatratze gelagert werden, die im Funktionszustand zu einer weitgehenden Immobilisation des gesamten Körpers und zur Stabilisierung der Wirbelsäule führt.

Im Gegensatz zum SHT wurde für das Rückenmarktrauma eine günstige Wirkung der Kortikosteroide nachgewiesen. Die frühzeitige, möglichst noch am Unfallort begonnene, hochdosierte Gabe von ▶ Methylprednisolon (30 mg/kg als Bolus, gefolgt von 5,4 mg/kg/h für 23 h) führt offenbar zu einer leichten, jedoch statistisch signifikanten Verbesserung der neurologischen Prognose. Aufgrund der besonders guten Zellpenetration sowie der substanzspezifischen antioxidativen Wirkungen von Methylprednisolon lassen sich diese Ergebnisse nicht ohne weiteres auf andere Kortikoide übertragen.

Thoraxtrauma

Pneumothorax und Hämatopneumothorax

Die Entwicklung eines ▶ **Spannungspneumothorax** ist eine häufige, akut lebensbedrohliche Folge eines Thoraxtraumas, die bei rechtzeitiger Diagnose jedoch gut therapierbar ist. Der Spannungspneumothorax führt zu schweren respiratorischen und kardiozirkulatorischen Störungen (obstruktiver Schock) bis hin zum Herzstillstand. Im begründeten Verdachtsfall ist daher die Anlage einer ▶ **Thoraxdrainage** noch am Unfallort bzw. im Schockraum bereits vor dem definitiven Nachweis durch eine Röntgenuntersuchung indiziert. Die Punktion der Pleurahöhle mit einer großkalibrigen Kanüle ist häufig nicht effizient, außerdem sehr luxations- und okklusionsgefährdet und daher nur als kurzfristige Initialmaßnahme zu empfehlen.

Tabelle 7

Dosierungsempfehlungen für Analgetika, Sedativa und Narkotika im Rahmen der Polytraumaerstversorgung

Substanzgruppe	Pharmakon	Dosierung (mg/kg i.v.) *
Analgetika	Morphin	0,05-0,15
	Piritramid	0,05-0,15
	Tramadol	0,5-1,5
	Ketamin (analgetische Dosis)	0,25-0,5
	S-(+)-Ketamin	0,1-0,2
	Fentanyl zur Narkose (unter Beatmung)	0,002-0,01
Sedativa	Diazepam	0,05-0,15
	Midazolam	0,03-0,05
Injektionshypnotika	Thiopental	3-5
	Propofol	1-2
	Etomidate	0,2-0,4
	Ketamin (narkotische Dosis)	1-2
	S-(+)-Ketamin	0,5-1

** Polytraumatisierte Patienten reagieren sehr unterschiedlich auf Analgetika, Sedativa und Narkotika. Einerseits kann der Bedarf aufgrund starker Schmerzen sehr hoch sein, andererseits können im Schock, bei vermindertem Blutvolumen oder vorbestehender Alkoholisierung schon durch geringe Dosen erhebliche respiratorische und kardiozirkulatorische Komplikationen ausgelöst werden. Daher sind polytraumatisierte Patienten auch nach Gabe vermeintlich geringer Dosen dieser Pharmaka kontinuierlich zu überwachen, und die Dosierung muß stets vorsichtig und kreislaufangepaßt erfolgen.*

Lungenkontusion

Die Lungenkontusion ist häufig die verlaufsbestimmende Verletzung im Rahmen eines Thoraxtraumas. ▶ **Radiologische Zeichen** lassen sich auf konventionellen Röntgenaufnahmen oft erst Stunden nach dem Trauma erkennen; ein nach der Schockraumversorgung durchgeführtes ▶ **Spiral-CT** des Thorax ist zur Erkennung pulmonaler Kontusionsherde (und auch kleinerer, insbesondere ventraler Pneumothoraces) erheblich besser geeignet.

Therapeutisch ist bei klinisch manifesten ▶ **Oxygenierungs- und Ventilationsstörungen** die Beatmung mit erhöhter inspiratorischer Sauerstoffkonzentration (50–100%) und einem positiven endexspiratorischen Druck (PEEP zwischen 5 und 10 mbar) indiziert, um die durch die Lungenkontusion erniedrigte funktionelle Residualkapazität zu erhöhen, die Lunge „offen zu halten" und die Oxygenierung zu verbessern. Es ist jedoch nicht erwiesen, daß ein frühzeitiger oder gar „prophylaktischer" PEEP die Entwicklung eines ARDS verhindert.

Herzkontusion

Eine schwere Contusio cordis kann zu ▶ **Rhythmusstörungen** aller Art sowie zur Beeinträchtigung der Myokardkontraktilität führen. Meist kann jedoch der Einfluß einer Herzkontusion nicht von anderen, häufigeren Ursachen einer kardiozirkulatorischen Insuffizienz nach Polytrauma (traumatisch-hämorrhagischer Schock) oder vorbestehenden Rhythmusstörungen differenziert werden. Leichtere myokardiale Schäden sind beim Thoraxtrauma relativ häufig und können in der Klinik enzymchemisch diagnostiziert werden (Anstieg von CK-MB und Troponin T).

Die Behandlung der Herzkontusion erfolgt symptomatisch durch Antiarrhythmika bzw. Katecholamine oder andere Inotropika; möglicherweise kann zudem die myokardiale Sauerstoffversorgung durch vorsichtige Nitratgabe verbessert werden.

Herztamponade

Eine Herztamponade ist beim stumpfen Thoraxtrauma relativ selten (häufiger beim penetrierenden Trauma) und präklinisch sehr schwer zu diagnostizieren. Sie führt zum ▶ **obstruktiven Schock** mit den Kardinalsymptomen Hypotension und gestaute Halsvenen. Im Schockraum sollte bei begründetem Verdacht sofort eine ▶ **echokardiographische Abklärung** veranlaßt werden. Therapeutisch ist die Entlastung des Perikards durch eine subkostale oder parasternale Punktion oder Thorakotomie indiziert.

Traumatische thorakale Aortenruptur

Hieran muß vor allem bei ▶ **axialen Dezelerationstraumen** (z.B. Sturz aus großer Höhe) gedacht werden. Der Verdacht sollte zum sofortigen Transport in eine Klinik mit entsprechenden Behandlungsmöglichkeiten führen, da der Therapieerfolg wesentlich von der raschen Diagnose (Echokardiographie, Angio-CT oder Angiographie) und der frühzeitigen kardiochirurgischen Intervention abhängt.

Abdominaltrauma

Eine starke Blutung durch Ruptur der inneren Organe ist die häufigste Ursache eines schweren hämorrhagischen Schocks nach Polytrauma. Sie kann nur in der Klinik sicher diagnostiziert und operativ behandelt werden. Daher steht nach schwerem Bauchtrauma die ▶ **Dringlichkeit des Transports** ins Krankenhaus im Vordergrund. Der Transport darf nur durch unbedingt notwendige therapeutische Maßnahmen verzögert werden. Heutzutage gibt es keinen hinreichenden Grund, ausgerechnet beim Bauchtrauma aus diagnostischen Gründen auf eine ausreichende Analgesie zu verzichten, obwohl dies immer noch gelegentlich gefordert wird. Vor der Analgetikagabe sollte jedoch die Schmerzlokalisation bei rascher Palpation aller 4 Quadranten erfragt und dokumentiert werden.

▶ Radiologische Zeichen

▶ Spiral-CT

▶ Oxygenierungs- und Ventilationsstörungen

Die frühzeitige Beatmung mit PEEP verbessert die Oxygenierung, kann jedoch ein ARDS nicht verhindern.

▶ Rhythmusstörungen

▶ Obstruktiver Schock
▶ Echokardiographie

▶ Axiales Dezelerationstrauma

▶ Dringlichkeit des Transports

Auch der Patient mit Bauchtrauma muß sofort ausreichend Analgetika erhalten!

aus: Der Anaesthesist 5/98, S. 426

Im Schockraum muß stets eine sofortige sorgfältige Diagnostik mittels ▶ **Ultraschall** erfolgen, im Zweifelsfall ergänzt durch ▶ **Computertomographie** mit Kontrastmittelgabe. Die Durchführung einer ▶ **Peritoneallavage** ist nur noch in Ausnahmefällen erforderlich.

Extremitätenverletzung

Bei ▶ **offenen Frakturen** ist die sofortige sterile Abdeckung möglichst mit einer Metalline-Folie erforderlich, die bis zur operativen Versorgung belassen werden muß, um Infektionen zu verhindern. Zur ▶ **Blutstillung** sind bei starker Blutung zusätzlich elastische Wickel als Kompressionsverband anzulegen. Eine ▶ **Grobreposition dislozierter Extremitätenabschnitte** sollte zur Schmerzlinderung und Durchblutungsverbesserung durch Distraktion und Zug in anatomischer Achse einmalig versucht werden. Wenn dies allerdings nicht gewaltfrei gelingt, dürfen keine weiteren ungezielten Repositionsmaneuver unternommen werden. Die temporäre Ruhigstellung frakturierter Extremitäten erfolgt üblicherweise mit pneumatischen Schienen, kann jedoch auch mit anderen Mitteln erfolgen.

Grundsätzlich sollte die Lagerung eines Polytraumatisierten auf einer ▶ **Vakuummatratze** erfolgen, die auch zur Minimierung der Bewegungen im Becken- und Wirbelsäulenbereich beiträgt.

In der Klinik sollte bei offenen Frakturen und grundsätzlich bei offenen Verletzungen möglichst bald eine kurzzeitige ▶ **Antibiotikaprohylaxe** bzw. -therapie erfolgen, z.B. mit Basiscephalosporinen wie Cefuroxim für 1-2 Tage.

Besonderheiten der präklinischen Polytraumaversorgung

Unbekanntes Verletzungsmuster

Das Verletzungsmuster ist am Notfallort unbekannt. Insbesondere Verletzungen der Wirbelsäule, des Beckens, intrakranielle, intrathorakale und intraabdominale Verletzungen lassen sich am Unfallort, bei rascher klinischer Untersuchung, nur vermuten. Die Therapie wird daher im wesentlichen durch die klinische Beurteilung des Patienten bestimmt. Allem voran steht die Vitalfunktionsdiagnostik, gefolgt von der Beurteilung weiterer traumarelevanter Aspekte (Übersicht Tabelle 5).

Schlechte therapeutische Bedingungen erschweren häufig die ▶ **Erstversorgung am Unfallort**. Die gilt besonders beim eingeklemmten oder ansonsten schwer zugänglichen Patienten sowie bei Nässe, Dunkelheit und Kälte. ▶ **Unterkühlung** erschwert nicht nur die Diagnostik und Venenpunktion, sondern kann ihrerseits zur hypothermen Schädigung des Patienten und durch ▶ **Kältezittern** zur Erhöhung des Sauerstoffverbrauchs führen (Abb. 2).

Die diagnostischen und therapeutischen Maßnahmen müssen sich den konkreten Bedingungen anpassen, die so vielfältig und abenteuerlich sein können, daß zur Therapie und Rettung des Patienten oft ein gehöriges Improvisationstalent des Rettungspersonals gehört.

Mehrere Verletzte

Besonders bei Verkehrsunfällen sind häufig mehrere Personen verletzt, so daß zunächst ein Mißverhältnis zwischen Opfern und Helfern vorliegt. Der Notarzt muß sich in diesen Fällen zunächst einen Überblick über die Lage verschaffen und dann mit der Versorgung des Patienten mit der höchsten ▶ **Behandlungspriorität** beginnen. Je nach Verletzungsschwere sowie Anzahl und Ausbildungsgrad der Rettungsassistenten kann die Patientenversorgung partiell an diese delegiert und intermittierend durch den Notarzt überwacht werden. Mehr als 2 Polytraumatisierte können aber in der Regel von einem Rettungsteam nicht adäquat versorgt werden. Es sind dann über die Leitstelle der ▶ **Leitende Notarzt**, weitere Notärzte, Rettungsassistenten und Rettungsmittel nachzufordern.

Rascher Transport ins Krankenhaus

Eine wirkliche „Stabilisierung" des polytraumatisierten Patienten kann am Unfallort meist nicht erreicht werden. Wegen der elementaren Bedeutung etwa einer raschen Laparotomie bei intraabdominalen Blutungen, einer raschen Thorakotomie bei der Ruptur großer intrathorakaler Gefäße oder einer rechtzeitigen Kraniotomie bei epiduralem Hämatom darf der Transport in die Klinik auch im Rahmen eines arztgestützten Rettungssystems bei entsprechend gefährdeten Patienten nie länger hinausgezögert werden als unbedingt notwendig.

Besonderheiten der Versorgung im Schockraum

Ziel der Versorgung im Schockraum

Der Schockraum stellt das Bindeglied zwischen prä- und innerklinischer Versorgung dar. Die ▶ therapeutischen Bedingungen sind erheblich besser als für die präklinische Versorgung, da üblicherweise für einen eingelieferten Patienten die gesamte erforderliche materielle und personelle Ausstattung zur Verfügung steht (Tabelle 8, 9 und 10).

Zur Grundversorgung wird jedoch zunächst lediglich ein ▶ Kernteam aus je 2 Chirurgen und Anaesthesisten sowie chirurgischem und anaesthesiologischem Pflegepersonal und Röntgen-MTA benötigt. Zu viele beteiligte Ärzte unterschiedlicher Disziplinen in der Initialphase können den adäquaten Versorgungsablauf hemmen. Ziel der Schockraumversorgung ist vor allem die weitestgehende Vitalstabilisierung des Patienten, die Diagnose lebensbedrohlicher intraabdominaler und intrathorakaler Verletzungen, die Versorgung des Patienten mit allen für die unmittelbar folgenden Untersuchungen und Operationen (die u.U. mehrere Transporte durchs Haus oder durchs Gelände erfordern) notwendigen Zugängen, die Bereitstellung von Blutkonserven und die Veranlassung der weiteren unmittelbaren Diagnostik und Therapie.

Ablauf des Schockraummanagements

Am Anfang der Schockraumversorgung steht (erneut) die rasche Diagnostik und Therapie unmittelbar lebensbedrohlicher Vitalfunktionsstörungen (▶ Phase ALPHA, Abb. 1). Entscheidend ist auch bei Aufnahme eines offenbar vom Notarzt gut versorgten Patienten die sofortige und sorgfältige erneute Überprüfung des kardiozirkulatorischen, repiratorischen und grob neurologischen Zustands. Ein liegender Tubus muß immer auf seine korrekte Lage überprüft werden; eine endobronchiale (zu tiefe) Lage der Tubusspitze ist sehr häufig, auch werden immer wieder Patienten mit unbemerkt ösophageal liegendem Tubus in den Schockraum eingeliefert.

Im Anschluß an diese erste Phase werden erweiterte therapeutische und zunächst vor allem diagnostische Maßnahmen ergriffen (▶ Phase BRAVO und CHARLIE, Abb. 1). Typischerweise erfolgt zunächst die Evaluierung intraabdominaler Organverletzungen und Blutungen mittels ▶ Ultraschalldiagnostik durch den Chirurgen und parallel dazu die Anlage weiterer venöser Zugänge, einer arteriellen Kanüle und ggf. eines zentralen und pulmonalarteriellen Katheters durch den Anaesthesisten. Aus den gelegten Kanülen erfolgt sodann die ▶ Blutentnahme für ▶ Kreuzblut zur Bereitstellung von üblicherweise 4-8 Konserven sowie für Laboruntersuchungen (Tabelle 10). Langwierige Kanülierungen dürfen jedoch bei schweren Polytraumata und Blutungen die Diagnostik und eine notwendige rasche chirurgische blutstillende Therapie nicht verzögern! Bei stark blutenden Patienten sollte direkt anstelle eines üblichen ZVK ein weitlumiger ▶ Shaldonkatheter (ein- oder mehrlumig) gelegt werden.

Radiologische Initialdiagnostik

Auch bei zunächst unauffälligem Auskultationsbefund ist eine ▶ Thorax-Übersichtsaufnahme und eine ▶ seitliche Aufnahme der HWS anzufertigen, möglichst

aus: Der Anaesthesist 5/98, S. 428

Tabelle 8

Benötigte Fachdisziplinen zur Polytraumaversorgung im Schockraum (mod. und erweitert nach [5])

Immer
- Chirurgie (bzw. Unfallchirurgie)
- Anästhesie
- Radiologie
- Labor und Blutbank

Häufig
- Neurochirurgie
- Mund-Kiefer-Gesichtschirurgie

Gelegentlich
- Herz-Thorax-Gefäßchirurgie
- Replantations-, Handchirurgie
- Augenheilkunde
- Hals-Nasen-Ohrenheilkunde
- Urologie
- Gynäkologie

Tabelle 9

Schockraumausstattung (mod. und erweitert nach [5])

Anaesthesiologische Ausstattung	Chirurgische Ausstattung
• Narkosebeatmungsgerät und Beatmungsequipment (Endotrachealtuben, Laryngoskope etc.)	**Not-OP-Sets:**
• Tansportables Beatmungsgerät	• Kraniotomie
• Monitor und Monitoringequipment (EKG, Druck, Pulsoxymetrie, Kapnometrie, Temperatur)	• Tracheotomie
• Absauggerät	• Thorakotomie
• Defibrillator	• Bronchoskopie (starr und flexibel)
• Notfallmedikamente	• Schwerstverbrannten Erstversorgung
• Infusionen und Infusionsequipment (incl. Temperiersysteme)	
• Blutkühlschrank mit 0-negativ-Konserven	• Sonographiegerät
• Peripher- und zentralvenöse Katheter	• Sterile Sets für kleinere und größere operative Eingriffe
• Arterielle und pulmonalarterielle Katheter	• Luftkammerschienen
• Urinkatheter	• HWS-Stützkragen
• Motorspritzenpumpen	• evtl. mobiles Röntgengerät

▶ Unbemerkter Pneumothorax

▶ Unbemerkte HWS-Fraktur

schon im Schockraum, ansonsten unmittelbar im Anschluß an die Schockraumversorgung in der Röntgenabteilung und noch vor weiteren zeitintensiven diagnostischen und therapeutischen Maßnahmen. Ein ▶ **unbemerkter Pneumothorax** kann sich ansonsten leicht zum zu spät bemerkten Spannungspneumothorax entwickeln, und eine ▶ **unbemerkte HWS-Fraktur** kann durch bewegungsinduzierte Rückenmarkschädigung fatale Folgen haben.

Zur Primärdiagnostik bewußtloser Traumapatienten gehören grundsätzlich die Röntgenaufnahmen der gesamten Wirbelsäule und des Beckens sowie die verletzungsorientierte Skelettdiagnostik.

Bauchtrauma und SHT

▶ Intraabdominale Blutung
▶ Schädelhirntrauma mit epi- oder subduraler Blutung
▶ Laparotomie

Hohe diagnostische und therapeutische Priorität haben vor allem die ▶ **intraabdominale Blutung** durch Organ- oder Gefäßruptur und das ▶ **Schädelhirntrauma mit epi- oder subduraler Blutung**. Beide Verletzungen sind häufig und nur durch rasche Diagnostik (Ultraschall bzw. CCT) und chirurgische Therapie (▶ **Laparotomie** bzw. Trepanation) adäquat zu behandeln.

▶ Prioritätenproblem

Oft kommt es bei gleichzeitigem Vorliegen einer starken intraabdominalen Blutung und Hinweisen auf ein schweres SHT zu einem ▶ **Prioritätenproblem:** Ist noch Zeit für das CCT? Soll primär, vor der weiteren Diagnostik, laparotomiert werden? Soll erst laparotomiert und dann trepaniert werden? Eine allgemeingültige Regel läßt sich für diese Situationen nicht angeben; die Blutstillung durch operative Versorgung intraabdominaler Verletzungen sollte im Zweifelsfall jedoch unmittelbar vor oder überlappend mit der neurochirurgischen zerebralen Druckentlastung erfolgen. Die Entscheidung über das definitive weitere Vorgehen wird letztlich - in Absprache mit den Anästhesisten und den anderen beteiligten Disziplinen - vom (Unfall-)Chirurgen getroffen.

Die operative Versorgung intraabdominaler Verletzungen sollte unmittelbar vor oder überlappend mit der neurochirurgischen zerebralen Druckentlastung erfolgen.

Stark blutende Thorax- und Beckentraumen

Thorax- und Beckenverletzungen sind seltenere Ursachen für eine profuse Blutung als Abdominaltraumen, können jedoch einen dramatischen Verlauf nehmen und sind operativ oft nur schwer zu therapieren. ▶ **Verletzungen großer intrathorakaler Gefäße** erfordern zum einen die rasche Diagnose (Echokardiographie, Spiral-CT, Angiographie) und zum anderen eine ▶ **Notfallthorakotomie** und häufig den Einsatz einer extrakorporalen Zirkulation mit Herz-Lungen-Maschine.

▶ Verletzungen großer intrathorakaler Gefäße
▶ Notfallthorakotomie

Tabelle 10

Überwachungs- und labordiagnostische Maßnahmen im Schockraum (mod. und erweitert nach [5])

Monitoring	Labordiagnostik
Immer	
Arterieller Blutdruck (invasiv)	Blutgruppe ($\Rightarrow$ Kreuzblut)
Elektrokardiogramm	Blutgasanalyse (PaO_2, $PaCO_2$, BE)
Pulsoxymetrie	Blutbild (Hb, Hk, Thrombozyten)
Kapnometrie	Gerinnungsstatus (Quick, PTT, TZ)
Beatmungsmonitoring	Glukose
• Atemwegsdruck	Elektrolyte (Na, K, Ca)
• Atemhub- und	Enzymchemie (GOT, GPT, LDH, Amylase)
minutenvolumen	Nierenwerte (Kreatinin, Harnstoff)
• FiO_2	ggf. Toxikologie (Drogen, Alkohol)
Zentraler Venendruck	
Urinausscheidung	
Erweitert	
Pulmonalarterieller Druck	
Herzzeitvolumen	

▶ **Beckenfrakturen**

▶ **Beckenzwinge**
▶ **Chirurgische Beckentamponade**
▶ **Primärosteosynthese**

Die radiologische Diagnostik wird nur dann übersprungen, wenn das Verletzungsmuster schon früh bekannt ist oder eine Notoperation ansteht.

1. **Wie ist der Begriff „Polytrauma" definiert?**

2. **Was ist die Haupttodesursache eines Patienten mit Polytrauma?**

3. **Welche laborchemischen Parameter reflektieren die globale Sauerstoffschuld des Polytraumatisierten?**

▶ **Beckenfrakturen** können zu chirurgisch kaum stillbaren Blutungen führen, die sich aufgrund ihrer meist venösen Genese auch der Blutstillung durch die interventionelle Radiologie entziehen. In diesem Fall ist entweder eine dorsale Beckenstabilisierung mit einer ▶ **Beckenzwinge** plus zusätzlicher ventraler Stabilisierung mit einem Fixateur externe oder alternativ die rasche offene ▶ **chirurgische Beckentamponade** mit ▶ **Primärosteosynthese** indiziert, in jedem Fall begleitet von aggressivem Volumen- und Blutersatz.

Weiteres Vorgehen

Im Laufe der Schockraumversorgung muß aufgrund der erhobenen diagnostischen Befunde möglichst rasch die Entscheidung über das weitere Vorgehen getroffen werden. Meist ist eine anschließende, u.U. langdauernde radiologische Diagnostik erforderlich, gefolgt von der operativen Versorgung und/oder der Verlegung auf die Intensivstation. Die radiologische Diagnostik wird nur dann übersprungen oder erheblich abgekürzt, wenn das Verletzungsmuster schon im Schockraum eindeutig bekannt ist oder wenn der Patient aufgrund aktiver Blutung oder eines intrakraniellen Hämatoms sofort operiert werden muß.

Fragen zur Selbstkontrolle

Unter einem Polytrauma versteht man die Verletzung mehrerer Körperregionen oder Organe, wobei mindestens eine oder die Kombination mehrerer Verletzungen lebensbedrohlich ist.

Schädelhirntrauma, gefolgt von schwerer Blutung und Multiorganversagen.

Basendefizit, pH und Laktat.

4. Welches sind die Indikationen zur präklinischen Intubation des Polytraumatisierten?

Atemstillstand, ausgeprägte Ventilationsstörungen (schwere Dyspnoe, instabiler Thorax), schwere Oxygenierungsstörungen (pulsoxymetrisch gemessene Sauerstoffsättigung unter 90% trotz Sauerstoffzufuhr), schweres SHT (GCS < 8), Bewußtlosigkeit, schwerer Schockzustand, Notwendigkeit einer Narkose oder tiefen Analgosedierung.

5. Welches sind die Hauptgründe für die vermeidbare Entwicklung sekundärer Hirnschäden?

Ungenügende Therapie von Hypotension, Hyperkapnie und Hypoxämie sowie verspätete Diagnose und Therapie epiduraler, subduraler und intrazerebraler Hämatome.

6. Welches therapeutische Vorgehen sollte nach Klinikaufnahme bei gleichzeitigem Vorliegen einer intraabdominalen und intrakraniellen Blutung gewählt werden?

Laparotomie und operative intraabdominale Blutstillung unmittelbar vor oder überlappend mit der neurochirurgischen intrakraniellen Hämatomentlastung.

7. Welche chirurgischen Versorgungsmöglichkeiten bestehen bei stark blutender Beckenfraktur?

1. Dorsale Beckenstabilisierung mit einer Beckenzwinge und zusätzliche ventrale Stabilisierung mit einem Fixateur externe; oder 2. rasche offene chirurgische Beckentamponade mit Primärosteosynthese

Literatur

1. American Society of Anesthesiologists Task Force on Blood Component Therapy (1996) **Practice Guidelines for Blood Component Therapy.** Anesthesiology 84:498-501
2. Bickell WH, Wall MJ, Pepe PE, Martin RR, Ginger VF, Allen MK, Mattox KL (1994) **Immediate versus delayed fluid resuscitation for hypotensive patients with penetrating torso injuries.** N Engl J Med 331:1105-1109
3. Bouillon B, Walther T, Krämer M, Neugebauer E (1994) **Posttraumatic cardiac arrest in 224 patients.** Cardiopulmonary resuscitation in Cologne 1987-1990. Anaesthesist 43:786-790
4. Bracken MB, Shepard MJ, Collins WF, Holford TR, Young W, Baskin DS, Eisenberg HM, Flamm E, Leo-Summers L, Maroon J (1990) **A randomized controlled trial of methyl-prednisolone or naloxone in the treat-ment of acute spinal-cord injury.** N Engl J Med 322:1405-1411
5. Frank J, Marzi I, Mutschler W (1996) **Schockraummanagement des Polytraumas.** Zentralbl Chir 121: 943-949
6. Gentleman D, Dearden M, Midgley S, Maclean D (1993) **Guidelines for resuscitation and transfer of patients with serious head injury.** BMJ 307:547-552
7. Marzi I (1996) **Der hämorrhagische Schock.** Anaesthesist 45:976-992
8. Marzi I, Mutschler W (1996) **Operative Strategie in der klinischen Versorgung des Polytraumas.** Zentralbl Chir 121:950-962
9. Rose S, Marzi I (1996) **Pathophysiologie des Polytraumas.** Zentralbl Chir 121:924-942
10. Ziegenfuß T (1996) **Erstversorgung des Polytraumatisierten.** Zentralbl Chir 121:924-942

Claus Schott • **Heinfried Schmidt, DEAA** • Klinik für Anaesthesiologie der Universität Heidelberg

Allgemeinanästhesie in der Schwangerschaft

Inzidenz nicht-gynäkologischer Operationen in der Schwangerschaft: 0,5-1,6% der Schwangeren

Zwischen 0,5-1,6% der Schwangeren werden jedes Jahr einem nicht-gynäkologischen operativen Eingriff unterzogen. Diese Eingriffe stellen für den Anästhesisten eine besondere Herausforderung dar, da er nicht nur die Verantwortung für die Mutter, sondern auch für das ungeborene Leben trägt. Grundsätzlich sind Regionalanästhesieverfahren in der Schwangerschaft zu bevorzugen; je nach operativem Eingriff ist jedoch die Durchführung einer Allgemeinanästhesie unumgänglich. Die Durchführung einer Allgemeinanästhesie bei Schwangeren erfordert ein profundes Wissen der physiologischen mütterlichen Veränderungen, des Einflusses jeglicher Diagnostik und therapeutischer Eingriffe auf den Fetus sowie des Einflusses der gängigen Anästhesieverfahren inklusive der pharmakologischen Substanzen auf das perioperative fetale und mütterliche Outcome.

Fetales Risiko

Mehrere große Studien versuchten in den letzten Jahrzehnten ein fetales Risiko im Zusammenhang mit Operation und Anästhesie zu definieren. Es wurde angenommen, daß eine intraoperative Anästhesie mit einer höheren Inzidenz an Aborten und vermehrten kongenitalen Anomalien assoziiert sei.

Risiko kongenitaler Anomalien nicht erhöht; aber: Spontanabortrate erhöht!

1986 untersuchten Duncan et al. [1] über einen Beobachtungszeitraum von 1971-1978 in Kanada das fetale Risiko aufgrund von Anästhesie und Chirurgie während der Schwangerschaft. Sie verglichen dabei 2500 operierte Schwangere mit 2500 nicht-operierten Schwangeren. Für kongenitale Anomalien fand sich keine erhöhte Inzidenz, wohingegen in der operierten Gruppe ein erhöhtes Risiko für Spontanaborte festgestellt wurde. Dieses Risiko betraf vor allem gynäkologische Eingriffe unter Allgemeinanästhesie während dem 1. und 2. Trimenon. Die Autoren diskutierten in erster Linie multifaktorielle Ursachen für diese Aborte und machten eine der Operation vorangegangene radiologische Diagnostik, perioperative Infektionen und Antibiotikagaben, perioperative Schmerzen und Streß sowie eine verminderte uterine Perfusion dafür verantwortlich.

Mazze et al. [2] untersuchten ebenfalls das fetale Outcome nach Anästhesie und Chirurgie. Sie schlossen in ihren Beobachtungszeitraum von 1973 bis 1981 in Schweden 5405 nicht-gynäkologische Eingriffe ein. Auch sie fanden keine erhöhte Inzidenz für kongenitale Anomalien und Totgeburten. Dagegen fanden sie eine erhöhte Inzidenz für hypotrophe Neugeborene und für einen Säuglingstod bis 168 h postpartum. In ihrer Diskussion gehen die Autoren insbesondere auf den Säuglingstod ein. Dieser sei von unklarer Genese, und die Anästhesie nicht primär ursächlich. Am ehesten müßte man die mütterlichen Vorerkrankungen als Hauptursache annehmen.

Priv.-Doz. Dr. Heinfried Schmidt, DEAA • Klinik für Anaesthesiologie, Ruprecht-Karls-Universität Heidelberg, Im Neuenheimer Feld 110, D-69120 Heidelberg

Einen ganz anderen Aspekt betrachteten Knill-Jones et al. [3] in ihrer Untersuchung von 1972. Sie untersuchten die Schwangerschaftsanamnese von 563 Anästhesistinnen und verglichen sie mit 828 Schwangerschaftsanamnesen von Ärztinnen aus anderen Fachbereichen. Hierbei war vor allem die Frage von Interesse, inwieweit eine Dauerexposition mit Anästhetika mit der Häufigkeit kongenitaler Anomalien, Spontanaborten und ungewollter Infertilität korreliert. Anästhesistinnen, die während der Schwangerschaft anästhesiologisch tätig waren, zeigten eine signifikant höhere Rate an kongenitalen Anomalien (6,5%) im Vergleich zu während der Schwangerschaft nicht-anästhesiologisch tätigen Anästhesistinnen (2,5%). Keine Signifikanz zeigte sich dagegen für beide Gruppen im Vergleich zur Kontrollgruppe (4,9%). Die Spontanabortrate unter anästhesiologisch tätigen Anästhesistinnen war signifikant höher (18,2%) als in der Kontrollgruppe, aber nicht statistisch signifikant im Vergleich zur Gruppe der nicht-anästhesiologisch tätigen Anästhesistinnen. Eine ungewollte Infertilität unter Anästhesistinnen (12%) kam zweimal häufiger als in der Kontrollgruppe vor.

Operative Eingriffe in der Schwangerschaft

Über die OP-Indikationen während der Schwangerschaft gibt es nur wenige verläßliche Daten. Eine größere Studie von 1973 [4] untersuchte an 48.482 Schwangeren die Anzahl nicht-gynäkologischer Eingriffe. Dabei fand sich eine Häufigkeit von einem nicht-gynäkologischen Eingriff bei einer Anzahl von 655 Schwangerschaften mit einer postoperativen Abortrate von 23%. Die häufigsten Indikationen waren ovarielle Zysten (25,6%) und die akute Appendizitis (18,9%) mit einer deutlichen Gewichtung im 1. Trimenon; andere Indikationen waren in der Mehrzahl Einzelfälle (z.B. akute Cholezystitis). Weiterhin wurden vereinzelte Fallbeispiele über Mitralklappenersatz, Subarachnoidalblutung und Aortenklappenersatz während der Schwangerschaft publiziert [11].

Physiologische Veränderungen in der Schwangerschaft

Während der Schwangerschaft erfährt nahezu jedes mütterliche Organ eine mehr oder minder schwerwiegende Veränderung [5]. Diese Veränderungen sind zum einen durch eine gesteigerte Hormonsekretion des Corpus luteums und der Plazenta, zum anderen durch mechanische Auswirkungen des wachsenden Uterus und der dadurch bedingten Kompression umliegender Gewebe und Strukturen (vor allem im 2. und 3. Trimenon) zu erklären. Dabei ist zu beachten, daß die physiologischen Veränderungen dem eigentlichen Bedarf zeitlich vorausgehen und der Übergang zwischen physiologischer Anpassung und pathologischer Fehlanpassung meist fließend ineinander übergeht.

Hämatologische Veränderungen in der Schwangerschaft

Während der Schwangerschaft nimmt das Blutvolumen um 1–1,5 l (+30%) zu. Dabei nimmt das Plasmavolumen (+35%) relativ mehr zu als das Erythrozytenvolumen (+25%), welches mit einer Abnahme des Hämoglobingehaltes (11–12g/dl) und des Hämatokrits (33–35%) einhergeht. Parallel dazu kommt es zu einer Zunahme der neutrophilen Granulozyten, wobei Werte zwischen 10.000–15.000/mm^3 gegen Ende der Schwangerschaft noch als physiologisch betrachtet werden können (Tabelle 1).

Pathophysiologisch gesehen weisen etwa 20–40% der Schwangeren gegen Ende der Schwangerschaft eine ▶ **Eisenmangelanämie** mit einer Manifestation im 2. Trimenon auf. Dabei unterscheidet man zwischen einer leichten Form mit einem Hb < 11, 2 g% (10–15% der Schwangeren) und einer schweren Form der Eisenmangelanämie mit einem Hb < 10 g% (1–2% der Schwangeren) [6]. Die leichte Form führt zu einer erhöhten Infektanfälligkeit der Schwangeren, wohingegen die schwere Form den ▶ Fetus durch **O$_2$-Mangel** gefährden kann. Ein Hb <8 g% ist als kritisch und ein Hb <6 g% als vital gefährdend für den Fetus anzusehen.

> **Tabelle 1**
>
> ### Physiologische Veränderungen in der Schwangerschaft
>
> | Hämatologie | | Kardiovaskuläres System | | Respiratorisches System | |
> |---|---|---|---|---|---|
> | Blutvolumen | +30 % | Herzzeitvolumen | +40 % | AMV | +40 % |
> | Plasmavolumen | +35 % | Schlagvolumen | +10 % | AZV | +200ml |
> | Erythrozyten-Volumen | +25 % | Mittlere Kreislaufzeit | ↔ | AF | 18/min |
> | Hämoglobingehalt | ↓ | ZVD | ↔ | FRC | -9,5 bis -22% |
> | Hämatokrit | ↓ | Mittlerer Blutdruck | ↔ | Residualvolumen | -7 bis -22% |
> | Albumin | ↓ | | | Expir. Reservevol. | -8 bis -40% |
> | KOD | ↓ | | | Alveoläre Ventilation | + 65% |
> | Neutrophile Granulozyten | ↑ | | | | |
>
> *AMV=Atemminutenvolumen; AZV=Atemzugvolumen; AF=Atemfrequenz*
> *FRC=Funktionelle Residualkapazität*

Kardiovaskuläre Veränderungen in der Schwangerschaft

► **Herzzeitvolumen**

Eine Zunahme des ► **Herzzeitvolumens** um bis zu 40% entspricht in etwa der Zunahme der zirkulierenden Blutmenge mit einem Maximum in der 28.-32. Schwangerschaftswoche. Bei unveränderter mittlerer Kreislaufzeit, zentralem Venendruck und mittlerem Blutdruck entwickelt sich parallel dazu eine Steigerung der Herzfrequenz auf 85-100 Schläge pro Minute, wobei das Schlagvolumen lediglich um 10 % gesteigert wird. Durch den Anstieg des Herzminutenvolumens erfolgt eine gesteigerte Durchblutung des Uterus von 50 ml/min (ca. 1% des HZV zu Beginn der Schwangerschaft) bis auf 600-700 ml/min (= 10% des HZV zum Zeitpunkt der Geburt). Durch die physiologische Drehung der Herzachse nach links, bedingt durch die Größenzunahme des Uterus, kann ein ► **Systolikum** in Erscheinung treten.

► **Systolikum**

Bei 3-15% der Schwangeren entwickelt sich eine klinisch manifeste Hypotonie [6]. Diese führt zu einer reduzierten Perfusion des Uterus und der Plazenta, die Abort- und Mißbildungsrate ist erhöht und die Schwangeren weisen eine Frühgeburtneigung auf. Bei ca. 60% der Schwangeren mit Hypotonie zeigt sich eine Mangelentwicklung der Feten, und bei ca. 40% tritt eine sekundäre Wehenschwäche in Erscheinung. Die hypotonieinduzierte fetale paO$_2$- und pH-Erniedrigung äußert sich in einer erhöhten perinatalen Morbidität und Mortalität.

Hypotonie in der Schwangerschaft: erhöhte Abort- und Mißbildungsrate

Bei älteren Schwangeren und Mehrgebärenden findet sich manchmal das Krankheitsbild der chronischen präexistenten Störung [7] (Syn.: Chronische Hypertension mit Propf-Präeklampsie, „Pfropf-Gestose", Hypertensive Erkrankungen in der Schwangerschaft (HES)). Man unterscheidet hierbei die leichte, mittelschwere und unkomplizierte HES mit einem Blutdruck größer als 140/90 mmHg und kleiner als 160/110 mmHg und einer Proteinurie von 1-5 g/l/die von einer schweren HES mit einem Blutdruck größer als 160/110 mmHg und einer Proteinurie mit mehr als 5 g/l/die. Weitere Symptome stellen Kopfschmerzen, Schwindel, Bewußtseinseintrübung, Ohrensausen, Sehstörungen, Hyperreflexie, Unruhe und Schmerzen im Epigastrium dar. Man spricht in diesem Falle von der sogenannten „Präeklampsie". Daraus kann sich während der Schwangerschaft, unter der Geburt, kurz nach der Geburt oder im Wochenbett die Eklampsie (Eklampsie = Aufblitzen) mit tonisch-klonischen Krämpfen von ca. 1 Min. Dauer entwickeln. Ebenfalls können Zyanose und Apnoe bis hin zur Bewußtlosigkeit auftreten (DD: Epilepsie, diabetisches Koma, Urämie und Hirnblutung).

► **EPH-Gestose**
Generalisierte Ödeme, Proteinurie, Hypertonus

5% aller Schwangeren zeigen im Verlauf ihrer Schwangerschaft eine schwangerschaftsinduzierte Hypertension (Syn.: Gestationshypertension, ► EPH-Gestose). Als Symptome finden sich generalisierte Ödeme (E), eine Proteinurie (P) und ein Hypertonus (H) größer als 140/90 mmHg. Betroffen sind (sehr) junge Erstgebärende,

Multipara, adipöse Schwangere, Diabetikerinnen und Schwangere mit einer familiären Belastung. Als Ursachen werden eine verminderte Bildung vasodilatatorischer Prostaglandine, eine erhöhte Wirkung pressorischer Substanzen und zunehmend auch immunologische Faktoren diskutiert. Als Folge der schwangerschafts-induzierten Hypertension kommt es zu Gefäßspasmen mit einer Disposition zur intravasalen Gerinnung. Die gleichzeitig auftretende Hämokonzentration mit Viskositätssteigerung führt zur Erhöhung des peripheren Widerstandes und zu einer Verminderung des intravasalen Volumens und des kolloidosmotischen Druckes. Der Hämoglobingehalt zeigt eine Zunahme auf über 13 g/dl und der Hämatokrit eine Zunahme auf über 38%.

Die ▶ **Risiken der Gestose** liegen zum einen in der Gefährdung der Mutter durch Kapillarschäden, umschriebene Hämorrhagien (im ZNS, in den Nebennieren, in der Leber), Gewebsnekrosen, Organfunktionsstörungen oder -ausfälle (z. B. Amaurose oder Nierenversagen), zum anderen in der Gefährdung des Fetus durch eine reduzierte Durchblutung des intervillösen Raumes und damit einer Asphyxie-anfälligkeit sub partu. Dies führt weiterhin zu einer Plazentainsuffizienz, welche die Entwicklung eines ▶ **"small for date-baby"** (Mangelgeburt, hypotrophes Kind) zur Folge haben kann. Die Haupttodesursache ist für die Mutter ein anfallsbedingtes Herzversagen (5-15% der Todesfälle) und für den Fetus der intrauterine Fruchttod. Die Therapie der schweren Gestose und Präeklampsie ist eine vornehmlich symptoma-tische Intensivtherapie mit den Hauptzielen der Sedierung und der Bekämpfung der Hypovolämie und Hypoproteinämie durch Humanalbumin und Plasmaexpander unter Berücksichtigung des zentralen Venendruckes. Low-dose Heparinisierung und Applikation von Acetylsalicylsäure (= Bekämpfung der Pathogenese) sind ebenso indiziert wie Antihypertonika (z. B. Dihydralazin, Urapidil). Eine Diuretika-gabe ist nicht indiziert.

Neu auftretende ▶ **Herzfehler** in der Schwangerschaft sind zu 98% vegetativ-nervös bedingt. Die restlichen 2 % sind organischer Genese und zu 2/3 Vitien rheu-matischer Genese unter Betonung der Mitralstenose. Als neu auftretende Symptome finden sich Müdigkeit, Leistungsschwäche, Dyspnoe, Husten, pektanginöse Beschwerden und Ödeme. Die Schweregrade I und II haben keine Bedeutung, wohingegen der Schweregrad III eine Intensivbetreuung (ab 28.-34. SSW stationär) und der Schweregrad IV einen Schwangerschaftsabbruch zur Folge haben kann.

Am Ende der Schwangerschaft tritt bei 10% der Schwangeren das sog. ▶ **Vena cava-Kompressionssyndrom** (Syn.: Hypotensionssyndrom) mit einem Maximum in der 36.-38. Schwangerschaftswoche auf. Die Patientinnen zeigen Symptome der Übelkeit und des Schwindels bis hin zur Kollapsneigung. Als Hauptursachen wer-den Rückenlage, Hypovolämie, Dehydratation, Blutungen und metabolische Azidosen angesehen. Der Fetus ist hierbei durch die verminderte Durchblutung der uteropla-zentaren Einheit akut gefährdet. Dabei ist zu beachten, daß die Aorta zusätzlich okkludiert werden kann, wodurch der Blutdruck der Patientin zwar noch normal erscheint, die uteroplazentare Einheit aber bereits vermindert durchblutet wird. Die Therapie besteht in einer adäquaten Lagerung der Patientin in ▶ **Linksseitenlage**.

Gastrointestinale Veränderungen in der Schwangerschaft

Eine zunehmende Erhöhung des Progesteronsspiegels im Verlauf der Schwanger-schaft ist verantwortlich für eine verzögerte Magen-Darm-Passage (Verlängerung der Magenpassage in der 34. Woche um 60%). Christofides et al. [8] fanden 1982 her-aus, daß die Magenpassage zusätzlich über einen erniedrigten Plasmamotilinspiegel vermindert wird. Attia et al. beschrieben einen erhöhten Plasmagastrinspiegel, welcher zusätzlich die Hypomobilität des Magens begünstigt. Die vermehrte Magensäureproduktion, die im Verlauf der Schwangerschaft zunehmende Uterus-größe sowie ein verminderter Kardiatonus führen zu einer erhöhten Aspirations-gefahr. Deshalb ist jede Schwangere zumindest ab der 12. SSW als grundsätzlich nicht nüchtern anzusehen. Die Intubation der Schwangeren erfordert demzufolge besondere Vorsichtsmaßnahmen (Oberkörperhochlagerung, Sellick-Handgriff).

aus: Der Anaesthesist 6/98, S. 528

▶ **Risiken der EPH-Gestose**

▶ **"small for date-baby"**

▶ **Herzfehler in der Schwangerschaft: 98% vegetativ-nervös bedingt!**

▶ **Vena cava-Kompressionssyndrom: ca. 10% der Schwangeren**

▶ **Linksseitenlage**

Erhöhte Aspirationsgefahr ab der 12. SSW

Respiratorische Veränderungen in der Schwangerschaft

Die physiologischen Veränderungen des respiratorischen Systems in Zusammenhang mit der Schwangerschaft sind sehr ausführlich untersucht worden [5]. So zeigen sich im Verlauf der Schwangerschaft ein Anstieg des Atemminutenvolumens (+40%), ein Anstieg des Atemzugvolumens um 200 ml und ein Anstieg der Atemfrequenz (bis 18/min = Schwangerschaftshyperventilation) bei annähernd gleichbleibendem anatomischem Totraum. Weitere physiologische Veränderungen sind die Abnahme der funktionellen Residualkapazität (-9,5 bis -22%), eine Abnahme des Residualvolumens (-7 bis -22%) und des exspiratorischen Reservevolumens (-8 bis 40%). Der Thoraxquerdurchmesser nimmt um 2 cm zu, das Zwerchfell erhöht sich gegen Ende der Schwangerschaft um 4 cm und der Subcostalwinkel steigt von 68,5° auf 103,5°. Keine Veränderungen finden sich beim Lungenverschlußvolumen („closing volume"), der Compliance und der Diffusionskapazität.

Die oben aufgeführten physiologischen Veränderungen führen zu einer verbesserten ▶ **alveolären Ventilation** (+ 65%). Dadurch kommt es zur Zunahme des arteriellen Sauerstoffpartialdruckes auf 103-108 Torr und einem Absinken des arteriellen paCO₂ auf 31 Torr. Die fehlende Veränderung des pH und das gleichzeitige Absinken des Bicarbonates auf 18-21 mval/l führen bei der Schwangeren zum Bild der kompensierten respiratorischen Alkalose. Dieser verbesserten Oxygenierung steht ein Anstieg des Sauerstoffverbrauches gegenüber. So kommt es während Apnoe zu einem deutlich schnelleren Abfall des paO₂-Wertes bei Schwangeren gegenüber nicht-schwangeren Patientinnen.

Pharmakologische Grundlagen

Eine wichtige Grundlage zum Verständnis der medikamentösen Wirkung auf den Fetus stellt die Kenntnis der Plazentapassage von Medikamenten dar. Diese erfolgt über eine passive Diffusion, dem sogenannten ▶ **Fick'schen Prinzip** [10] :

$$Q/T = KA(Cm\text{-}Cf)/D$$

- Q/T = Diffusionsrate
- K = Diffusionskonstante
- A = Größe der Austauschfläche
- Cm = Freie Medikamentenkonzentration im maternalen Blut
- Cf = Freie Medikamentenkonzentration im fetalen Blut
- D = Dicke der Diffusionsbarriere

Dabei ist der Stofftransport direkt proportional dem Konzentrationsgradienten (Q/T), der Membranfläche (A), dem Verteilungskoeffizienten der betreffenden Substanz und umgekehrt proportional der Membrandicke (D). Darüber hinaus wird die Diffusionsgeschwindigkeit von dem substanzspezifischen Diffusionskoeffizienten (K) bestimmt, den physikochemischen Eigenschaften der Medikamente und hier vor allem dem Molekulargewicht (Grenze: 500 Daltons), dem Grad der Ionisation und der Lipophilie.

Dieses Prinzip ist darüber hinaus von anatomischen und hämodynamischen Faktoren der Plazenta abhängig. So beträgt der ▶ **uterine Blutfluß** zum Zeitpunkt der Geburt 500 ml/min, wovon ca. 80% auf die Plazentadurchblutung und 20% auf die Durchblutung der Uterusmuskulatur entfallen. Der ▶ **umbilikale Blutfluß** beträgt 50% des fetalen Herzzeitvolumens und erreicht eine Größe von ca. 270 ml/min.

Die plazentare Diffusionsbarriere (D) ist zum Zeitpunkt der Geburt ca. 3,5 mm dick und ihre Austauschfläche beläuft sich gegen Ende der Schwangerschaft auf 11 m². Weitere bestimmende und limitierende Faktoren sind die mütterliche und fetale Medikamentenkonzentration im Plasma, das Leistungsvermögen der Plazenta, die Hämodynamik der uteroplazentaren Einheit und der maternale und fetale Säure-Basenhaushalt.

▶ **Lungenvolumina**

▶ **Alveoläre Ventilation**

▶ **Fick'sches Prinzip**

Die Plazentapassage von Medikamenten erfolgt durch passive Diffusion.

▶ **Uteriner Blutfluß**

▶ **Umbilikaler Blutfluß**

Spezielle Pharmakologie

Die Befürchtung, daß eine unter Umständen während der Schwangerschaft notwendige Allgemeinanästhesie direkte Auswirkungen auf den Fötus erwarten lassen könnte, führte zu einer Vielzahl an tierexperimentellen und in-vitro Untersuchungen. Diese Studien bereiten Schwierigkeiten hinsichtlich ihrer Interpretation, da die Konzentrationen der Anästhetika und ihre Wirkdauer nicht der klinischen Realität entsprachen, und die meisten Studien an niederen Tierarten durchgeführt wurden. Im Tierversuch zeigte sich zuerst bei entsprechender Dosierung an Anästhetika und toxischen Substanzen eine abnehmende Fertilität und eine zunehmende intrauterine Todesrate. Mit zunehmender Dosierung begann auch die Rate der Anomalien an den überlebenden Tieren zuzunehmen. Ein Problem hierbei stellt die hohe Variabilität innerhalb und zwischen den einzelnen Spezies dar. Als die für den menschlichen Embryo kritischste Phase muß der Zeitraum der ▶ Organogenese zwischen dem 15. und 56. Tag angesehen werden.

Inhalationsanästhetika

Der Einsatz von Inhalationsanästhetika bei Schwangeren wird nach wie vor kontrovers diskutiert. Zahllose tierexperimentelle Studien liefern zum Teil widersprüchliche Angaben zur teratogenen und mutagenen Wirkung auf den Feten.

▶ **Lachgas (N₂O)** ist das am gründlichsten untersuchte Inhalationsanästhetikum im Hinblick auf teratogene Effekte. In der Mehrzahl der Studien waren diese auch zu sehen, wobei die Ätiologie der Teratogenität von N2O nach wie vor unbekannt ist. An biochemischen Effekten konnte eine Inhibition der ▶ **Methioninsynthase (MS)** nachgewiesen werden. Diese führt zur Oxidation von Vitamin B_{12} als Cofaktor der MS. Deshalb kommt es zur intrazellulären Abnahme von Methionin und zu einer Störung der DNA-Synthese. In einer Dosis-Wirkungsbeziehungsstudie an Ratten unter einer Exposition mit 50% N₂O fand sich eine Inaktivierung der MS nach 5 min. Die Wiederherstellung der vollen Funktion benötigte 3-4 Tage. Beim Menschen wird die MS nach 45 min inaktiviert, die Wiederherstellung benötigt ebenfalls mehrere Tage. Vereinzelte Studien konnten zeigen, daß Lachgas bei Anwendung der Allgemeinanästhesie keinen teratogenen Effekt auf den Föten hatte [2]. Trotzdem wird die Anwendung von N₂O im ersten und zweiten Trimenon nicht empfohlen.

Im Tierversuch konnten verschiedene Studien bei unterschiedlichen Expositionsdauern zu verschiedenen Zeitpunkten der Organogenese vor allem Mißbildungen des Skelettsystems und der Eingeweide nachweisen (Tabelle 2). Vereinzelte Studien konnten zeigen, daß der teratogene Effekt von N₂O bei Ratten durch gleichzeitige Gabe von Isofluran oder Halothan vermieden werden konnte [2].

Tabelle 2
N₂O (Toxizität in vitro)

Autoren	Spezies	GA [Tage]	Konzentration	Expositionsdauer	Ergebnisse
Fink et al. 1967	Ratte	8-13	45-50%	Kontinuierlich	Mißbildung der Wirbelsäule, Rippen, Eingeweide
Shepard et al. 1968	Ratte	5-11	70%	1 x 24 h	Mißbildung der Wirbelsäule, verkürzte und/oder fehlende Rippen
Lane et al. 1980	Ratte	8	70-75%	1 x 24 h	Verzögerte Skelettreifung, Mißbildung der Eingeweide,
Fujinaga et al. 1990	Ratte	6-12	60%	1 x 24 h	Mißbildung der Eingeweide Hydrocephalus, Wirbelsäule

GA = Gestationsalter

Tabelle 3

Enfluran (Toxizität in vitro)

Autoren	Spezies	GA [Tage]	Konzentration	Expositions- dauer	Ergebnisse
Mazze et. al. 1986	Ratte	8-10 11-13 14-16	1,65%	6h/Tag	Kein teratogener Effekt
Saito et al. 1974	Ratte	9-14	0,05%	1h/Tag	Kein teratogener Effekt
Wharton et al. 1981	Maus	6-15	0,6%	4 h/Tag	Mund-, Kiefer-, Gaumenspalte in 12%
Pope et al. 1978	Ratte	0-21	0,32%	8 h/Tag	Vermindertes fetales und mütterliches Gewicht
Levin et al. 1990	Maus	6 + 11	> 2,0 %	0,5 h/Tag	Verzögertes Lernverhalten im Labyrinth

GA = Gestationsalter

Geringe anästhesiologische Konzentrationen von Enfluran scheinen keine teratogene Auswirkung auf den menschlichen Feten zu zeigen. Im Tierversuch traten in der Mehrzahl der Fälle ebenfalls keine teratogenen Effekte auf. Lediglich in einer Studie wurde über eine erhöhte Inzidenz an Lippen, Kiefer-, Gaumenspalten bei Mäusen unter einer Konzentration von 0,6% Enfluran berichtet (Tabelle 3).

Auch für Isofluran fanden sich in der Mehrzahl der Studienfälle keine Teratogenität (Tabelle 4). Eine Ausnahme stellt die Studie von Mazze 1986 dar, in welcher es, ähnlich dem Enfluran, zu einer erhöhten Inzidenz an Lippen, Kiefer-, Gaumenspalten bei Mäusen unter einer Konzentration von 0,6% Isofluran kam. Es wurde angenommen, daß Isofluran eine schon natürlich vorkommende erhöhte Inzidenz für dieses Krankheitsbild in Mäusen im Sinne einer Art spezifischen Antwort triggern könnte.

Widersprüchliche Ergebnisse gibt es hingegen für Halothan (Tabelle 5). Ratten, die einer Halothankonzentration von 0,8% bzw. 1% zu verschiedenen Zeitpunkten der Organogenese ausgesetzt waren, zeigten eine erhöhte Inzidenz für Skelettanomalien und intrauterinen Fruchttod.

Für die neueren Inhalationsanästhetika Sevofluran und Desfluran liegen zur Zeit keine Studien hinsichtlich der Teratogenität vor.

Durch die physiologischen Veränderungen während der Schwangerschaft kommt es in der 8.-12. Schwangerschaftswoche zu einer Abnahme der MAC (Mini-

Tabelle 4

Isofluran (Toxizität in vitro)

Autoren	Spezies	GA [Tage]	Konzentration	Expositions- dauer	Ergebnisse
Kennedy et al. 1977	Ratte	1-5 6-10 11-15	1,6-1,7 %	1 h/Tag	Kein teratogener Effekt
Mazze et al. 1986	Ratte	8-10 11-13 14-16	1,05%	6 h/Tag	Kein teratogener Effekt
Mazze et al. 1986	Maus	6-15	0,06%	4 h/Tag	Kein teratogener Effekt vermindertes fetales Gewicht, verzögerte Ossifikation Mund-, Kiefer-, Gaumenspalte (12%)

GA = Gestationsalter

Halothan (Toxizität in vitro)

Autoren	Spezies	GA [Tage]	Konzentration	Expositions-dauer	Ergebnisse
Kennedy et al. 1976	Ratte	1-5 6-10 11-15	1,40 %	1 h/Tag	Kein teratogener Effekt
Basford et al. 1968	Ratte	6; 6,5; 7, 10;10,5		12 h	Kein teratogener Effekt. Wirbelsäulenanomalien
Pope et al. 1978	Ratte	0-21	0,16-0,32 %	8 h/Tag	Vermindertes fetales Gewicht, verzögerte Ossifikation
Wharton et al. 1979	Maus	1-17 6-15	1,00 %	4 h/Tag	Tödlich für Embryos und Feten
Wharton et al. 1979	Maus	1-17 6-15	0,30 %	4 h/Tag	Kein teratogener Effekt

GA = Gestationsalter

Einfluß von Inhalationsanästhetika auf die Uterusperfusion

male alveoläre Konzentration). Bei einem MAC-Wert von 1,5 zeigte sich für Isofluran und Halothan in trächtigen Schafen kein Einfluß auf den uterinen Blutfluß, bei einem durchschnittlichen Abfall des mütterlichen Blutdruckes um ca. 20% und einer gleichzeitigen Abnahme des uterinen Gefäßwiderstandes. Auch trat bei diesem MAC-Wert keine Veränderung des fetalen Säure-Basenhaushaltes und der Oxygenierung auf. Im Gegensatz dazu kam es ab einem MAC-Wert von 2,0 unter Isofluran und Halothan zu einem Abfall des mütterlicher Blutdrucks, einer Abnahme des Herzzeitvolumens und des uterinen Blutflußes. Die fetalen Veränderungen unter dieser Konzentration waren eine Hypoxämie, eine Azidose und eine Bradykardie sowie ein Blutdruckabfall.

Hypnotika

Widersprüchliche Ergebnisse zur Teratogenität liegen auch bei den Hypnotika vor. Hierbei ist zu unterscheiden zwischen den Ergebnissen von tierexperimentellen Studien und den Erfahrungswerten der täglich angewandten Allgemeinanästhesie. So zeigte eine Studie mit 20-140 mg/kg/Tag ▶ **Thiopental** während des 7.-14. Tages der Organogenese an Mäusen eine deutlich erhöhte Inzidenz an Extremitätenfehlbildungen bei einer Dosierung größer als 60 mg/kg/Tag. Andererseits kann Thiopental, trotz raschem Plazentatransfer und seinem Nachweis in der freien Follikelflüßigkeit (bei einer Dosierung von 5 mg/kg) derzeit als „epidemiologisch sicher" gelten, da es gegenwärtig bei weltweit millionenfacher Anwendung weder einen Hinweis auf mutagene noch auf teratogene Effekte im humanmedizinischen Bereich bei der schwangeren Patientin zu geben scheint. Thiopental zeigt ferner keinen direkten Effekt auf den Uterustonus und führt zu keiner Minderung des uterinen Blutflußes mit nur leichter Abnahme des mütterlichen Blutdruckes.

▶ Thiopental

Thiopental gilt als „epidemiologisch sicher".

▶ Ketamin

▶ **Ketamin** passiert ebenfalls rasch die Plazenta ohne nachteiligen Einfluß auf den uterinen Blutfluß. In einer Dosierung von 1 mg/kg Körpergewicht i.v. für Kurzeingriffe gewährleistet es eine Kreislauf-, Atem- und Reflexstabilität. Darüber hinaus reduziert diese Eigenschaft die Regurgitations- und Aspirationsgefahr der Schwangeren. Zu einer Zunahme des Uterustonus kommt es erst ab 2 mg/kg Körpergewicht i.v.. Kontraindikationen für Ketamin sind die EPH-Gestose und ein Hypertonus.

▶ Propofol

Für ▶ **Propofol** gibt es derzeit keine epidemiologischen Daten. Sowohl in experimentellen in-vitro- als auch in-vivo-Untersuchungen gibt es keine Hinweise auf eine mutagene Wirkung von Propofol. Auch in experimentellen Studien bei Ratten und Kaninchen ergaben sich keine Hinweise für eine Teratogenität von Propofol. Trotzdem ist Propofol aufgrund der limitierten Erfahrung zur Narkose in der Schwangerschaft nicht zugelassen.

▶ Etomidate

Für ▶ **Etomidate** konnten Doenicke et al. (1975) keine erhöhte Anomalierate in einer Einzeldosis von 12 mg/kg bei der Ratte feststellen. Vereinzelte Untersuchungen berichten über eine postpartal erniedrigte Serumkortisolkonzentration bei Neugeborenen, jedoch ohne Beeinträchtigung der Lungenreifung.

Muskelrelaxantien

Muskelrelaxantien gelten in niedrigen Dosierungen als „historisch" sicher [13]. Eine Ausnahme stellt das ▶ d-Tubocurarin dar, welches bei Hühnern zu angeborenen Gelenkveränderungen führte. Physiologischerweise ist bei der Schwangeren die Plasmacholinesterase um 30% vermindert. Dies wird aber durch eine ausreichende Plasmacholinesteraseproduktion in der Plazenta und in der fetalen Leber kompensiert. Bisher gibt es keinen Hinweis darauf, daß Muskelrelaxantien in klinisch üblichen Dosierungen einen nachteiligen Einfluß auf die menschliche fötale Entwicklung haben.

Für Vecuronium und Pancuronium wurden bei Schwangeren höhere Clearanceraten und verkürzte Halbwertszeiten gemessen, die auf den während der Schwangerschaft erhöhten Progesteronspiegel zurückgeführt werden.

Opioide und Sedativa

Opioide sind in den letzten Jahren intensiv hinsichtlich ihres teratogenen Effektes untersucht worden. Verschiedene Tierversuche weisen auf eine teratogene Wirksamkeit von ▶ Morphin und ▶ Meperidin hin. Vor allem an Hamstern, Mäusen, Hühnern und Kaninchen fanden sich vermehrt Fehlbildungen des zentralen Nervensystems. In einer Studie konnte allerdings die interessante Tatsache festgestellt werden, daß sich teratogene Effekte durch eine 20-30minütige vorherige Gabe von Naloxon verhindern ließen. Morphingabe bei Ratten führte zu einer Wachstumsretardierung, Veränderungen der lokomotorischen Aktivität und einem Anstieg der neonatalen Mortalität [14].

Ein besonderes Problem stellt die ▶ chronische Exposition mit Opioiden dar. An süchtigen Schwangeren konnte so eine erhöhte Inzidenz an fetaler Wachstumsretardierung, fetaler Morbidität und frühzeitiger Wehenauslösung beobachtet werden. Fentanylgabe zeigte eine fetale Herzfrequenz- und Blutdruckabnahme sowie eine Thoraxrigidität, aber keinen Effekt auf den uterinen Blutfluß oder Uterustonus. ▶ Codeine sollten wegen ihrer teratogenen Wirkung nicht im 1. Trimenon gegeben werden [15], scheinen aber im 2. und 3. Trimenon in kleinen Dosen unbedenklich zu sein.

▶ Diazepam und ▶ Midazolam passieren beide rasch die Plazenta. Diazepam hat keinen Einfluß auf den uterinen Blutfluß, aber eine erhöhte Inzidenz für Lippen-, Kiefer-, und Gaumenspalten. Für Midazolam existieren derzeit keine epidemiologischen Daten hinsichtlich einer teratogenen Wirkung. Die Halbwertszeit beträgt 2h und seine Konzentration ist im fetalen Blut deutlich geringer als im mütterlichen.

Inotrope und vasoaktive Medikamente

In Fällen der mütterlichen Hypotension sind vasoaktive Substanzen auf der Basis der α-adrenergen Stimulation zu vermeiden. ▶ Etilefrin-HCl (Effortil®) ist im 1. Trimenon wegen seiner teratogenen Wirkung kontraindiziert. Ferner reduziert es den Blutfluß in der Uterusarterie. Noradrenalin und Adrenalin bewirken über einen direkten vasospastischen Effekt eine Verminderung des uterinen Blutflusses. ▶ Dopamin in einer Dosierung von 4-8 µg/kg/min bewirkt über seinen positiv inotropen Effekt eine Verbesserung des uterinen Blutflusses. In höherer Dosierung von 10-20 µg/kg/ min bewirkt es eine Vasokonstriktion der Uterusarterie mit Reduktion des uterinen Blutflusses und einem erhöhten fetalen Hypoxierisiko. Manche Autoren bevorzugen Dobutamin gegenüber Dopamin wegen seines weniger ausgeprägten α-Effektes. Gegen ▶ Theophyllin/Theoadrenalin-HCl (Akrinor®) bestehen keine Einwände in der Schwangerschaft.

Margin notes (left column):

▶ d-Tubocurarin

Bisher kein Nachweis teratogener Effekte durch Muskelrelaxantien.

▶ Morphin
▶ Meperidin

▶ Chronische Opioid-Exposition

▶ Codein

▶ Diazepam
▶ Midazolam

▶ Etilefrin
Etilefrin-HCl ist während der Schwangerschaft kontraindiziert.

▶ Dopamin

▶ Theophyllin

Antihypertensiva

Über eine Vielzahl von Vasodilatatoren gibt es klinische Erfahrungswerte. ▶ **Hydralazin** wirkt an der Gefäßmuskulatur und zeigt einen geringen Einfluß auf die Uterusdurchblutung. ▶ **Nitroprussidnatrium** reduziert die Uterusdurchblutung und wird in Zusammenhang mit einer fetalen Cyanidtoxizität diskutiert. Nitroglyzerin ist kontraindiziert bei der EPH-Gestose, da erhöhte Hirndruckgefahr besteht.

Die Langzeitanwendung von ß-Blockern während der Schwangerschaft kann eine Vielzahl von Nebenwirkungen am Fetus verursachen. So wurde über intrauterine Wachstumsretardierungen ebenso berichtet wie über fetale Bradykardien, neonatale Hypoglykämien und Hyperbilirubinämien. Für die kurzzeitige Kontrolle einer akuten hypertensiven Krise bzw. kontrollierter Hypotension in der Neurochirurgie scheinen sie jedoch geeignet zu sein. Die angloamerikanische Literatur empfiehlt hier vor allem ▶ **Esmolol** und ▶ **Labetalol**. Für beide ß-Blocker liegen klinische Untersuchungen an schwangeren Frauen vor. Beide zeichnen sich durch einen langsamen Plazentatransfer, passagere fetale Hypotension und schnelle fetale Metabolisierung aus. Ihre Anwendung gilt derzeit während der Schwangerschaft als sicher.

Antibiotika

Patientinnen, welche sich einem Eingriff während der Schwangerschaft unterziehen müssen, benötigen unter Umständen Antibiotika in therapeutischer oder prophylaktischer Hinsicht. Die Mittel der Wahl wären in diesem Zusammenhang die Cephalosporine, Penizilline und ihre Derivate, da sie bisher keinen negativen fetalen Einfluß gezeigt haben. Vermieden werden sollten Aminoglykoside [16] wegen fetaler Ototoxizität und fetaler renaler Toxizität. Tetracycline gelten infolge ihren Zahn- und Knochenveränderungen als kontraindiziert. Chloramphenicol gilt als obsolet aufgrund der Auslösung des „Grey baby syndrome" (Erbrechen, blasse Zyanose, aufgetriebenes Abdomen, peripherer Kreislaufkollaps) bei Früh- und Neugeborenen.

Durchführung der Anästhesie

Intubation der Schwangeren

Erfahrungsgemäß ergeben sich bei der Intubation der Schwangeren häufiger Intubationsschwierigkeiten. In einem Zeitraum von 1976-1987 fanden sich 76 Todesfälle bei Schwangeren in England. Davon fanden 36 (47%) unter der Intubation den Tod. In diesem Zusammenhang analysierten Rocke et al. 1992 [17] 1500 schwangere Patientinnen, an denen eine Sectio caesarea unter Allgemeinanästhesie durchgeführt wurde. Sie fanden dabei in einem von 300 Fällen eine schwierige Intubation und in einem von 750 Fällen sogenannte „Intubationsversager". Neben der erschwerten Intubation stellt die Aspiration eine weitere Gefährdung für die Schwangere dar. 1948 beschrieb Mendelson das nach ihm benannten ▶ **Mendelson-Syndrom**. Klinisch äußert es sich durch eine Hypoxämie und Zyanose, einen Bronchospasmus und pulmonale Vasokonstriktion und eine Schocksymptomatik. Histologisch finden sich parenchymatöse entzündliche Reaktionen, ein Lungenödem mit peribronchialen Hämorrhagien, Degeneration und Nekrosen von Bronchioli und Alveolarzellen. Die Prävention einer Aspiration besteht ab der 12. SSW in einer geeigneten Lagerung der Patientin vor der Intubation, der Schaffung optimaler Intubationsverhältnisse, einer ausreichenden Präoxygenierung, sowie einer „rapid sequence induction" mit obligatorischem Krikoiddruck durch eine zweite anwesende Person.

Fetales Monitoring

Ein kontinuierliches fetales Monitoring ist physiologisch bedingt ab der 16. SSW möglich. Die angloamerikanische Literatur [13] empfiehlt ein kontinuierliches fetales Monitoring im 3. Trimenon vor, während und bis zu 48 h nach OP-Ende bei nichtabdominellen Eingriffen und ein kontinuierliches fetales Monitoring im 3. Trimenon bei abdominellen Eingriffen sobald dieses technisch möglich ist.

aus: Der Anaesthesist 6/98, S. 534

▶ Kontinuierlicher Wehenschreiber

Der ▶ **kontinuierliche Wehenschreiber** kann eingesetzt werden, sobald die Uterusgröße den Nabel erreicht hat. Bei fortgeschrittener Schwangerschaft sollte eine Sectiobereitschaft bei abdominellen Eingriffen gewährleistet sein. Unmittelbar im Anschluß an die Operation sollte eine postoperative Ultraschalluntersuchung erfolgen.

Praktische Überlegungen

Es wird davon ausgegangen, daß chirurgische Indikationen für einen Eingriff bei Schwangeren nach Möglichkeit den Notfalleingriffen vorbehalten bleiben sollten. Ist ein elektiver Eingriff doch notwendig, so sollte dieser zu einem möglichst späten Zeitpunkt der Schwangerschaft erfolgen. Als allgemein am sichersten für den Fetus wird das 2. Trimenon angesehen. Anästhesierelevante Probleme stellen in der Frühschwangerschaft die eventuelle Teratogenität und Mutagenität der zur Anästhesie verwendeten Substanzen und in der Spätschwangerschaft die erhöhte Aspirationsgefahr, eine erschwerte Intubation sowie das Auftreten eines Vena cava-Kompressionssyndromes dar. Basierend auf den beschriebenen physiologischen Veränderungen bei der Mutter und dem Fötus empfiehlt sich bei der Notwendigkeit der Durchführung einer Allgemeinanästhesie das folgende Regime:

• Schon während der ▶ **Prämedikationsvisite** sollten Befürchtungen und Ängste der schwangeren Patientin soweit als möglich vermindert bzw. gemildert werden. Dabei ist auch auf eine adäquate medikamentöse Prämedikation und Sedierung zu achten. Schmerzen sollten nach Möglichkeit gelindert werden. Die Patientin sollte präoperativ nach Möglichkeit mindestens 8h nüchtern gelassen werden. Zur Anhebung des gastralen pH-Wertes empfehlen sich entweder 150 mg Ranitidin am Abend vor der Operation und ca. 60 Minuten präoperativ oder eine einmalige Gabe von 30 ml 0,3 molarem Natriumzitrat oral. Manche Autoren empfehlen zusätzlich 15 Minuten vor OP-Beginn 10 mg Metoclopramid.

• In der ▶ **Einleitungsphase** ist besonderer Augenmerk auf die Aspirationsgefahr und das Vena-Cava-Kompressionssyndrom zu legen. Durch die uterine Lageveränderung ab dem Beginn des 2. Trimenon wird eine 15 Grad Linksseitenlagerung schon ab der 16. SSW empfohlen. Zur Aspirationsprophylaxe sollten eine Maskenbeatmung vermieden und ein Krikoiddruck ausgeübt werden, nachdem mindestens 3-5 Minuten präoxygeniert wurde. Die Narkoseeinleitung selbst kann mit Thiopental (4 mg/kg KG) oder Ketamin (1 mg/kg KG) oder einer Kombination aus beidem, bei freier Muskelrelaxanswahl erfolgen.

• ▶ **Intraoperativ** kann die Aufrechterhaltung der Narkose mit N_2O/O_2 (50%/50%) und Halothan, Enfluran oder Isofluran erfolgen. Zur Analgesie kann Fentanyl gegeben werden. Eine Hypovolämie, Hypo- und Hyperventilation sowie Hypotonie sind unbedingt zu vermeiden. Die fetale Herzfrequenz sollte kontinuierlich während des chirurgischen Eingriffes und der Anästhesie, solange die Ableitungselektroden nicht im OP-Gebiet liegen, überwacht werden. Dies ist technisch ab der 16. SSW durchführbar. Eine externe Tokometrie zur Überwachung des Uterustonus ist erst möglich, sobald der Uterus den Nabel erreicht hat. Im Aufwachraum sollten die postoperative Wehenkontrolle und das fetale Monitoring nach Möglichkeit fortgeführt, und bei Bedarf auch Tokolytika verabreicht werden.

Fragen zur Selbstkontrolle

Blutvolumen +30%, Plasmavolumen +35%, Erythrozytenvolumen +25%; daraus resultiert - bei Zunahme des Gesamtblutvolumens - der physiologische Abfall des Hämoglobinwerts auf ca. 12 g/dl. Herzzeitvolumen und Atemminutenvolumen steigen um 40%.

Operative Eingriffe in der Schwangerschaft nur bei Notfällen!

▶ Probleme der Frühschwangerschaft:
• Teratogenität
• Mutagenität
▶ Probleme der Spätschwangerschaft:
• Aspiration
• Erschwerte Intubation
• Vena cava-Kompressionssyndrom

▶ Prämedikation

▶ Einleitung

▶ Intraoperativ

1. In welchem Ausmaß verändern sich die folgenden Parameter während eines normalen Schwangerschaftsverlaufs: Blut-, Plasma- und Erythrozytenvolumen, Herzzeitvolumen, Atemminutenvolumen und funktionelle Residualkapazität (FRC)?

Die funktionelle Residualkapazität (FRC) sinkt um 10 bis 20%, gleichzeitig ist der Sauerstoffverbrauch gesteigert. Daher kommt es während (Intubations-)Apnoe zu einem deutlich schnelleren Abfall des Sauerstoffpartialdrucks bei schwangeren gegenüber nicht-schwangeren Patientinnen. Eine korrekte Präoxygenierung vor Narkoseeinleitung ist also besonders wichtig!

Beim menschlichen Embryo wird die Zeitphase der Organogenese (3.-8. Schwangerschaftswoche) als besonders kritisch angesehen. Thiopental und Isofluran werden derzeit in den klinisch üblichen Dosierungen als sicher angesehen. Lachgas hingegen kann die Methioninsynthase hemmen und so die DNA-Synthese beeinträchtigen. Daher wird die Anwendung von Lachgas im ersten und zweiten Trimenon der Schwangerschaft nicht empfohlen.

– Aspirationsprophylaxe: Wenn möglich 8 h Nüchternheit, Magensaft-pH anheben (z.B. mit Ranitidin oder Natriumzitrat, außerdem evtl. Metoclopramid), korrekte Präoxygenierung, "Ileus"-Einleitung
- Linksseitenlagerung (15°) zur Prophylaxe eines aortokavalen Kompressionssyndroms
- In Absprache mit der betreuenden geburtshilflichen Abteilung <u>präoperativ</u> fetale Risikobeurteilung, perioperativ fetales Monitoring (fetale Herzfrequenz, Wehenschreiber), evtl. perioperative Tokolyse, z.B. mit Fenoterol-Dauerinfusion (Partusisten^R).

Literatur

1. Duncan PG, Pope WDB, Cohen MM et al. (1986) **Fetal risk of anesthesia and surgery during pregnancy.** Anesthesiology 64: 790-794
2. Mazze RI, Kallen B (1989) **Reproductive outcome after anesthesia and operation during pregnancy.** Am J Obstet Gynecol 161: 1178- 1185
3. Knill-Jones RP, Rodrigues LV, Moir DD et al. (1972) **Anaesthetic practice and pregnancy. Controlled survey of woman anaesthesists in the United Kingdom.** Lancet 1: 1326-1328
4. Saunders P, Milton PJ (1973) **Laparotomy during pregnancy: an assessment of diagnostic accuray and fetal wastage.** Br Med J 3: 165-167 5
5. Diemer HP (1989)**Was ändert sich während der Schwangerschaft? Physiologische Grundlagen zur Anästhesie in der Geburtshilfe.** Gynäkologe 22: 110-114
6. Schmidt-Matthiesen H (1992) **Risikofaktoren in der Schwangerschaft .** In: Schmidt-Matthiesen H (Hrsg) Gynäkologie und Geburtshilfe. Schattauer, Stuttgart, New York
7. Schmidt-Matthiesen H (1992)**Störungen der Adaptation.** In: Schmidt-Matthiesen H (Hrsg) Gynäkologie und Geburtshilfe. Schattauer, Stuttgart, New York
8. Christofides ND, Ghatei MA, Bloom SR et al. (1982) **Decreased plasma motilin concentration in pregnancy.** Br Med J 285: 1453-1454
9. Attia RR, Ebeid AM, Fischer JE et al. (1982) **Maternal fetal and placental gastrin concentrations.** Anaesthesia 37: 18 - 21
10. Santos AC, Pederson H, Finster M (1996) **Obstetric anesthesia.** In: Barash PG et al (Hrsg) Clinical Anesthesia. Lippincott-Raven, Philadelphia, 1062
11. Davis GA, Moir DD (1986)**Anaesthesia during pregnancy.** Clinics in Anaesthesiology 4: 233-245
12. Doenicke VA, Heinrigh G, Boll H et al (1975) **Teratogene Schäden durch Narkotika.** In: Henschel WF, Lehman C (Hrsg) Schädigung des Anästhesie-Personals durch Narkose-Gase und Dämpfe. Springer, Berlin Heidelberg New York
13. Pedersen H, Finster M (1979)**Anesthetic risk in the pregnant surgical patient.** Anesthesiology 51: 439-451
14. Steele WJ, Johannesson T (1975) **Effects of prenatally administered morphine on brain development and resultant tolerance to the analgesic effect of morphine in offspring of morphine-treated rats.** Acta Pharmacol Toxicol Copenh 36: 243-256
15. Briggs GG, Bodendorfer TW, Freeman RK et al. (1994) **Drugs in pregnancy and laktation: a reference guide to fetal and neonatal risk.** Williams and Wilkins
16. Shepard TH (1986)**Human teratogenicity.** Adv Pediatr 33: 225-268
17. Rocke DA, Murray WB, Rout CC et al. (1992) **Relative risk analysis of factors associated with difficult intubation in obstetric anesthesia.** Anesthesiology 77: 67-73

Weitere Literatur beim Verfasser

---

2. Welches teratogene Risiko besitzen Thiopental, Isofluran und Lachgas?

3. Beschreiben Sie das anästhesiologische Vorgehen bei einem chirurgischen Eingriff (z.B. Appendektomie) in der 25. Schwangerschaftswoche!

aus: Der Anaesthesist 6/98, S. 536